누우면 죽고
걸으면 산다 3

누우면 죽고 걸으면 산다 3

화타 김영길 지음

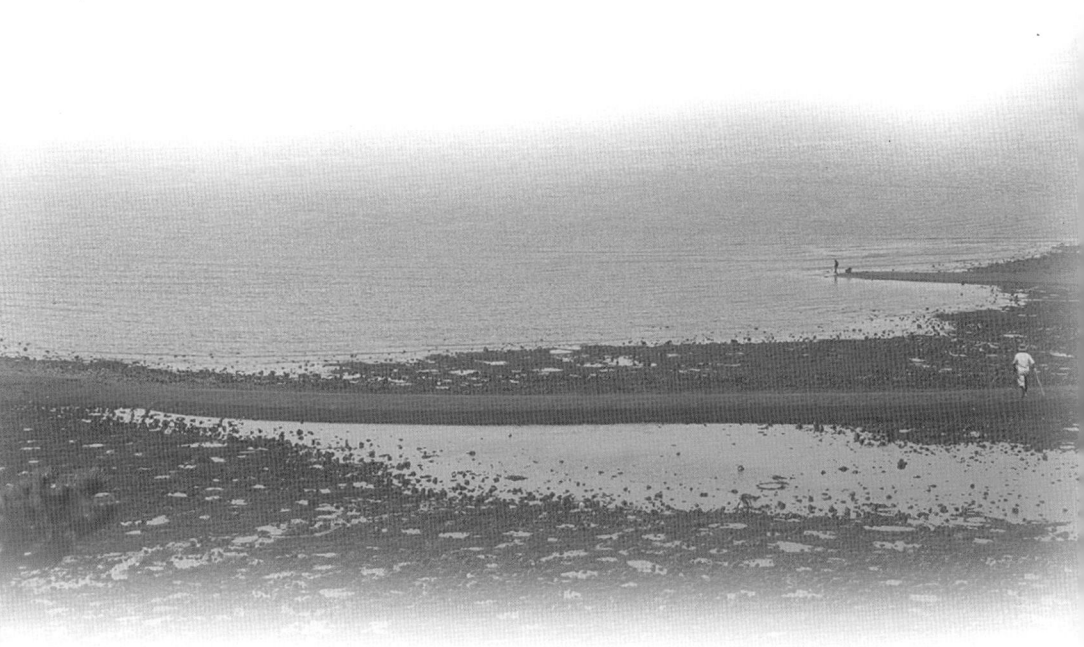

도서출판 **사람과사람**

생각을 바꿔야 마음이 바뀌고 마음이 변해야 습관이 변한다.
일단 걸어라. 힘들면 힘든대로 아프면 아픈대로 걷다 보면
절망, 불안, 우울, 짜증, 질병 등 세상의 모든 두려움은 눈 녹듯 사라지고
자신감이 가슴에 그득해질 것이다.

제3권을 펴내면서

　강산은 쉽게 변해도 습관은 쉽사리 변하지 않는다. 불치병, 난치병을 포함한 대부분의 질병은 습관의 산물이다. 암의 발생 원인도 95퍼센트가 습관이고 5퍼센트가 유전이라고 한다. 인간은 천만 년 동안 지구를 방랑하면서 진화했다. 인간이 한곳에 머물며 정착 생활을 한 지는 빙하기 이후 만 년쯤 된다. 그러니까 인간 DNA의 99.9퍼센트는 방랑으로 되어 있다.

　인간의 정체성에는 양심, 선함, 악함, 인격, 명예 따위가 아닌 방랑이 꽉 차 있다. 습관을 바꾸려면 마음이 변해야 하고 마음이 변하려면 생각이 바뀌어야 한다. 절망, 불안, 우울, 짜증, 질병은 걷지 않아 생기는 자연스런 현상이다. 일단 걸어라. 힘들면 힘든대로, 아프면 아픈대로 걷다 보면 극심한 절망감도, 고통스런 질병도 저절로 사라진다.

　2005년 1월부터 한반도 남쪽 해안선 7천 킬로미터를 걷고 백두대간, 히말라야 산길을 걸으면서 많은 사람을 만났다. 그들은 어려운 병을 만나 걷기를 선택하고 만족한 결과를 얻었다. 이 책은 그들에 관한 기록이다. 어려운 시기에 출판을 한 김성호 사장에게 뜨거운 고마움을 보낸다.

2009년 2월　김 영 길

|방·태·산·화·타·선·생·의|신·토·불·이|자·연·치·

차 례

1 생명의 불씨를 되살리려면

12   강화도를 보며
       문제는 웰빙의학이야, 이 바보들아!
26   김포-인천
       간경변 환자의 마음가짐
40   인천-시화방조제
       장기복역수의 출장식 호흡
50   대부도-제부도
       바지락칼국수 할머니의 건강 비결
60   궁평리-화옹방조제
       간암 환자와 '대안 산삼'
68   매향리-서해대교
       맹인 목사의 비방

2 그릇된 선입견부터 버리는 용기

74   한진 포구-석문방조제
       이십 리도 못 걷는 현대인들
80   왜목 마을-대호방조제
       체질의학에 빠졌던 작가의 전립선 탈출기

| 료·법 | 누·우·면·죽·고 | 걸·으·면·산·다 | 제·3·권 |

90　　학암포-신두리
　　　누구나 음양화평인 될 수 있다
96　　안면도
　　　웅담, 산삼만 찾던 부동산 달인
104　　대천-장항
　　　환갑 넘은 시어머니도 남자가 필요하나요?

3 앉으나 서나 걸을 때도 출장식 호흡을

118　　선유도
　　　원초적 본능에서 벗어나려면
126　　심포-동진대교
　　　명품 공진단보다 효력 있는 복령수제비
136　　격포-위도-곰소
　　　벌써 운동화 한 켤레가 다 닳았네
142　　곰소-질마재
　　　단식으로 생긴 이명, 걷기로 회복하다
152　　선운사-구시포
　　　걸어서 심한 두통 고친 스님
158　　법성포-영광
　　　왜 세종대왕은 당뇨병을 못 고쳤을까

| 방·태·산 | 화·타·선·생·의 | 신·토·불·이 | 자·연·치 |

| 166 | 함평-무안
| | 병을 무시하는 지혜
| 174 | 임자도-도리포-목포
| | 걷고 또 걷고 계속 걷다 보면
| 184 | 가거도
| | 물 한 모금도 씹어 먹는 식이요법
| 194 | 어청도
| | 성자가 된 어촌 마을 '조직이'
| 202 | 진도
| | 볼 것도 없는 섬엔 왜 왔소?

4 아프면 아픈대로 오직 걸었을 뿐인데

| 210 | 교동도
| | 철종과 연산군이 일찍 죽은 이유
| 216 | 임진각-적성
| | 암을 이긴 신념
| 226 | 백학-철원
| | 욕심 부리면 몸과 마음이 상할 수밖에
| 234 | 어느 날 집에서
| | 들을 수 있다는 게 얼마나 행복한가

5 얼어붙은 가슴을 따뜻하게 하자

242 　목포-우수영
　　　항암 치료로 흑염소 키우는 노부부

248 　보길도
　　　비아그라보다 백 배 효과 있는 비방

258 　해남
　　　갓김치가 만병통치약이라니!

264 　청산도
　　　결핵의 올바른 치료법

272 　소록도
　　　자살을 아껴라

282 　외나로도-영남면
　　　류머티즘과 간경변 이겨낸 2관왕 여인

288 　고흥-벌교
　　　보약을 진짜 먹어야 할 사람들

296 　돌산도
　　　명당이 따로 없고 보약이 따로 없다

1
생명의 불씨를 되살리려면

강화도를 보며
문제는 웰빙의학이야, 이 바보들아!

우리나라 해안선을 걷기 시작했다. 경기도 김포군 월곶면 보구곶리에서 시작해 서해안, 남해안, 동해안을 거쳐 강원도 고성군 거진읍 명파리까지 가기로 했다. 해양수산부 기록에 따르면 우리나라 해안선은 1만 4533킬로미터(남한 1만 1542킬로미터, 북한 2991킬로미터)이다. 남한에서 섬의 해안선 4500킬로미터를 제외한 7천 킬로미터가 바로 내가 일차로 걷기로 한 거리다. 지구 둘레가 4만 91킬로미터이니 우리나라 해안선도 만만치 않은 거리임을 짐작할 수 있다.

해안선을 걷기 시작하면서

보구곶리는 보습(쟁기) 모양처럼 땅이 툭 튀어나온 곳이다. 한글학회가 펴낸 『한국지명총람』에는 본래 통진현 보구곶면의 지형이 보습처럼 생겨 '보습고지, 보수곶, 보수꼬지, 보수구지' 또는 '보구곶, 보구꼬지'

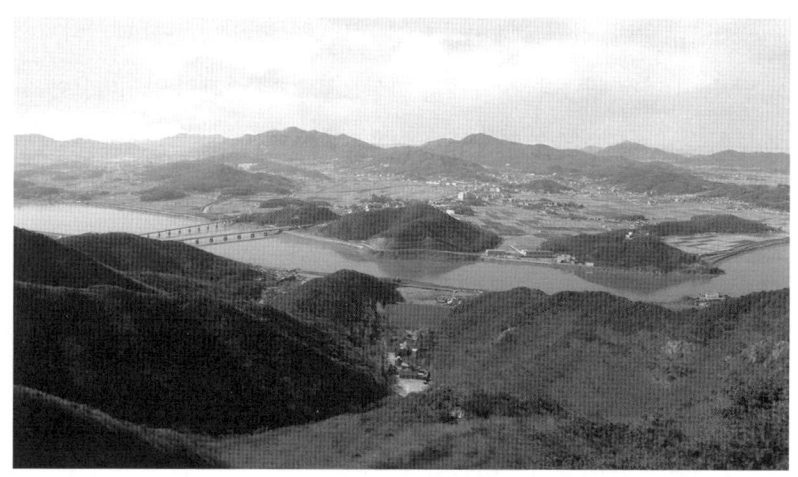

해발 376미터의 문수산에서 바라본 강화도와 그 앞을 흐르는 염하.

라 했다고 기록되어 있다. 1914년 행정구역 통폐합 때에 보구곶리라 하고 월곶면에 편입되었다. 바로 이곳에서부터 우리 국토의 대동맥인 한강물이 서해로 흘러간다.

보구곶리에서 오른쪽의 염하鹽河를 바라보며 인천 방향으로 걸었다. 염하는 김포와 강화도를 경계 짓는 강인데 마을 사람들은 염하강이라 했다. 조강을 따라 흘러온 한강물과 김포의 경기만 바닷물이 흐르는 통로로 물살이 세다. 하지만 조선시대에는 삼남 지방에서 조세를 실은 배들이 서울 마포의 경창까지 가는데 이용한 중요한 뱃길이었다.

문수산성 앞을 지나 김포대교 입구까지 오니 길이 보이지 않았다. 염하강 옆의 제방 길은 철조망으로 막혀 갈 수가 없었다. 할 수 없이 철책선 가까이 걸었다. 포내리를 지나 한참 가다 보니 또다시 길이 사라졌다. 왼쪽으로 급경사의 산길이 나 있고 그 입구에 푯말이 서 있다.

'눈이나 비가 올 때는 군 차량은 다니지 말 것 – 부대장'

1980년대 중반, 강원도의 산골 마을 상남에서 한약방을 할 때였다. 어느 날 눈이 엄청 내렸다. 상남에서 미산으로 가는 중간의 양지마을에서는 군인들이 기동훈련을 하느라고 야영을 하고 있었는데 허리까지 쌓인 눈 때문에 며칠간 꼼짝달싹 못한 채 갇혀 있었다. 자동차나 사람의 왕래가 끊기고 보급품이 떨어졌다. 도회지에서 자란 젊은 군인들은 무슨 일이라도 생길까 봐 안절부절 했다. 나흘째 되는 날 새벽, 어둠속에서 눈을 헤치며 다가오는 자동차가 있었다. 군인들과 마을 사람들은 반갑기도 하고 놀랍기도 했다.

"이 험한 눈길을 헤치고 자동차가 오다니…."

"대한민국 국군은 역시 다르구나."

마을 사람들은 한마디씩 했다. 군인들 역시 반가워 소리를 질렀다. 전조등 불빛을 번쩍거리며 다가온 차에서 우렁찬 마이크 소리가 터져 나왔다.

문수산 정상에서 내려다 본 한강과 염하의 합류 지점.

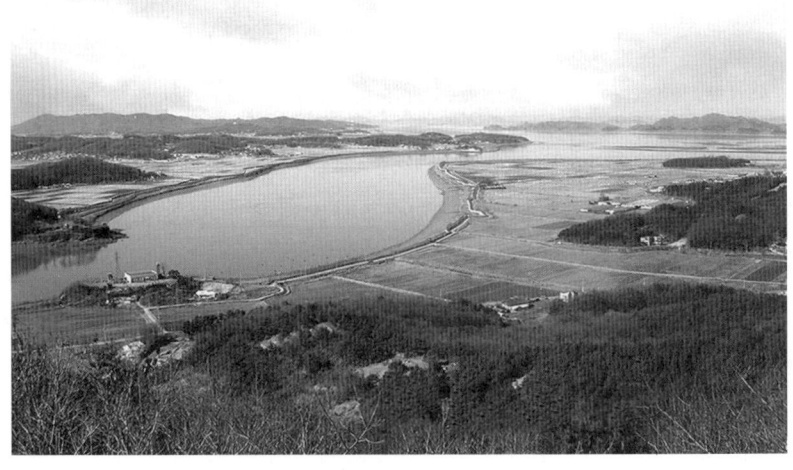

'동태 사려! 자반고등어 사려!'

이 포내리 산길도 마찬가지이리라. 눈, 비가 많이 와서 군용 차량은 못 다녀도 생선 장사들의 낡은 차량은 틀림없이 다닐 것이다.

산길을 넘자 다시 염하강과 강화도가 나타났다. 강화도를 바라보며 걷는 산길 주위는 온통 묘지 숲이었다. 오랫동안 군사보호구역으로 묶여 있어 묘지만 들어찬 듯 했다. 그 숲을 들쭉날쭉 하며 걷다 보니 어느덧 저녁노을 속에 초지대교와 대명 포구가 나타났다.

생명의 불씨는 1퍼센트의 면역력

강화도 하면 잊을 수 없는 환자가 있다. 강화도에 황토 집을 짓고 살던 이 박사다. 정년을 몇 해 앞두고 30년 가까이 다니던 직장에서 명예퇴직을 한 그는 참선방을 만들고 신문, TV를 멀리하면서 텃밭을 가꿨다. 연금과 틈틈이 쓰는 원고료 수입으로 남의 눈치를 안 보고 살았다.

어느 날 며칠 째 식욕이 없고 피로가 심하고 옆구리가 아파 동네 병원에 갔다. 의사가 여기저기 만져 보고 눌러보고 검사하더니 서울에 있는 큰 병원에 가라고 했다. 종합병원에서 지루한 정밀검사를 마치자 의사는 간암 말기인데 다른 곳에도 전이돼서 수술은 안 되고 항암 치료를 받으라고 했다. 병실에 들어갔다.

이 박사의 병상 옆에는 에이즈 환자처럼 보이는 40대 남자가 있었다. 이 박사와 비슷한 증세로 일 년 전 병원에서 항암 치료를 받았다. 한 달에 두 차례씩 스물네 번의 항암주사를 맞았다. 의사는 3년 동안 일흔두 차례의 항암주사를 맞은 환자도 있다고 했다.

평소 밥 잘 먹고 술 잘 먹고 일 잘하던 그 남자는 일 년간 항암 치료를 받자 폐인처럼 되었다. 탄탄하던 근육이 다 없어지고 체중은 20여 킬로그램이나 빠지고 일은커녕 걷기도, 숨쉬기도 힘든 지경이 되었다. 항암제 부작용으로 복수가 심하게 차서 그 복수를 빼려고 입원해 있었던 것이다. 온몸에 발진이 생겨 에이즈 환자 같았다. 이뇨제가 듣지를 않아 주사기로 복수를 뺐지만 보름이 지나면 다시 차올랐다. 이제는 간암을 고치느냐 마느냐는 뒷전이 되고 복수가 차서 얼마나 빨리 죽느냐가 문제가 됐다. 그 남자는 숨차고 쉰 목소리로 이 박사에게 말했다.

"나무에 해충이 있다고 살충제를 뿌리면 벌레만 죽나요? 나무도 죽고 땅도 죽어요. 아무리 암세포를 죽여도 들불이 지나간 자리에 봄바람 불면 다시 새순 돋듯 암세포가 생기지요."

암세포는 해충과 같고 항암주사는 살충제와 같다는 이야기다. 아무리 강력한 살충제를 뿌려도 해충이 다 죽는 게 아니고, 설사 해충을 다 죽인다 해도 다른 곳에서 벌레들이 또 날아온다. 그러면 살충제를 뿌리고 또 날아오면 또 뿌리다 보면 나무가 죽게 되는 것은 어린아이라도 알 수 있다면서 항암 치료가 바로 그거라고 했다. 결국 제명대로 못살고 고생만 하다가 죽고 만다는 것이다. 소위 '표적 치료제'라는 새로운 항암제는 암세포만 골라서 죽이기 때문에 정상적인 세포는 다치지 않는다고 하지만 새로운 세포가 생기듯 암세포도 계속 생기는 걸 어떻게 막느냐고 했다. 암세포가 생기는 원인을 근본적으로 막아야 제대로 된 치료가 아니냐고 되물었다.

남자의 말대로 퇴비를 잘 해 땅심을 키우면 해충이 다 죽지는 않더라도 맥을 못 추게 된다. 그러니 해충이 있거나 말거나, 즉 우리 몸에 암세포가 있든 없든 면역력을 키우면 살아가는데 별 지장이 없다. 꼭 벌레를 몽땅 잡아 죽여야 나무가 사는 게 아니다. 벌레 없는 나무는 이 세상 어디에도 없다. 벌레의 씨를 말리려 들다가는 그 전에 먼저 나무가 죽고 만다. 빈대 잡으려다가 초가삼간 태우는 꼴이다. 벌레와 나무의 상생관계, 암세포와 인체가 서로 지혜롭게 도우며 사는 방법을 생각해야 한다. 100퍼센트 치명적인 암은 없다. 단 1퍼센트의 면역력만 남아 있으면 그것이 생명의 불씨가 되어 살아날 수 있다.

고환암 판정을 받은 미국의 유명한 사이클 선수 랜스 암스트롱은 수술을 여러 차례 하고 항암제와 방사선을 백 번 이상 맞고 건강을 찾았지만 그것은 아주 희귀한 경우로 천 명이나 만 명 가운데 하나이고 나머지 대부분의 사람은 몸 버리고 돈 버리고 후회하지만 그때는 이미 이 세상과 작별한 뒤다. '일장명성 만골고一將名成 萬骨枯'란 말이 있다. 한 사람의 장수가 명성을 떨치려면 만여 명의 병사가 죽어 나간다는 뜻이다. 한 명의 영웅이 세상에 나오려면 백만 명의 시체가 바닥에 깔린다고 한다. 암스트롱과 같은 영웅이 탄생하려면 얼마나 많은 사람이 방사선 치료를 받고 항암제를 맞다 죽었을까.

그 남자는 중학교를 졸업하고 제도권 학교에 회의를 느껴 방황하다가 가업인 농사를 지었는데, 농민운동에 뛰어들어 활동하다가 속상하다고 술을 많이 마시는 바람에 그만 40대의 나이에 불치병에 걸렸다고 한탄했다. 이야기를 듣고 있던 이 박사는 그 남자가 박사학위를 열개 갖고 있는 사람보다 백 배 이상 똑똑해 보였다. 자연과학을 전공하고 미국의 유명 대학에서 박사학위를 받은 이 박사는 자연과학과 뿌리가 같은 현대 의학을 아무런 의심 없이 100퍼센트 믿었는데 농부의 말을 듣자 쇠망치로 심하게 머리를 얻어맞은 듯 했다.

이 박사는 담당 의사에게 자신이 얼마나 살 수 있는지를 물었다. 항암 치료를 받으면 1년에서 2년, 그냥 놔두면 6개월 정도일 거라고 했다. 고식적인 항암 치료를 받으라는 말이었다. 치료를 해서 낫게 하는 게 목적이 아니고 증상의 완화를 위한 치료인데 얼마간의 생명 연장을 위한 화학요법을 말한다. 이 박사는 앞으로 어떻게 해야 할 것인가? 어떻게 해야 바르게 산 삶이 될까?

습관부터 바꿔야 하는 웰빙의학

강산은 쉽게 변해도 습관은 쉽사리 변하지 않는다. 생각을 바꿔야 마음이 바뀌고 마음이 변해야 습관이 변한다. 세계보건기구 산하의 국제암연구소 IARC는 흡연(15~30퍼센트)과 나쁜 음식물(30퍼센트)을 암 발병의 2대 원인으로 꼽고 그 다음으로 만성감염(10~25퍼센트)을 꼽았다. 유전은 5퍼센트로 별 영향을 두지 않았다. 결국 습관이 95퍼센트를 차지했다.

습관을 바꾸려면 어떻게 해야 하는가. 몇 년간 항암 치료를 받느라고 집 날리고 가정은 풍비박산된 사람들이 적지 않다. 사람이 사람답게 살지 못하고 엄청난 고통 속에서 몇 년을 더 사는 건 축복이 아니라 저주다. 사람은 태어나는 순간 죽음과 같이 살아간다. 산다는 것은 죽는다는 것이다. 그런데 대부분의 사람들은 사는 것만 생각하고 죽는 것은 생각하지 않는다. 삶과 죽음은 낮과 밤이다. 낮이 없는 밤이 없듯 밤이 없는 낮도 없다.

'암의 공포 속에서 비실비실, 시름시름 앓다가 구질구질하게 죽을 것

인가, 아니면 남은 시간을 최선을 다해 품위 있게, 즐겁게 살 것인가?'

의학적으로 6개월에서 2년을 살 수 있는 시한부 생명, 시한부 인생이 된 이 박사는 병원 문을 나서면서 스스로에게 묻고 마음을 다졌다. 누군들 시한부 인생이 아닌 사람은 없다. 결코 시한부 인생을 부끄럽게 여기거나 남에게 비밀로 하지 않겠다고 마음먹었다.

이 박사는 퇴원하자마자 서점에 들러 암에 관한 책을 한보따리 샀다. 그리고 미국에 있는 아들과 일본에 있는 동생에게 암과 관련된 책을 사서 보내 달라고 했다. 한 달도 안 돼 미국에서 25권, 일본에서 32권이 도착했다. 영어와 일본어에 능통한 그는 한 달 동안 100권 가까이 되는 책을 읽었다. 미국과 일본에서 출판된 책들은 대부분 저자가 의사였다. 그들은 수술을 할 수 없는 말기 암 환자들, 특히 이 박사처럼 다른 곳으로도 전이된 암세포가 있는 환자들은 항암 치료를 받으면 오히려 더 해롭다고 썼다. 암세포를 이기려면 생활 습관을 고치고 암의 공포에서 해방되고 면역을 억제하는 일을 삼가고 적극적으로 부교감신경을 자극하여 자연치유력을 높여야 한다는 게 핵심이었다.

그런데 말은 쉽지만 실제로 이것을 지키는 게 더 큰 스트레스가 될 듯했다. '마음을 잘 다스리면 석가모니가 되고 돈을 많이 벌면 빌 게이츠가 된다'는 말처럼 공허했다. 이 박사가 나를 찾아온 것은 아무리 죽을 병에 걸려도 죽을 각오로 걷다 보면 절반은 산다는 구절이 가슴에 와 닿았기 때문이었다. 그런데 왜 그냥 걸으면 안 되고 출장식出長息 호흡을 하면서 걸어야 하는지를 물었다.

출장식 행선行禪을 하는 이유는 분명하다. 호흡은 단순히 코와 폐로 하는 게 아니며 세포, 세포 내 소기관, 분자와 관련이 있다. DNA가 나쁜 정보를 받으면 이에 영향을 받은 DNA가 나쁜 정보를 내보내 나쁜 세포를 만드는데 그 중 하나가 바로 암세포다. 나쁜 정보 가운데 대표적인게 핵폭발 때 나오는 방사능이다. 방사능에 노출된 사람은 그의 DNA가 방사능이라는 나쁜 정보를 받아 나쁜 정보를 인체에 내보내 암세포를 만든다. 방사능 독으로 간이 나빠지면 간암만 되는 게 아니라 폐암, 대장암, 췌장암, 위암 따위의 여러 가지 암들이 생긴다. 그러니까 모든 암은 독소로 간이 나빠져 생기는 것이라는 견해가 유력하다.

독소는 방사능 같은 오염 물질, 오염된 음식뿐만 아니라 우리의 생각으로도 많이 생긴다. 특히 죽음을 앞에 둔 말기 암 환자는 죽음의 공포가 만드는 독소가 암세포에서 생기는 독소보다 더 크다. 암 환자는 암세포로 죽기보다는 공포 독소가 온몸에 번져 인체 기능이 마비되어 죽는 경우가 많다. 출장식 행선은 생각에서 오는 독소를 없애는 효율적인 방법이면서 암세포를 이기는 림프구가 만들어지는 최선의 방법인 것이다. 백혈구 속 과립구顆粒球는 교감신경을 지배하고 림프구는 부교감신경의 지배를 받는다. 암 환자 중에는 돈이나 명예, 권력, 인기 따위를 찾아 욕심 사납게 열 올리는 과립형 유형이 많다. 림프구를 늘리려면 부교감신경이 활성화되어야 하는데 이것이 활성화되려면 출장식 호흡을 해서 긴장을 이완시켜야 한다. 따라서 출장식 행선은 독소를 없애고 암세포를 죽이는 양동 작전인 것이다.

나는 이 박사에게 무엇보다도 하루하루를 최선을 다해 즐겁게 살도록 애쓰라고 했다. 수술, 항생제, 호르몬제, 항암제가 주축인 현대 의학으로 간경변이나 신장병, 암, 당뇨 따위의 질병을 치료하는 데는 한계가 있다. 현대인들이 살충제, 비료, 유전자변이 따위로 키운 현대 식품 대신 유기농으로 재배한 웰빙 *Well-Being* 식품에 관심을 가지듯 현대병은 웰빙의학으로 다뤄야 한다.

미국의 천문학자 칼 세이건은 저서 『창백한 푸른 점』에서 "인간은 천만 년 동안 지구에서 방랑생활을 하다가 한곳에 정착해서 산 지 만 년이 채 안되었다. 인간의 DNA는 99.9퍼센트가 방랑으로 되어 있다"고 했다. 현대문명은 100년도 안 된 아주 어린 것이다. 그러니까 우리 DNA에는 현대문명이 0.001퍼센트도 채 안 들어 있다. 우울, 짜증, 질병은 우리의 본질인 방랑을 멈춰 생기는 현상일 뿐이다.

웰빙의학은 걷기, 호흡, 웰빙식품을 기본으로 한 새로운 의학이다. 문명병의 치료는 웰빙의학을 기본으로 하고 부족한 부분은 현대 의학으로 보완해야 한다. 식품에 불량식품과 웰빙식품이 있듯 한약도 불량한 약과 웰빙한약이 있다. 잘 처방된 웰빙한약은 웰빙의학에 큰 몫을 차지한다. 나도 빌 클린턴을 흉내 내어 말하고 싶다.

'문제는 웰빙의학이야, 이 바보들아!'

웰빙의학은 과학에 기초를 둔 예술이다. 병은 과학만으로 치료가 되지 않는다. 마음, 정신, 감성, 영혼이 같이 움직여야 한다.

검증된 식이요법이란

이 박사는 정형화된 식이요법에만 매달리지 않았다. 일주일에 한 번씩 먹고 싶은 음식을 찾아다니도록 했다. 장어구이, 보신탕, 참붕어매운탕이 그의 단골 메뉴였다. 강화도의 민통선 안에 있는 저수지와 수로에는 국내에서 보기 드문 참붕어들이 많다. 흔히 우리가 말하는 붕어는 거의 다 떡붕어다. 동의보감에 붕어는 "성질은 따뜻하고 맛이 달다. 위장의 기를 부드럽게 하고 소화를 돕고 설사를 다스린다"고 했다. 특히 이 박사는 참붕어찜을 좋아했는데 이것을 먹으면 목구멍과 위장이 시원했다. 그리고 기운이 생겼다. 먹고 싶은 음식을 먹으면 신비한 힘이 생겨 의학적 상식을 깨뜨린다.

식이요법에서 가장 중요한 것은 음식을 식곤증이 안 생기게 꼭꼭 씹어 먹는 것이다. 아무리 올바른 음식이라도 올바른 방법으로 먹지 않으면 다 독소가 된다. 음식을 먹으면 뱃속이 편안하고 기운이 나면서 기분이 좋아야 한다. 이렇게 되려면 음식이 위와 장에서 완전히 소화되고 흡수되어야 한다. 위와 장에서 분해, 소화되지 않은 음식은 몸 안에서 썩으며 독소를 내보낸다. 이때 인체의 해독 기능이 이 독소를 없애려고 애쓰는 게 식곤증이다. 암세포에서 나오는 독소를 없애는데 써야 할 기운을 음식 독소를 없애는데 낭비하다 보면 암세포는 점점 더 기승을 부린다. 음식을 꼭꼭 씹고 알맞게 먹어 식곤증이 생기지 않게 해야 한다.

검증된 식이요법이란 무엇인가. 미국 식품의약국FDA이나 유럽 의학에서 검증된 식품이 우리에게 맞을 것인가. 유럽인들은 수천 년간 맥주나 와인을 마셨다. 그들은 물이 나빠 물 대신 그것들을 마셔 왔다. 그래서 유럽인들은 하루 종일 맥주나 와인을 마셔도 끄떡없는 사람이 많다. 그러나 그들에게 와인이 건강에 좋다고 해서 우리 건강에 다 좋은 게 아니다. 우리는 수천 년간 이 땅에 살면서 익숙해진 음식이 우리의 검증된 식이요법이다. 그러니까 50년 전 우리 부모님들이 먹던 음식을 천천히 알맞게 먹으면 이것이 검증된 식이요법이 된다.

나는 이 박사에게 수세보원壽世保元에 나오는 가감위령탕加減胃苓湯,

위령탕胃苓湯과 공진단供辰丹, 생맥산生脈散을 증상에 맞춰 처방했다. 위령탕은 몸에 독소가 생겨 황달이 오고 피로하고 소화가 잘 안 되고 소변이 잘 안 나오고 짜증이 심하게 날 때 효과가 있다. 처방 내용은 백출 8그램, 백복령, 백작약 각 6그램, 창출, 후박, 진피, 저령, 택사 각 4그램, 육계, 감초 각 1.2그램, 생강 3쪽, 대추 2개다. 여기에다가 항상 위가 더 부룩한 것을 고려하여 산사를 10그램 추가했다. 백작약은 산에서 나오는 산작약을 썼다. 강원도에서 자생하는 작약을 강작약이라 하고 최고의 품질로 친다.

산골 노인들은 산작약을 '개작약'이라고도 하는데 개한테는 작약이 산삼보다 약효가 크다. 개가 홍역에 걸리면 대부분 죽는데 이 산작약을 쓰면 살아난다. 이밖에 소화는 문제없고 기운이 부족할 때는 공진단, 삼령백출산蔘苓白朮散, 귀룡탕歸茸湯 따위를 주제로 한 가열순환제로 체력 보강을 하도록 했다.

이 박사에게 도움이 된 것으로 쑥뜸이 있는데 그는 아침저녁으로 중완中脘과 단전丹田에 쑥뜸을 30분씩 했다. 이 뜸에 쓰는 쑥은 바닷가에서 자란 약쑥으로 만든 것이 좋으며 강화산産을 최상품으로 친다. 중완은 오장육부의 주요 경락인 12경락이 모이는 곳으로 이곳에 쑥뜸을 많이 해서 간경변이나 간암을 치료한 사람이 적지 않다. 중완은 '가운데 주머니'란 뜻이다. 무슨 주머니인가. 생체의 힘, 생명의 기氣가 모이는 곳이다. 간肝이 좋아지려면 간세포가 생겨야 하고 간세포가 생기려면 줄기세포가 있어야 한다. 중완에 쑥뜸을 하면 줄기세포가 생기고 이 줄기세포가 간세포로 되어 간경변이나 간암을 치료하는데 한몫을 한다. 그러니까 중완은 줄기세포의 주머니라고 할 수 있다.

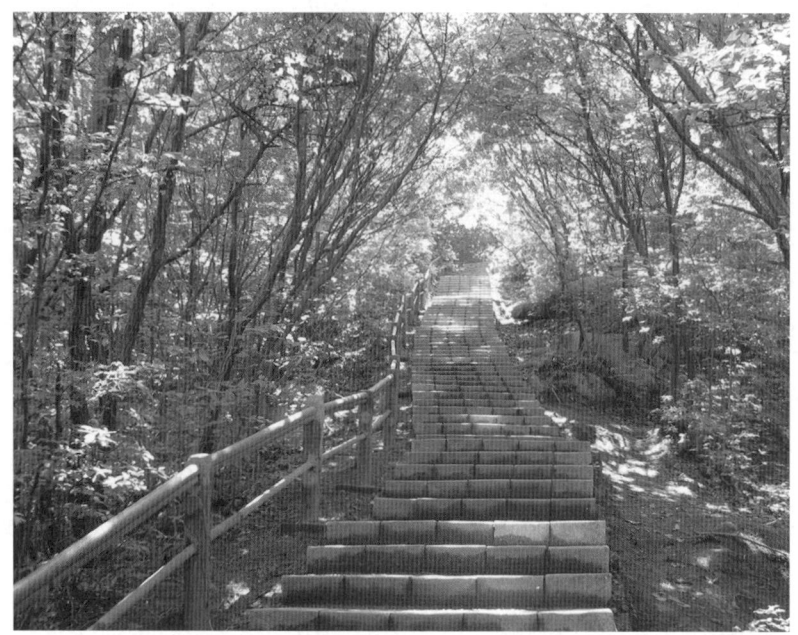

해발 469미터의 마니산에 오르는 계단길. 정상까지 918개의 계단이 이어진다.

집착에서 벗어나면 생사를 초월한다

이 박사는 날마다 마니산을 오르내리면서 출장식 호흡을 했다. 호흡을 하면서 걷다가 지루해지면 『티베트 사자의 서』에 나오는 고타마 붓다의 글을 염불처럼 중얼거렸다.

"죽음의 사신이 언제 찾아올 지 아무 생각도 없고 귀 기울이지 않는 자는 누구나 남루한 육체에 머물며 오래도록 고통 속에서 살아가리라. 그러나 모든 성자와 현자들은 죽음의 사신이 언제 찾아올 지 알고 있기에 결코 무분별하게 행동하지 않으며 고귀한 가르침에 귀 기울인다. 그들은 집착이 곧 생生과 사死의 모든 근원임을 알고 스스로 집착에서 벗어나 생과 사를 초월한다. 이 모든 덧없는 구경거리로부터 벗어나 그들은 다만 평화롭고 행복하리라. 죄와 두려움은 사라지고 그들은 마침내 모든 불행을 초월하리라."

이 박사가 병원에서 나온 지 5년, 그동안 날마다 마니산을 오르내리면서 죽음을 통해 삶을 보고 삶을 통해 죽음을 보았다. 그러면서 지금까지 건강하게 살고 있다.

그가 나에게 온지 2년쯤 지났을 때였다. 그는 담배도 안 피우고 채식 위주로 식사를 하고 환경운동도 열심히 했는데 어째서 이런 병에 걸렸는지 모르겠다고 불평을 했다.

제2차 세계대전 때 이름을 날리던 사람들로 루즈벨트, 스탈린, 처칠, 히틀러가 있었다. 이들 가운데 금연주의자, 채식주의자, 환경운동가가 있는데 누구일까? 히틀러다. 그는 평생 담배 한 대 안 피고 고기 안 먹고 여자도 에바 브라운이라는 젊은 여자 하나만 좋아하고 환경운동에 관심을 가졌지만 수천만 명의 사람을 죽였다. 히틀러 같은 사람이 좋은 사람이 아니듯 암에 걸린 사람이 나쁜 사람은 아니다. 교통사고처럼 암은 사람을 가리지 않는다. 다만 욕심 사납게 부나 명예나 인기를 찾아다니느라 몸속에 암세포가 생길 빌미를 만들지 않았나 하고 돌아볼 필요는 있다.

김포-인천
간경변 환자의 마음가짐

김포에서 오던 또 한 사람으로 올해 45세인 홍 여사가 있다. 소개하던 사람이 김포 땅 부잣집 며느리라고 해서 화려하게 치장했으리라 짐작했는데 수녀원이나 절에서 일하다 온 여자 같은 몸치장이었다.

간경변에 복수까지 차다니

홍 여사는 어느 날 아침 자리에서 일어나려고 하니 몸을 움직일 수 없었다. 어제까지만 해도 멀쩡했는데 밤사이에 다리가 붓고 배가 불러 있었다. 해마다 건강검진을 받았지만 아무런 이상이 없었던 그녀였다. 정신을 가다듬어 벽을 잡고 일어나려다가 쓰러지며 의식을 잃었다. 눈을 떠보니 흰 벽과 천정이 보이고 친정어머니의 근심어린 모습이 있었다.

"간경화로 복수가 차서 죽을 뻔했는데 이젠 괜찮단다."

그녀는 B형간염 항체가 있어 간에 관한 병과는 아무 상관이 없는 줄 알고 있었다. 그런데 간경변에 복수가 차다니 귀신이 곡할 노릇이었다. 병원 검사에서 B형간염 항체가 있다고 판정받은 사람 중에 자기는 간병肝病과 완전히 담을 쌓았다고 생각하고 술을 많이 마시고 몸을 함부로 굴리다가 간경변이나 간암에 걸리는 경우가 많다. B형간염 항체는 간병 중에 B형 간염바이러스에 대해서만 면죄부가 있다. 그런데 B형간염은 간질환 중 일부분에 지나지 않는다.

그녀는 병실에 누워 치료를 받고 안정을 취했다. 그러나 병원에 계속 있으려니 집안 살림살이며 중학교와 초등학교에 다니는 삼남매 걱정에 누워 있는 게 가시방석 같았다. 이건 휴식이 아니라 고문이었다. 의사나 간호사에게 병에 대해 물었지만 시원한 이야기는 안 하고 공허한 위로의 말과 억지 미소만 보냈다. 그저 마음 편하게 먹고 의사가 처방한 약을 먹으면서 푹 쉬라고 했다. 조바심이 난 그녀는 병원 휴게실에 있는 컴퓨터로 간경화 복수를 검색해 봤다. 결국 죽는다는 소리뿐이었다. 간경화도 불치병인데 복수까지 찼다면 이미 이 세상하고는 끝장이라는 것이다. 별안간 닥친 죽음의 공포와 자식들 걱정 때문에 정신이 사나운데 병원에서는 마음 편하게 먹고 있으라니 남의 이야기라고 함부로 말하는 사람들이 서운하고 야속했다. 게다가 여자관계가 복잡한 남편을 두고 병실에 누워 있는 것은 지옥에 있는 거나 다름없었다. 하루 종일 누워 있다 보니 하루 종일 걱정만 하는 꼴이 되었다.

어느 날 동생이 찾아와 책 두 권을 주면서 아무리 죽을병에 걸려도 누워 있으면 죽고 걸으면 산다는 이야기를 전했다. 그 자리에서 책을 다 읽고 난 그녀는 병원의 만류를 무시하고 그냥 퇴원했다. 그리고 '병은 현대 의학만 혼자서 고치는 게 아니다. 병원이 병의 근본 원인인 속상하는 마음을 치료할 수는 없다. 나 스스로 걸으면서 내 몸을 치료해야겠다'고 다짐했다.

훌륭한 시아버지, 개만도 못한 남편

그녀는 환경운동을 하다가 스물다섯 살에 결혼을 했다. 김포 땅 부잣집의 외아들인 남편은 전국체전 선수 출신답게 사격, 마라톤, 골프를 잘하고 헬스클럽에 가서 열심히 운동을 했다. 술, 담배는 물론 커피도 마시지 않았다. 몸에 해롭다는 음식은 일체 입에 대지 않고 신문이나 TV에서 몸에 좋다고 나오는 것은 재빨리 구해 먹었다. 값은 아무리 비싸도 관계없었다. 그러면서 말 타고 요트 타고 카지노 다니며 세계 일주여행 하는 것을 세상 사는 가장 큰 보람으로 여겼다.

남편은 대학 시절 중소 공장에서 공원으로 석 달간 취업을 한 적이 있었는데 그 짧은 경력을 석가모니가 7년간 수행한 것만큼이나 큰일을 한 듯 자랑스럽게 내세웠다. 신문이나 방송에 위장취업 한 것을 무슨 감투를 쓴 듯 말하는 정치인이나 작가가 나오면 "저 친구들, 나처럼 훌륭한 일을 했네" 하고 흐뭇해 했다. 그는 넉넉한 자의 위장취업이 가난한 사람들을 모멸하고 능멸하고 모욕을 주는 야비한 짓인 줄 전혀 몰랐다. 위장취업은 파렴치한 짓 중에서 가장 너절한 것이다. 가난한 사람들의 사생활을 침범하고 그들을 더 비참하게 하는 위장취업자는 도둑이나 강도보다 죄질이 나쁘다는 게 홍 여사의 생각이었다.

홍 여사는 조폭 두목들이 교회에 헌금을 좀 하고는 성인이나 된 듯이 구는 것 같은 가진 자들의 위선을 아주 싫어했다. 남편은 밖에서는 인물 좋고 체격 좋고 인심 좋고 학벌 좋은 인격자지만 부하 직원이나 아내에게는 형편없는 사람이었다. 의심 많고 쩨쩨하고 잔소리 심한 소인배였다. 그는 자기보다 나은 사람은 속으로 무조건 싫어하고 자기보다 못한 사람은 겉으로건 속으로건 무조건 무시했다.

남편의 옆에는 항상 여자들이 붙어 다녔다. 밖에서 많은 여자와 지내는 남편은 결백을 증명이라도 하듯 집에 와서는 러닝머신에서 달리기 하듯 아내와 섹스를 했다. 여자의 감성은 아랑곳하지 않고 마치 조폭이 소녀를 강간하듯 아내를 다루는 남편이 혐오스럽지만 속수무책이었다. 그녀는 짐승만도 못한 남편과 여러 차례 이혼을 하려고 했지만 시기를 놓쳤다.

남편은 사업을 했다. 그러나 5년 주기로 망했고 그때마다 시아버지는 "남자가 그럴 수도 있지"하며 계속 새로운 사업자금을 대주었다. 천 원짜리 한 장도 아껴 쓰는 시아버지가 아들에게만은 예외였다. '돈, 돈, 돈' 하면서 돌아가며 돌아 버린 이 세상에서 가장 심하게 돌아 버린 게 그의 남편이었다. 그녀는 결혼한 지 반년 만에 체중이 20킬로그램이나 빠졌다. 처녀 시절 그렇게 다이어트를 해도 빠지지 않던 체중이 결혼 반년 만에 62킬로그램에서 42킬로그램 된 것이다.

이런 일도 있었다. 첫 아이가 보행기를 타고 다닐 때였다. 아이가 징징거리고 울자 남편은 벌컥 화를 내더니 "가정교육이 형편없군!"하면서 보행기를 아이에게 집어던졌다. 그녀는 몸을 던져 아이에게 날아가는 보행기를 가로막았다. 그날 저녁, 그녀는 많은 하혈을 했다. 밤새 피를 쏟았더니 온몸에서 피가 다 빠져나가는 듯 했다. 여러 달 병원 치료를 하자 가까스로 하혈이 멎었다. 속상한 친정어머니가 "그 놈은 비단보자기에 개똥을 싸서 묶어 놓은 놈이야" 하고 말한 게 한두 번이 아니었다.

어느 날 시아버지가 몸이 아파 병원에 갔다. 췌장암 말기 진단이 나왔다. 병원에서는 항암 치료와 방사선 치료를 하자고 했다. 시아버지는 '죽을 나이가 된 거야' 하며 치료를 거부했다. 사람들은 그가 돈이 아까워 병원 치료를 안 한다고 했다. 시아버지는 전처럼 동네 청소를 하고 점심에 자장면을 사 먹으면서 지내다가 얼마 후 죽었다.

장례식장에는 평소 보지 못했던 노인들이 수백 명 몰려와서 문상을 했다. 그들은 자기 부모가 죽은 것처럼 서럽게 울었다. 구두쇠 시아버지는 그 노인들에게 여러 해 동안 매달 수십만 원씩 월급처럼 생활비를 주었던 것이다. 시아버지는 수십 년간 많은 어린이집, 양로원에 큰 도움을 줬지만 모두 익명으로 했다. 호부虎父의 견자犬子라 했다. 시아버지 같은 훌륭한 사람이 개만도 못한 아들을 낳은 것이다. 많은 재산을 상속받은 남편은 수탉처럼 우쭐대며 더 많은 여자들과 더 많은 시간을 보냈다.

집중력 키우는 출장식 수식관

그녀는 항상 많은 생각을 했다. 그녀의 생각을 들여다보면 별의별 쓸데없는 걱정으로 머릿속이 차 있었다. 아무짝에도 소용없는 잡동사니가 들어찬 커다란 폐품 창고였다. 아이들 걱정, 남편 걱정, 시집 걱정, 친구 걱정, 나라 걱정, 지구환경 걱정…. 그러고 보니 그녀는 철들고 나서 줄곧 쓸데없는 생각과 걱정만 하면서 살아온 것이다.

미국의 미래학자 앨빈 토플러는 저서 『부의 미래』에서 "생각은 중요한 거다. 그런데 우리가 생각하는 사실의 대부분은 거짓투성이다. 우리가 믿는 것들도 대부분은 거의 모두 다 어리석은 것이다. 오늘날 데이터와 정보, 지식이 우리 주변에서 넘쳐 나고 있지만 우리가 아는 대부분의 사실은 점점 더 진실에서 멀어지고 있다"고 했다. 생각은 걱정이고 잡념이다. 집중력이 떨어지면 잡념이 커지고 집중력이 커지면 잡념이 적어진다. 그녀에게는 죽고 사는 문제, 즉 병이 낫고 안 낫고는 집중력과 잡념의 싸움이었다.

가톨릭 신자인 그녀가 주기도문을 외우려고 '하늘에 계신…' 하고 입을 움직이면 남편 얼굴이 눈앞에 확대되어 불쑥 나타났다. 스님들이 목탁을 치면서 '관세음보살…'을 읊는 것도 다 집중하기 위해서다. 그런데 건강이 나빠지면, 그것도 죽을병으로 정신이 혼란스러우면 기도에 집중하기 힘들다. 불치병에 걸리면 신부나 목사도 기도에 집중이 어렵고 스님도 수십 년간 잘되던 참선이 안 된다고 한다. 이러니 일반인들이 몹쓸 병에 걸리면 기도나 참선이 올바로 될 리가 없다.

그녀는 틈만 나면 출장식 호흡을 했다. 앉아서도 걸으면서도 누워서도 출장식 수식관數息觀을 했다. 가능한 한 걸으면서 하는 수식관을 했다. 수식관이란 자기 호흡수를 세면서 집중하는 것을 말한다. 처음에는 3분만 걸어도 숨이 찼는데 두 달이 지나자 두 시간을 계속해서 걸어도 붓거나 힘들지 않았다.

왜 걸으면서 호흡을 하는 게 좋은가. 사람의 기운은 근육에 저장되는데 허벅지 근육이 사람 몸 전체 근육의 70퍼센트를 차지한다. 단전에 기를 모으려면 허벅지 근육이 튼튼해야 가능하다. 기가 실제로 모이는 창고는 허벅지다. 허벅지가 가늘고 흐물흐물하면 단전에 기가 모이지 않는다. 씨름의 달인 이만기는 허벅지가 일품이다. 에베레스트를 다녀온 어느 청년의 허벅지를 만져 보니 대들보 같았다. 기운이 있어야 기분이 좋아지고 기분이 좋아야 병을 이긴다.

그녀가 나를 찾아온 지 석 달쯤 지나자 빨리 낫지 않는다고 조바심을 냈다. 그동안 병원 약과 한약을 먹으면서 호흡을 했는데 병원 검사 결과를 보면 수치상으로 많이 좋아졌으나 본인이 기대하고 노력한데 비해 만족스럽지 않았던 것이다. 나는 초조해 하는 그녀에게 감옥에서 온 편지들을 보여주며 장기수들이 어떻게 어려움을 이겨 나가고 있는지를 이야기했다. '나는 종신형으로 감옥에 있습니다. 누우면 죽고 걸으면 산다는데 나같이 감옥에 있는 사람은 다 죽으란 말입니까'라고 쓴 편지도 있었다.

그녀는 간혹 속을 많이 끓이면 복수가 심하게 차고 변비가 생겼다. 이럴 때면 커피관장을 했다. 제도권 의학에서 인정하지 않는 커피관장법은 막스 거슨이 오래전부터 주장해 온 것으로 1차대전 이후 거의 80년간 찬반양론이 있어 왔다. '커피의 카페인은 마시는 환자에게는 해롭지만 관장을 하게 되면 직장정맥을 통해 흡수된 카페인이 간문맥肝門脈으로 들어간다. 간문맥에 들어간 카페인은 담즙 분비를 돕고 간에 있는 독소를 배출시킨다'는 게 커피관장법의 기본 이론이다. 커피관장은 기본 체력이 있고 변비가 심하고 복수가 있는 사람에게 도움이 된다. 그러나 극도로 체력이 약한 사람은 부작용이 생기니 조심해야 한다.

반년이 지나자 그녀는 더 이상 붓거나 나빠지지 않았다. 병원 검사 결과, 간경변 증세가 줄어들어 거의 정상 수치가 되었다. 그러나 이런 수치가 정상이라도 건강한 사람이 된 것은 아니다. 살얼음과 빙하는 똑같은 얼음이라도 단단하기는 하늘과 땅 차이다. 그녀의 정상 수치는 살얼음처럼 작은 충격에서 쉽게 깨질 수 있다. 그녀는 '의학상의 건강한 간'에도 불구하고 속을 한번 상하면 다리가 붓고 몹시 피곤하고 얼굴이 검어지고 짜증이 났다.

점심 먹고 즉시 걸으면서 출장식 호흡을

그녀의 일과는 다음과 같았다. 아침에 일어나자마자 물 한 잔을 씹어 먹는다. 부종이 있으면 그 절반을 먹는다. 물은 냉장고에 있는 찬물이나 끓인 것이 아닌 생수(정수기 물이나 광천수 따위)를 마신다. 한 모금, 한 모금 입에 물고 서른 번, 마흔 번을 씹어 먹는다.

동의보감에 고치법叩齒法이 있다. 잠자리에서 일어나자마자 이빨을 서른 번, 마흔 번을 부딪치기인데 물을 입에 물고 씹으면서 하면 더욱 좋다. 잠자리에서 일어나자마자 물을 씹어 먹으면 우리 몸이 천천히 반응을 하면서 물이 몸에 적응한다. 우리 몸속에 들어가는 것은 음식과 공기다. 이 음식과 공기를 어떻게 자기 몸에 적응시키느냐가 건강과 장수의 열쇠다.

아이들을 학교에 보낸 후에는 한약을 먹고(병원 약은 병원 처방대로 먹었다) 5분 동안 온탕반욕을 하면서 출장식 호흡을 했다. 3초간 코로 내쉬고 2초 동안 코로 들이마셨다. 그리고 호흡수를 헤아렸다. 그녀는 이 짧은 5분 동안에도 많은 잡념이 생겼다. 호흡에 집중하기 위해 시계의 초침소리를 세면서 호흡을 했다. 그러고 나서 30분간 걸었다. 걷는 동안 세 걸음 내쉬고 두 걸음 들이마시면서 호흡수를 헤아렸다. 목욕물이 뜨거우면 호흡에 지장이 생기고 빨리 걸어 숨이 가쁘면 오히려 출장식 호흡에

방해된다.

처방은 내가 참고하는 11개 한의서에 있는 주옥같은 2만 5천 개의 처방 중에서 그녀에게 알맞은 처방을 찾아 썼다. 11개의 한의서는 동의보감, 수세보원을 비롯하여 방약합편方藥合編, 제중신편濟衆新編, 의학입문醫學入門, 경악전서景岳全書, 향약집성방鄕藥集成方, 동의수세보원東醫壽世保元, 광제비급廣濟秘笈, 본초강목本草綱目, 약성가藥性歌 등이다.

점심을 먹고 나서는 즉시 걸었다. 대부분의 환자들은 식사 후에 앉아 있거나 누워 있는데 몸의 효율을 높이려면 식후 30분간 출장식 호흡을 하면서 걷는 게 좋다. 식곤증을 느끼거나 걷는 게 힘들면 과식을 한 것이다. 과식은 환자에게 독약만큼 해롭다. 아무리 좋은 음식, 비싼 음식이라도 과식은 무조건 환자에게 해롭다. 밥을 먹고 나서 즉시 천리 길을 떠나는 나그네라 생각하고 식사량을 조절해야 한다. 식곤증이 안 올 정도로 꼭꼭 씹어 먹는 게 적정량의 식사다.

취침 두 시간 전에 한약을 먹고 30분간 걷고 5분간 반욕을 한 후 잠자리에 들어간다. 누워서도 잠을 자는 게 아니라 와선臥禪을 한다. 와선은 누워서 하는 참선을 말하는 것으로 잠자리에 누워 3초간 내쉬고 2초간 들이마시는 출장식 호흡을 잠들 때까지 한다. 수면은 의식의 연장이다. 편안한 의식 상태에서 잠을 자면 그 잠도 편안하지만 불편한 상태에서 자게 되면 그 잠도 역시 불편하고 꿈자리도 사납게 된다. 따라서 올바른 잠을 잘 수 없다. 자기 전에 좌선, 행선, 와선 등으로 긴장을 이완시킨 상태, 즉 부교감신경을 활성화시킨 상태에서 수면에 들어간다.

나는 그녀에게 부종이 심할 때는 오령산五苓散을 집중적으로 처방하고 부종이 가라앉으면 가감위령탕을 처방하면서 생맥산과 삼령백출환,

공진단을 주제로 한 가열순환제를 같이 쓰게 했다. 공진단은 녹용, 당귀, 산수유 각 160그램에 사향 20그램을 혼합한 처방으로 허약한 사람이 간이 약해 몹시 피로할 때 쓰면 기운이 나고 간 기능을 좋게 한다. 동의보감에 보면 공진단을 제조할 때 사향 대신 침향이나 목향을 써도 약효가 같다고 했다. 동의보감을 저술하던 1600년대 전후에는 사향 값이 침향 값과 별 차이가 없었을 듯하다. 지금은 사향노루가 멸종 위기에 있는 천연기념물이다. 사향의 취급이 금지되어 있어 그 값이 수천만 원을 호가하지만 해방 직후 강원도에서는 쌀 서 말 정도였다(15년 전에는 네팔의 사향 값이 200달러가 채 안됐다). 침향 중에서 약효가 좋은 진침향은 수입품인데 동의보감을 저술하던 임진왜란 전후에는 엄청나게 비싼 약재였다. 당시에는 침향이 사향보다 훨씬 비쌌을 것으로 추론된다.

그녀는 침향을 넣어 만든 값싼 공진단과 사향을 넣어 만든 비싼 공진단의 약효 차이가 거의 없다고 했다. 사향이 비싼 것은 단지 희소성 때문이다. 희귀하다고 다 귀한 것은 아니다. 물, 공기는 가장 귀중한 것이지만 단지 희소하지 않다고 해서 천대를 받는다. 사향공진단을 먹건 침향공진단을 먹건 각자의 취향이다.

오늘 하루를 즐겁게 보내는 마음

한동안 소식이 없던 그녀가 다시 나타난 것은 거의 일 년 만이었다. 언뜻 보기에도 10년 이상 젊어진 건강한 모습이었다. 아무런 연락이 없어 혹시 잘못되지 않았나 걱정을 했다. 그녀는 그동안 한약이건 양약이건 약은 전혀 안 먹었고 병원도 한번 안 갔다고 했다. 그러면서 남편이 죽고 난 뒤 경제적으로 힘들었다고 했다.

그녀의 남편은 행운과 재주와 체력을 타고났다. 골프를 쳐도 항상 돈을 땄고 카지노에 가서도 거액의 돈을 땄고 부동산에 손을 대는 것마다 땅값이 엄청나게 올랐다. 친구들은 '황금 손을 가진 사나이'라고 부러워했다. 사업을 확장해 중국과 베트남에 큰 공장을 세웠는데 어느 날 사업에 위기가 닥쳤다. 평생 처음 어려움을 당하자 남편은 우울증에 빠지면서 미국 유학 시절부터 손대던 고단위 마약에 깊이 빠져들었다. 순식간에 회사 상태가 나빠졌고 결국 파산하고 말았다. 그러자 남편은 자살을 했다.

'소년등과 부득호사少年登科 不得好死'란 말이 있다. 어린 나이에 과거에 급제하면 곱게 죽지 못한다는 뜻이다. 더구나 나면서부터 부모 재산으로 아무런 경제적 걱정 없이 평생 떵떵거리며 살던 사람은 인생에 위기가 닥치면 그것을 헤쳐 나갈 의지나 용기가 추호도 없다. 그들은 순식간에 패가망신을 하든가 책임감 없이 자살을 선택한다. 그녀는 남편이 죽은 뒤 반지하 셋방으로 이사를 했다.

"남편이 죽은 걸로 치고 살았으면 이렇게 몸이 상해 고생하지 않았을 텐데⋯. 결국 내가 마음을 올바로 쓰지못해 고생한 거예요. 하느님을 마음으로 믿지 않고 머리로만 믿은 탓이지요. 남편은 남편의 세계가, 나는 나의 세계가 따로 있는데 이것을 이해 못해 힘들었어요. 그동안 못생기고 마음씨 나쁘고 공부도 못하던 동창생이 좋은 남자를 만나 시집가서 잘 사는가 하면, 착하고 예쁜 친구가 사기꾼 같은 남자를 만나 고생하는 걸 보면 하느님이 의심스러울 때가 많았어요."

부인의 인생관이 바뀐 것이다. 그녀가 인생을 살펴보면서 확신하게 된 사실은 '발이 빠르다고 달음박질에서 우승하는 것도 아니고 힘이 세다고 싸움에서 이기는 것도 아니며, 지혜가 있다고 먹을 것이 생기는 것도 아니고, 슬기롭다고 돈을 모으는 것도 아니며, 아는 것이 많다고 총애를 받는 것도 아니다. 누구든 때가 되어 불행이 덮쳐 오면 당하고 만다'는 것이었다.

그녀는 인간의 운명은 그 사람이 행한 선행과 악행에 달린 게 아니며 다만 하느님 안에 숨겨 있는 헤아릴 수 없는 신비라고 했다. 이 신비를 알아내어 자신의 운명을 보호하는데 필요한 지혜를 얻으려고 하는 것은 모두 헛되고 무익하다는 이야기다. 불확실한 상황에서 하느님이 준 좋은 것이 있을 때 그것을 최대한 향유하는 것이 현명하다는 게 그녀의 결론이었다. 돌아오지 않는 과거나 알 수 없는 미래에 매이지 말고 오늘을 즐겁게 보내는게 올바른 것이다. 그녀는 구약성서의 전도서 *Ecclesiastes*를 본 후 더 이상 하느님에게 시비를 걸지 않았다.

대명 포구에서 인천 쪽을 바라보니 길이 없었다. 여기저기 두리번거

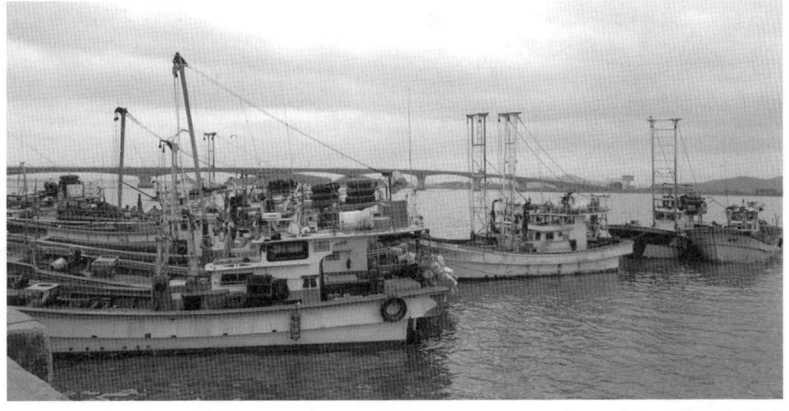

대명 포구에서 바라본 초지대교.

리며 살펴보니 철책선 옆으로 작은 길이 나 있고 그 길은 김포매립지 해안도로로 이어졌다. 해안도로에 들어서자 폐자재를 실은 대형 덤프트럭이 흙먼지를 일으키며 곁을 쏜살같이 지나간다. 매립지를 드나드는 차들인데 집채만 한 트럭이 지나갈 때마다 저절로 몸이 움츠러들었다.

쉴 새 없이 지나가면서 흙먼지를 뿜어 대는 길을 하루 종일 걷다 보니 중국의 타클라마칸사막이나 고비사막을 걷는 게 훨씬 수월했다는 생각이 들었다. 이런 고약한 길을 다녀 보니 세상의 그 어떤 길도 힘들 게 없었다. 어려움을 겪어야 즐거움을 알게 된다.

영종대교기념관에서 본 인천 앞바다의 갯벌.

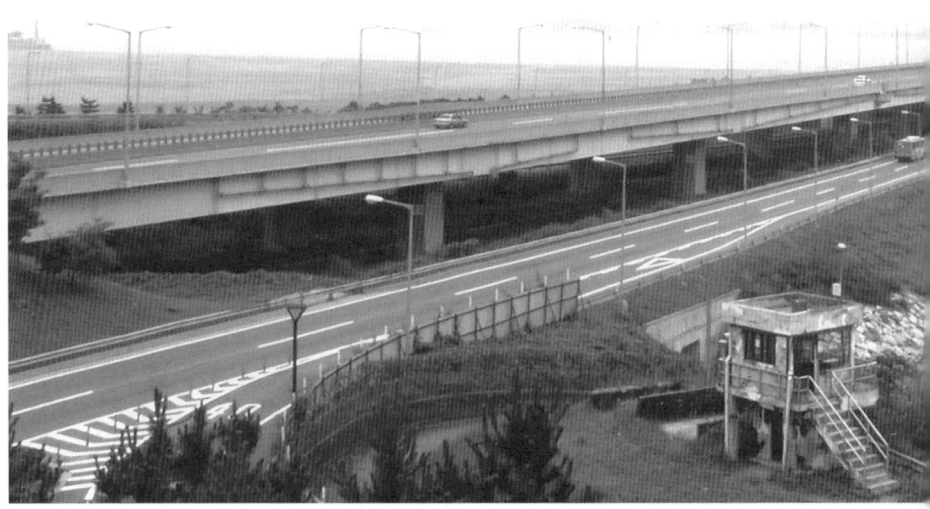

영종대교기념관에서 잠시 쉬었다가 다시 걸었다. 오른쪽으로 영종도, 강화도로 이어지는 바다에 넓은 갯벌이 펼쳐지고 왼쪽으로는 여전히 매립지였다. 청라도를 지났다. 그 옛날 아름다운 갯벌과 바다가 있어 통통배를 타고 들어가야 했던 작은 섬이 이제는 지저분한 매립지로 변했다. 인천시 서구 경서동이 된 청라마을은 1950년대에서 시간이 멈춘 듯했다. 추운 겨울에 매립지 길과 공장지대를 지났더니 몹시 피곤했다. 언짢은 기분으로 걸어서 피로도 빨리 왔다. 별처럼 많은 공장을 지나자 월미도가 보이고 해가 저물었다.

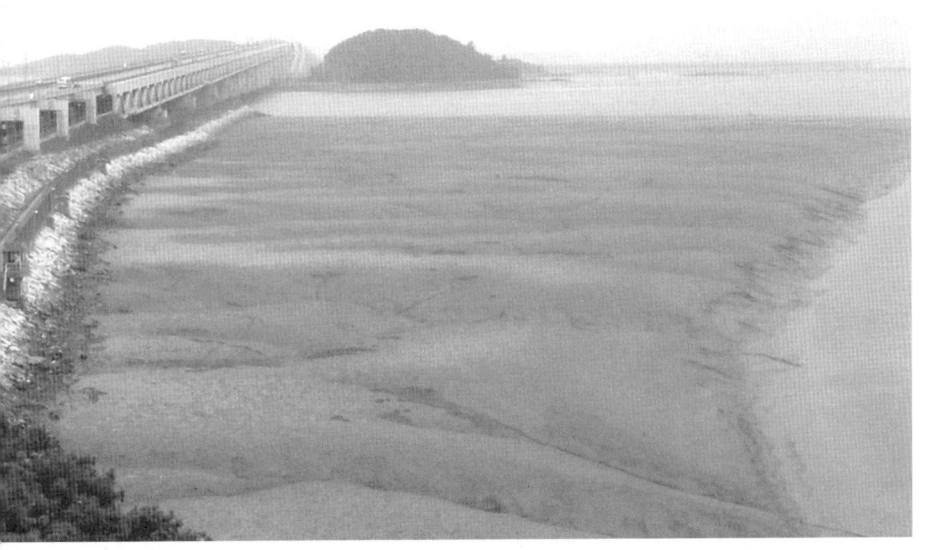

인천-시화방조제
장기복역수의 출장식 호흡

    금년에 들어와 제일 추운 날이다. 바람이 강하게 불어 체감온도가 영하 20도가 넘는 듯 했다. 월미도를 한 바퀴 돌아보고 송도유원지로 향했다. 따뜻한 차라도 한잔 마시면 좋을 텐데 가게들은 모두 닫혀 있다. 트럭과 바람과 먼지가 싫어 유원지 안길로 들어섰는데 아침부터 감기 몸살 기운이 있는데다가 칼바람을 맞으면서 걸으니 몸이 덜덜 떨렸다. 남동공단을 지나 소래 포구에 도착하니 날은 이미 어두웠다.

    밤새 앓았다. 자다 깨다를 몇 번 반복했는지 모른다. 하루 종일 걸어서 깊은 잠에 들 줄 알았는데 그게 아니었다. 오늘 월곶 포구를 지나 시화방조제를 건너 대부도까지 갈 수 있을지 걱정이 앞섰다. 직선거리로는 20여 킬로미터지만 해안쪽으로 돌아가다 보면 30여 킬로미터가 훨씬 넘는 거리다. 하지만 누워서 앓으나 걸으면서 앓으나 앓기는 마찬가지 아닌가. 걸으면서 앓자고 마음먹고 자리에서 일어났다. 감옥에 있는 어느 환자가 보낸 편지가 떠올랐다.

달마대사가 9년간 동굴에서 한 것

강원도에 있을 때 간경변 초기 증세로 몇 차례 찾아왔다가 한동안 소식이 없었던 박씨가 편지를 보내왔다. 그는 고위공무원 생활을 하다가 개인적인 일로 사고를 내서 징역형을 선고받고 복역 중이었다. 장기수 신분이 된 그는 하루 종일 언짢은 생각들로 머리가 터질 듯 아팠다. 일년 내내 감기에 걸려 있고 혈압이 오르고 간경변이 심해졌는데 아침에 일어나서 '어떤 생각'이 들면 별안간 심장이 조이고 기도가 막히면서 졸도를 했다.

작가 공지영은 소설 『우리들의 행복한 시간』에서 "사형수는 여섯 번 죽는다고 한다. 잡혔을 때, 일심 이심 삼심에서 사형언도를 받을 때, 그리고 진짜 죽을 때, 나머지는 매일 아침마다"라고 썼다. 용인에서 개척교회를 하는 박종서 목사는 결손가정의 어린이들을 모아 공부방을 차렸는데 그가 '하나님 아버지께서…' 라고 설교를 시작하면 아이들은 안색이 굳어지고 부들부들 떨더라고 했다. 아이들의 아버지는 날마다 아이들을 개나 장작 패듯이 때려 아이들은 '아버지' 소리를 듣는 순간 공포에 시달렸다. 박씨의 '어떤 생각' 또한 아내 생각으로 바로 아이들의 '아버지'와 같은 역할을 한 것이다. 나는 답장을 보냈다.

"누구나 신경을 쓰면 근육이 경직됩니다. 먼저 심장근육이 굳어져 가슴이 답답해집니다. 기가 막혀 열이 위로 올라갑니다. 평소 간 기능이 약한 사람은 이런 현상이 더 심합니다. 간은 근육과 한통속입니다. 간이 좋으면 근육도 튼튼하고 간이 약하면 근육도 허약합니다. 사람은 누구나 충격을 받으면 심장근육과 혈관이 경직되어 혈압이 오릅니다. 혈압을 내리고 가슴 답답한 것을 풀려면 굳어진 근육을 이완시켜야 합니다. 그렇다면 어떻게 해야 경직된 근육이 이완될까요.

심호흡이란 날숨을 길게 하는 호흡법입니다. 중병환자가 '끙— 끙—' 하며 앓는 소리를 내는 것도 심호흡을 하기 위해서입니다. 이렇게 앓는 소리를 내며 숨을 쉬면 아픔이 줄어듭니다. 한 많은 여인네들이 땅이 꺼질듯 깊은 한숨을 쉬는 것도 날숨을 길게 하는 이런 호흡을 하면 답답한 게 없어지기 때문입니다. 속이 상하면 심장근육이 경직됩니다. 이럴 때 날숨인 한숨을 쉬면 심장근육이 이완되면서 답답한 가슴이 시원해집니다. 몸이 아프면 근육이 경직되고 근육이 경직되면 몸이 아픕니다. 속상한 일이 있어도 역시 근육이 경직됩니다. 이런 경우에 인체는 자동으로 앓는 소리를 낸다든가 한숨을 쉬어 근육을 이완시킵니다.

호흡은 단순히 코와 폐로 하는 것이 아닙니다. 호흡은 세포, 세포내 기관, 분자들과 깊은 관련이 있다고 학자들은 말합니다. 결국 DNA와 관련이 큽니다. 심호흡을 하면, 즉 날숨을 길게 하면 긴장된 근육이 이완되고 마음이 편안해집니다. 아침마다 눈을 뜨면 졸도를 한다고 했지요? 졸도를 막는 비방은 출장식 수식관을 바탕으로 한 호흡에 있습니다. 숨을 잘 쉬면 고혈압도 내려가고 간 기능도 좋아지고 가슴 답답한 것, 목구멍이 막히는 것들이 없어집니다.

행복과 불행의 차이가 뭐지요? 행복은 세상이 내 맘대로 되는 거고 불행은 세상이 내 맘대로 안 되는 거라고 합니다. 행복하려면 내가 세상 속으로 들어가야 합니다. 불행한 사람은 세상을 자기 가슴속으로 끌어들이려고 발버둥을 칩니다. 절이 싫다면 중이 떠나갈 게 아니라 절이 좋아지도록 애써야지요. 비록 협소한 공간이지만 앉아 있을 때도 출장식 수식관 호흡을 하고 걸을 때도 출장식 수식관 호흡을 하십시오.

선종의 대가인 달마대사를 알지요? 그는 9년 동안 동굴 안에 틀어박혀 있었습니다. 달마대사는 그 속에서 뭘 했을까요? 그는 책을 보거나 글을 쓰지 않았습니다. 오직 호흡만 했습니다. 그는 단지 호흡만으로 엄청난 경지에 갔습니다. 달마대사가 행복한 사람인지 아닌지는 각자가 판단할 문제지만 10년 가까이 폐쇄된 공간에 있으면서 숨쉬기 하나로 건강한 정신과 육체가 될 수 있었음을 증명했습니다. 행복의 비밀은 좋아하는 일을 하는 게 아니라 자신이 하는 일을 좋아하는 것입니다.

송장 썩은 갠지스 강이 생명수?

수필집 『감옥으로부터의 사색』을 쓴 신영복과 노벨평화상을 받은 남아프리카의 넬슨 만델라를 알지요? 신영복은 20년 동안, 만델라는 27년 동안 감옥에 있었습니다. 그들은 웃으면서 감옥을 나왔고 웃으면서 대통령도 하고 작가도 하면서 세상을 살고 있습니다. 그들은 웃으면서 20년, 27년의 세월을 감옥에서 보낸 사람들입니다.

웃음도 출장식 호흡의 하나입니다. 그들도 사람인데 항상 즐거웠겠습니까. 신영복은 박정희와 그 일당들을 때려죽이고 싶었을 테고 만델라는 백인들을 몽땅 없애 버리고 싶었을 겁니다. 이순신이 권율을 '미친 개자식'이라 하고 원균을 '하늘 아래 둘도 없는 악귀'라고 일기에 쓴 것이 오히려 인간적인 감정, 정상적인 감정입니다. 아마 속으로는 선조에게도 '이 또라이 같은 ××' 했을 겁니다. 그들은 속상해도 호흡을 하고 속상해도 웃었습니다. 호흡을 하다 보면 즐거워지고 웃다 보면 근심 걱정이 사라집니다. 세상을 살다 보면 별별 어려움을 겪는 게 인생이고 어떤 어려움도 헤쳐 나가는 게 인간임을 알게 됩니다.

좋은 약이나 좋은 음식을 먹지 못한다고 실망하지 마십시오. 현대 의학이 발달하고 좋은 약들이 쏟아지고 있지만 실제 약효는 20퍼센트를 넘지 못하고 나머지 80퍼센트는 플라시보 효과, 즉 가짜 약 효과라는 통계가 있습니다. 그러니까 마음먹는 게 제일 중요하다는 말입니다.

나는 20년 동안 많은 말기 중병 환자를 보았습니다. 그들에게는 사느냐 죽느냐가 문제가 아니고 당장 어떻게 숨을 쉬고 죽을 듯 아픈 게 덜하고 물 한 모금이라도 목구멍에 넘길 수 있느냐가 더 중요합니다. 그들은 물도 넘기기 어렵고 물 한 모금도 먹을 수 없는 '중증 식욕부진증'에 시달리다가 죽게 됩니다. 그런데 반드시 죽을 거라던 사람들이 기사회생하는 경우를 종종 봅니다. 그들은 죽음 직전에 '대안 산삼'을 먹고 기적을 일으킵니다.

산삼은 죽어 가는 사람을 살리는 신비의 명약으로 알려져 있지만 백년 묵은 산삼, 1억 원이 넘는 산삼을 여러 뿌리 먹고도 죽을 사람이 사는 경우는 거의 없습니다. 오히려 '대안 산삼'을 먹고 살아나는 경우는 자주 봤습니다. 학교가 제 구실을 못할 때 '대안 학교'가 있듯이 산삼이 이름만 유명한 채 제 구실을 못할 때 만병통치 역할을 하는 '대안 산삼'이 있습니다. '내가 이걸 먹으면 살아날 거야' 하는 음식이 있습니다. 자신이 바라고 믿는 음식을 먹으면 기운이 생기며 병을 이겨 냅니다. 지금 머물고 있는 장소에서 구할 수 있는 음식이 백 년 묵은 산삼보다 더 효과있는 '대안 산삼'이 되도록 하십시오.

거액 복권에 당첨된 사람들과 중풍을 맞아 전신이 마비된 사람들을 연구한 기록이 있습니다. 큰 행운을 잡은 사람들과 엄청난 불행에 빠진 사람들을 6개월 간 관찰한 결과, 본성에는 변화가 없었습니다. 즉, 마음이 비뚤어진 사람들은 큰 부자가 됐어도 여전히 불평불만이 가슴에 가득 찼고 즐겁게 사는 사람들은 큰 어려움에도 아랑곳없이 밝고 기쁘게 살고 있었습니다. 큰 행운이니, 큰 불행이니 하는 것은 지나가는 바람일 뿐입니다.

인도의 도시 바라나시에는 수많은 사람들이 갠지스 강에서 목욕을 하고 그 강물을 마십니다. 강물은 수백만 명의 바라나시 시민이 버리는 생활하수로 오염돼 있고 그들이 내버리는 송장들이 둥둥 떠다니고 있습니다. 사람들은 송장 썩은 물을 마시면서 즐거워하고 기운을 차리고 있습니다. 그들은 그 물을 생명수로 여깁니다. 이곳에서는 송장 썩은 물이 산삼입니다. 인간의 관념은 이렇게 무섭습니다. 인도 전역에서 찾아온 불치병 환자들이 이 물을 마시고 목욕을 한지 수천 년이 지났습니다. 그들은 수천 년이나 수만 년 후에도 송장 썩은 물인 갠지스 강물을 생명수로 귀중히 여길 것입니다."

최고의 진통제는 최고의 즐거움

소래 포구는 인천에서 몇 개 남지 않은 포구의 하나다. 평야지대마다 논과 밭이 있고 마을이 있듯이 바닷가에는 포구가 있고 어촌 마을이 있는데 김포와 인천 바닷가에는 그 많던 포구와 어촌이 거의 다 사라졌다. 군사보호구역으로 묶이거나 공단이 되거나 간척사업 때문이었다.

이른 새벽인데도 소래 포구는 장사하는 사람들로 시끄러웠다. 그들

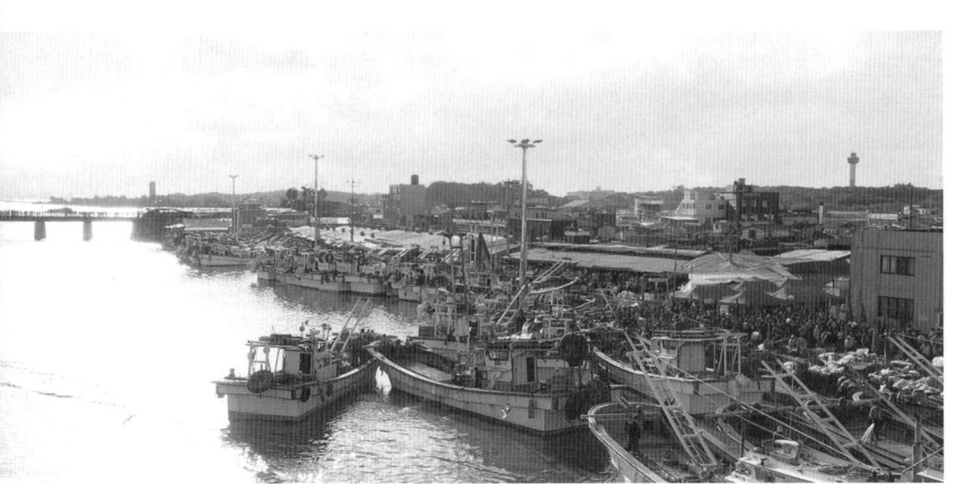
아무리 힘들더라도 걸을 힘만 있으면 움직이는 사람들로 북적이는 소래 포구.

은 아무리 늙어도, 아무리 아파도, 아무리 죽을병에 걸려도 걸을 힘만 있으면 움직이는 사람들이다. 질병과 노화는 물론이고 모든 희로애락과 비悲, 공恐, 경驚을 장사를 통해 순화시킨 사람들이다.

수인선이 폐쇄되자 인도로 변한 소래철교를 걸으면서 소래 포구와 월곶 바닷가를 바라보니 눈이 시원하고 몸이 날아갈 듯 가벼워졌다. 좋은 경치를 바라보니 기분이 좋아지고 아픈 게 싹 가셨다. 몸이 아픈 게 기분에 매어 있었던 것이다.

통증으로 고통 받던 어느 말기 암 환자가 떠올랐다. 그는 고단위 마약성 진통제를 써도 소용없는데 고스톱을 치면 아픈 줄을 몰랐다. 젊은 시절부터 밥 먹기보다 화투 놀이를 좋아했던 사람이었다. 결국 그는 죽는 날까지 고스톱을 치면서 고통 없이 살았다. 화가인 어느 말기 암 환자는 죽는 날까지 그림을 그렸는데 그림을 그리면 안 아프고 그림에서 손을 떼면 몹시 아팠다. 지휘자 카랴얀은 류머티즘 관절염으로 고생을 했다.

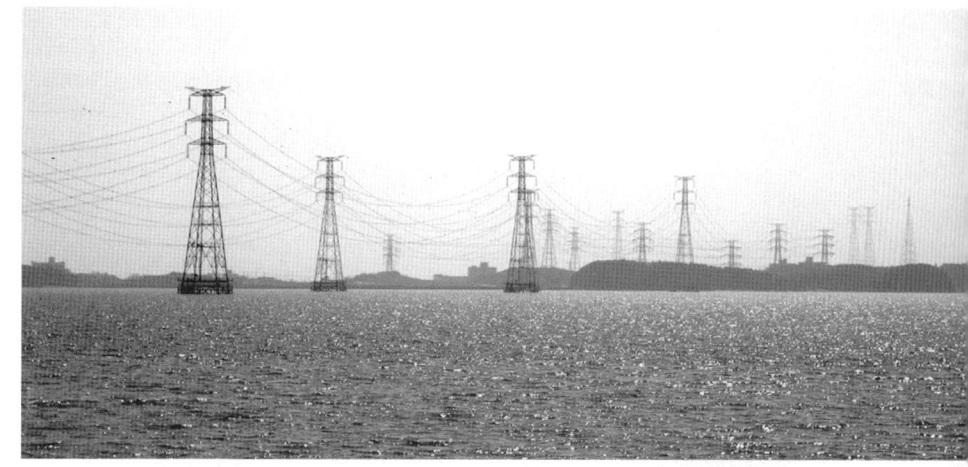

시화호를 가로지르며 끝없이 이어지는 송전탑.

말기 류머티즘 관절염은 가장 통증이 심한 병의 하나로 고단위 진통제로도 잘 듣지 않는다. 그런데 통증으로 고통을 받던 카랴얀은 지휘봉을 잡으면 통증이 사라졌다. 화투를 치건, 그림을 그리건, 지휘를 하건 최고의 즐거움이 최고의 진통제가 되는 것이다.

월곶 포구에는 자전거 전용도로가 있어 걷기가 좋았다. 옥구공원에 도착하여 점심식사를 하려고 했으나 매점과 식당이 모두 닫혀 있었다. 오이도 관광단지 입구도 마찬가지였다. 할 수 없이 쉬지 않고 방아머리 선착장까지 13킬로미터 상당의 시화방조제를 걸었다. 작가 김훈은 『자전거 여행』에서 이 둑을 이렇게 묘사했다.

시화방조제 위 4차선 도로는 바다를 가로질러 그은 일직선이다. 이 도로를 자동차로 달릴 때 운전자의 시야 속에서 도로의 전망은 소실점이 닿아 있고 가로등이 바다와 수평선을 토막 쳐낸다. 내륙 쪽 인공호수도 바

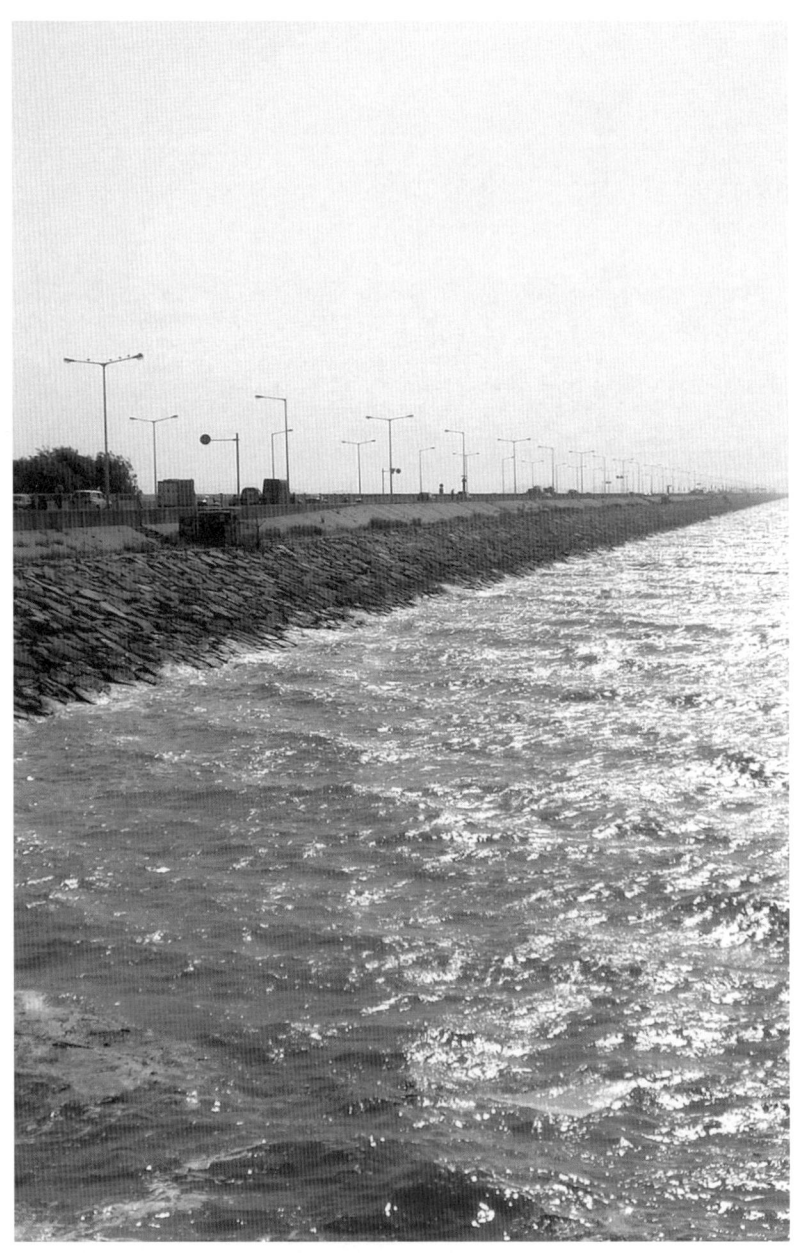
오이도와 방아머리를 잇는 총길이 13킬로미터의 시화방조제.

다처럼 수평선을 긋고 있는데 고압선을 늘어뜨린 높은 송전탑의 대열이 그 넓은 물을 건넌다. 일직선의 제방으로 막힌 바다와 호수는 가로등과 송전탑으로 구획되면서 소인국의 하얀 풍경으로 백미러를 흘러 나간다. 이 도로의 운전자들은 바닷물조차 토목 구조물이라는 착각에 빠지기 십상이고 가속기 페달을 세게 밟을수록 착각은 심화된다.

찻길 옆에는 사람과 자전거가 다니는 길이 따로 있다. 거의 일직선으로 뻗은 삼십 리 길은 가도 가도 줄어들지 않았다. 중간에 라면과 빵을 파는 가게가 있는데 오늘은 날씨가 너무 추워 나오지 않았다. 점심을 굶은 채 걸었다. 지루했다. 날씨는 추워지고 배는 고픈데 걷자니 몸은 더 아프고 등에 진 배낭은 더 무거워졌다.

일부러 다이어트도 하는데 한 끼쯤 굶는다고 어쩌랴 하는 생각으로 자신을 달랬다. 출장식 호흡을 하면서 걸었다. 배고픔도 잊고 지루함도 잊는 데는 아주 좋은 방법이다. 같은 모양의 송전탑, 같은 모양의 바다, 같은 모양의 호수만 계속 보면 엄청나게 지루한데 출장식 호흡을 하면서 걸으니 도움이 되었다. 달마대사는 벽을 보고 호흡을 했지만 나는 걸으면서 좋은 경치를 보며 호흡을 하니 얼마나 행복한가. 바다와 호수만 보이는 길이라 무념무상의 행선 길로는 시화방조제가 쓸 만했다.

석가모니의 나라 인도는 날씨가 더워서 걷기가 힘들다. 불볕더위에 걷다가는 죽을 수도 있다. 그래서 인도 사람들은 서늘한 그늘에 앉아 참선이나 요가를 한다. 그에 비해 우리나라는 날씨나 경치가 걷기에 얼마나 알맞은가. 한국은 걷기에 관한한 혜택 받은 낙원이다.

대부도-제부도
바지락칼국수 할머니의 건강 비결

방아머리 선착장에 도착했다. 저녁식사를 하고 숙소에서 잠을 청했으나 너무 피곤한 탓인지 쉬 잠들지 못했다. 그러나 어젯밤처럼 앓는 소리는 나오지 않았다. 하루 종일 먹지도 못하고 추운 날씨에 걸었으면 어제보다 더 아파야 할 게 아닌가. 앓는 소리, 신음소리란 무엇인가. 몸의 기운이 막혀 있으니 기운을 열게 하는 자연스런 몸동작이자 신호이고 출장식 호흡이다.

역시 맘먹기 나름이었다

밤새 신음소리 없이 편하게 잤다. 심한 감기 몸살을 견디게 한 비방이 영하 20도의 날씨에 매서운 바람을 맞으면서 굶은 채 백 리 길을 걷는 거라고 하면 사람들은 미쳤다고 할 것이다. 1920년대에 제작된 세계 최초의 다큐멘터리 영화 '북극의 나누크'를 보면 그곳 사람들은 사냥을 나가면 얼음집을 만들어 숙소로 쓴다. 만드는데 걸리는 시간은 한 시간 정도인데 창문까지 만든다. 왜냐하면 창문이 있어야 빛이 들어오기 때문이다. 그러면서 추위를 막으려고 두 아내 사이에서 잠을 잔다. 벌거벗은 채 곰 가죽으로 만든 털옷만 입고 잔다. 이스라엘의 왕 다윗은 늙지 않으려고 늘 젊은 여인 둘을 품고 잤다. 몸의 열을 보호하는 게 장수의 비결로 믿었다. 젊은 여자의 용도가 다윗왕이나 에스키모나 다 같았다. 북극처럼 추운 얼음 벌판에서도 살아가는 게 인간이다. 아무리 추워도, 아무리 아파도 북극의 에스키모보다 엄청나게 좋은 환경에 있으니 엄살 부리지 말아야겠다.

오늘은 일 년 중 가장 춥다는 대한이라 숙소에서 천천히 나왔다. 추운 날씨에 서둘러 길을 나서면 백해무익이다. 털모자, 털 마스크, 털장갑을 끼고 걸었다. 생각보다 덜 추웠다. 역시 맘먹기 나름이다. 영하 50도의 날씨에 1300킬로미터를 걸어가는 북극 탐험을 생각하면 나는 따뜻한 온

방아머리 선착장에서 맞이한 서해 바다의 일몰.

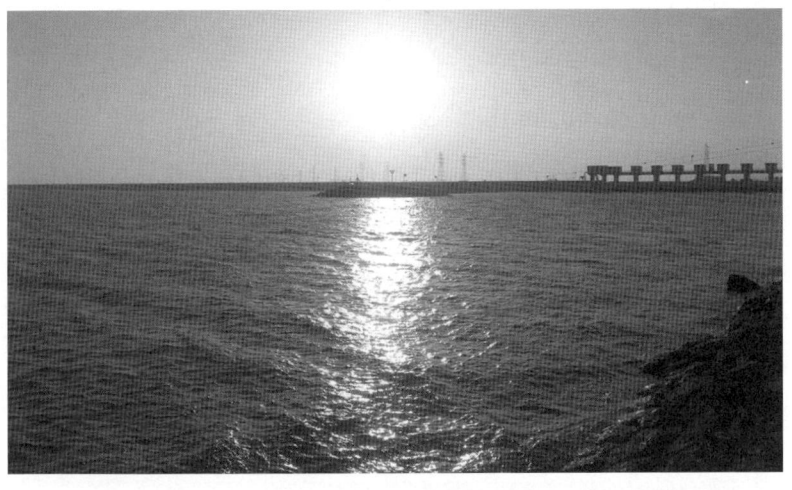

돌방에서 뒹구는 셈이다.

솔제니친의 소설 『이반 데니소비치의 하루』에는 시베리아 작업장에서 일하는 유형수들의 이야기가 나온다. 그들은 겨울철 추운 날씨에도 하루 종일 일하면서 하느님에게 영하 30도를 넘게 해 달라는 기도를 올린다. 영하 30도가 넘으면 작업이 중단되기 때문이다. 그런 날씨에 일을 시키면 능률은커녕 오히려 죽는 사람들만 쏟아진다. 한국인이 가 있는 남극 킹조지 섬의 세종 기지는 영하 50도가 넘고 러시아가 남극에 설치한 보스토크 기지는 영하 89.6도를 기록한 적이 있다. 그런데도 거기에 사람이 살고 있다.

선감방조제를 넘어 선감도 횟집으로 갔다. 이곳에 있는 모든 횟집에서는 바지락 칼국수를 팔았다. 칼국수를 먹으면서 몸을 녹였다. 여주인은 시화방조제를 걸어왔다는 내 말을 듣고는 아들 이야기를 꺼냈다. 아들은 실력 있는 고교 야구 선수로 오이도까지 자주 뛰어다녔다. 여기서 오이도까지 왕복은 44킬로미터로 마라톤 풀코스보다 길다. 아들은 프로 야구팀과 입단 계약도 맺었다. 어느 날 훈련 도중 사고로 한쪽 눈을 잃자 달리기도 그만 두고 야구도 집어치웠다.

너무 빨리 포기한 게 아닌가. 외눈 궁사도, 외눈 검객도 있는데 외눈 야구 선수가 없으라는 법이 있나? 아깝고 안타까웠다. K-리그에서 활약하는 축구 선수 중에도 외눈 선수가 있다. 무하마드 알리와 쌍벽을 이루던 세계적인 권투 선수 조 프레이저도 외눈을 감추고 선수 생활을 했고 헤비급 챔피언이 되었다. 카르타고에서는 애꾸눈이 용기의 상징이었다. 카르타고의 명장 한니발도 애꾸눈이었다. 2차 세계대전 때 일본 국회에서 한 야당 의원이 애꾸눈인 외상外相에게 "당신은 한쪽 눈이 없는데 그래서야 어디 복잡한 국제정세를 제대로 보겠소?"하며 시비를 걸었다. 외상은 조용한 목소리로 "일목요연一目瞭然이란 말도 못 들어봤소?"라고 반문했다.

60대 외과의사의 망막박리

나 역시 한쪽 눈이 실명된 시력장애 6급이다. 몇 년 전 빙판길에서 운전하다 미끄러져 차가 옹벽에 부딪쳤는데 에어백이 터지면서 오른쪽 눈을 때렸다. 큰 충격이 왔다. 6개월 후, 망막박리에 의한 실명으로 회복이 불가능하다는 안과 의사의 진단을 받았다. 안과 질환 중에는 백내장, 녹내장, 망막박리 따위의 병들이 고약한 병인데 그 중에서 특히 망막박리가 제일 치료가 어렵다.

얼마 전 60대의 외과 의사인 손 박사가 찾아왔다. 그 또한 망막박리로 실명 위기가 왔는데 수술이 불가능했다. 이 병은 여러 가지 원인으로 생긴다. 어느 30대 부인은 남편이 바람을 심하게 피자 그 충격으로 망막박리가 왔고 어느 50대 여자는 거액의 계가 깨지는 바람에 망막에 이상이 생겼다. 심지어 1등만 하던 중학교 여학생이 1등을 놓치고 2등을 하자 크게 상심을 해서 망막박리가 오는 경우도 있다. 손 박사의 경우는 젊은 흑인 남자와 눈이 맞은 아내가 계획적으로 전 재산을 빼돌리고 미국으로 도망간 후 망막박리가 왔다.

손 박사는 매일 저녁 폭음을 했다. 두 달쯤 지나자 눈에 모기들이 잔뜩 날아다니는 것 같더니 물체가 찌그러져 보였다. 평소 간염이 있어서 30년간 술을 끊었는데 폭음을 하자 옆구리가 심하게 아프고 소변을 볼 때마다 통증이 왔다. 망막박리 외에도 간경변, 전립선염이 한꺼번에 닥친 것이다. 지식이 많을수록 절망감이 크다. 그는 이 모든 병이 현대 의학으로 고치기 어려운 질환임을 알고 자포자기 생활을 했다. 그러다가 형님과 함께 나에게 찾아온 것이다.

그의 형님은 간경변, 간암으로 일 년의 시한부 인생을 선고 받았다가 나에게 온 지 3년이 지났어도 즐겁게 살고 있다. 그동안 백두대간을 완주하고 백두산, 한라산, 지리산, 설악산, 금강산 등 국내의 높은 산들을 스무 개 이상 올랐다. 히말라야 트레킹 코스를 열다섯 번 이상 다녀온 그는 에베레스트를 오르기 위해 준비를 하고 있다.

"에베레스트는 나 같은 늙은이 중병 환자도 오를 수 있소. 셰르파들이 길을 만들어 주고 짐을 들어 주고 잡아 주니 지리산 종주를 할 만한 체력과 시간과 경비만 있으면 가능해요. 현지에 가서 70일간 5천만 원의 경비를 들이면 누구나 올라갈 수 있어요. 내 마지막 목표는 에베레스트입니다."

탄도 포구 앞의 누에섬. 물이 빠지면 길이 열린다. 왼쪽으로 제부도가 보인다.

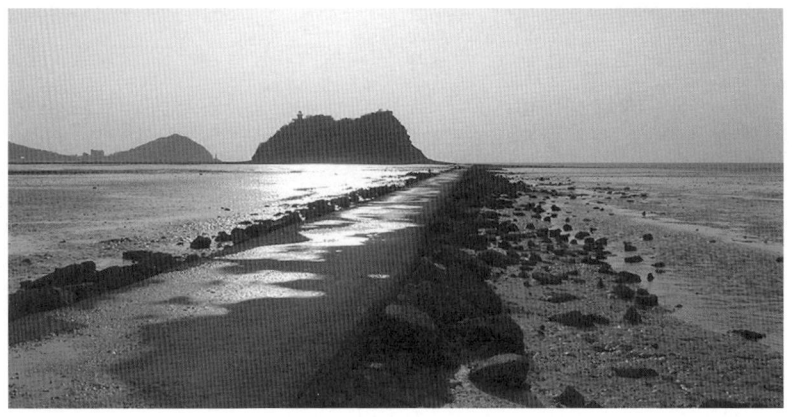

그는 간경변, 간암이 얼마나 진행됐는지는 관심이 없었다. 날마다 아름다운 산에 올라 하루하루 즐겁게 사는 데만 관심을 가졌다. 손 박사는 이런 형님의 투병 모습에 감동을 받고 나에게 찾아온 것이다. 손 박사의 병은 형님의 질병에 비하면 그리 어려운 것이 아니었다.

그가 내 말을 듣고 실천을 한 지 6개월이 지나자 다시 의사 일을 정상적으로 할 수 있었다. 내가 손 박사에게 한 처방은 소시호탕小柴胡湯, 위령탕, 그리고 공진단이었다. 위령탕에는 곡정초와 감국을 추가했고 공진단에는 녹용을 많이 넣어 처방했다. 나는 한쪽 눈이 실명된 후 다른 한쪽 눈도 곧 실명될 거라는 안과 의사의 소견이 있었지만 손 박사에게 한 것 같은 처방으로 더 이상 나빠지지 않고 아무 탈 없이 7년 이상을 지내고 있다.

돈 많은 할머니가 식당일 다시 했더니

선감방조제를 지나자 오른쪽 황무지 너머로 마산 포구가 보였다. 이곳은 포구 뒤에 말같이 생긴 산이 있어 마산 포구라 했는데 시화방조제, 대부도, 선감도, 탄도, 전곡리를 강강술래 하듯 둑으로 잇자 시화호가 생겼고 그 바람에 지금은 말 같은 산도 없고 포구도 없는 조용한 농촌 마을이 되었다. 그러나 1500년 전인 삼국시대에는 국제적으로 이름을 날리던 항구였다. 무열왕이 된 신라의 김춘추는 이곳에서 배를 타고 당나라로 갔고 소정방은 대 함대를 이끌고 이 포구에 왔다.

탄도방조제와 전곡 포구의 방파제를 따라 걷자 멀리 제부도가 잡힐 듯 다가왔다. 날씨는 더 추워지며 바람이 세차게 불었다. 바닷가 쪽으로 길이 없어 이십 리 길을 돌아야 했다. 이백 리 길만큼 힘들고 멀었다. 제부도 입구 감뿌리에 도착하니 해가 바다를 넘어가려 했다.

저녁을 먹으려는데 이제껏 길을 걸으면서 수많은 바지락 칼국수 집, 불타는 조개구이 집을 봤더니 이런 음식은 생각만 해도 먹기 싫었다. 눈으로 물린 모양이었다. '우리식당'이란 간판이 붙은 작은 밥집에 들어갔다. 식당 안에는 할머니 한 분만 있었다. 동태찌개 일 인분을 시키자 다섯 명 이상이 먹을 수 있는 푸짐한 식탁이 차려졌다. 나는 할머니가 귀가 나빠 말을 잘못 들은 줄 알았다.

"할머니, 일 인분만 시켰는데요."

"알아, 난 음식을 적게 차리면 마음이 언짢아."

"이러면 밑지잖아요?"

"그래도 여태까지 잘 먹고 잘 살았어."

70대의 할머니는 작은 키에 몸은 북어처럼 비쩍 말랐는데 얼굴은 호랑이 모양에 눈빛이 초롱초롱했다. 할머니는 30년 전에 이곳에서 처음으로 포장마차를 차리고 바지락칼국수를 팔았다. 그때까지는 칼국수에 호박이나 멸치를 넣었는데 처음으로 바지락을 넣은 칼국수를 만들어 시쳇말로 대박을 터뜨린 것이다.

많은 돈을 벌었다. 물론 30년간 하루도 쉬지 않고 장사를 했다. 아무리 몸이 아파도 쉬지 않았다. 온몸에 열이 나고 쑤셔도 가게에 나와서 일하면 병이 가 버렸다. 쉰 것은 아기를 낳을 때 딱 하루였다. 열둘을 낳았는데 다섯은 죽고 일곱은 살았으니 30년 동안 열이틀만 쉰 것이다.

할머니는 번 돈으로 모두 근처의 땅을 샀다. 시댁이고 친정이고 간에 송곳 꽂을 땅 한 뼘 없는 가난한 집안 출신이라 농토는 할머니의 꿈이고

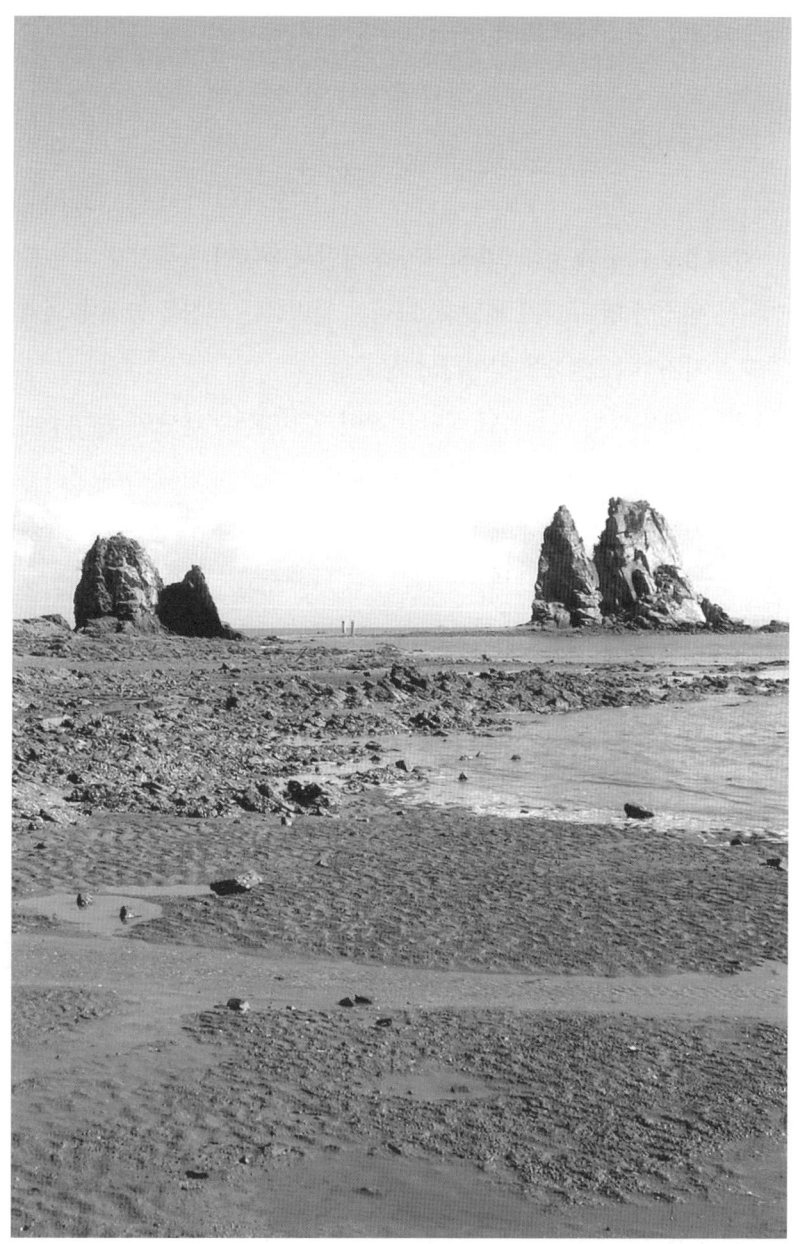

제부도의 남쪽 끝에 있는 매바위.

희망이었다. 할머니는 자기 소유의 땅만 보면 먹지 않아도 배가 부르고 기분이 좋았다.

　돈이 많아지자 포장마차를 횟집으로 바꿨다. 횟집도 잘되었다. 대부도가 육지로 변하고 제부도와 인근 누에 섬이 '모세의 기적 섬'으로 세상에 알려졌고 더구나 서해고속도로가 생기면서 유명한 관광지가 되자 할머니는 엄청난 땅 부자가 되었다. 그러자 할머니는 횟집을 딸에게 넘겨주고 부자가 하는 일들을 찾아다녔다.

　해외여행을 다니고 이름난 식당을 찾아가고 명품 브랜드의 옷이나 패물들을 온몸에 걸쳤다. 기사가 운전하는 차를 타고 교회에 가면 목사를 비롯한 사람들이 '사모님, 사모님' 했다. '아줌마, 칼국수! 회 한 접시!' 하는 소리를 수십 년간 듣다가 '사모님, 사모님' 하는 나긋나긋한 소리를 들으니 기분이 좋았다. '사모님' 소리가 첫날은 어색하고 둘째 날은 덤덤하더니 셋째 날이 되자 익숙해졌다. 넷째 날부터는 누가 '아줌마' 하고 부르면 기분이 나쁘고 '사모님' 해야 마음이 편했다. 50년 된 습관이 단 3일 만에 변했다. 그 바람에 생각보다 많은 헌금을 하고 속을 끓였다.

　그런데 일 년이 채 못 돼 몸이 여기저기 아팠다. 특급호텔처럼 시설이 좋은 병원에 들어갔다 와도 아프기는 마찬가지였다. 매일 병원에 가는 게 일과가 되고 소화는 안 되고 기운도 없고 먹고 싶은 음식도 없고 가고 싶은 데도 없어졌다. 우울증이 생겨 신경정신과에 가서 처방을 받기도 했다. 고혈압 약, 관절염 약, 당뇨 약, 소화제, 신경통 약, 우울증 약 따위를 밥보다 많이 먹었다. 그러나 아픈 것은 더 심해졌다. 일류 병원도, 일류 의사도, 비싼 보약도 개통이나 다름없었다.

　일 년 전, 할머니는 식당 일을 다시 시작했다. 자동차도 팔고 명품 옷도 벗고 비싼 장신구도 빼고 50년 전 차림으로 돌아갔다. 혼자 시장을 보고 음식을 장만하고 손님 시중을 들고 설거지, 청소 등을 하면서 지낸 지 한 달이 안 돼 그 많던 병들이 마술처럼 싹 사라졌다. 한 주먹씩 먹던 약을 하나 안 먹어도 아픈 데가 없었다. 불과 한 달 만에 다시 건강해지고 세상 사는 재미가 생겼다. 할머니는 누가 뭐래도 죽는 날까지 식당일을 하다가 죽겠다며 말했다.

"밖에서 뛰놀던 개를 방안에서 키우며 목걸이, 귀걸이, 발찌 등을 채우고 끼니마다 고기를 먹이면 그 개가 어떻게 되겠소?"

내가 13년간 머물렀던 강원도 상남의 노인정에는 일 년 내내 잔치가 벌어진다. 점심때가 되면 여든, 아흔 살 된 노인들이 모여 식사를 한다. 다른 마을 노인들까지 모인다. 이곳에서 명배 엄마는 10년 넘게 노인들의 점심을 차리고 설거지를 하면서 "죽을 때까지 여기서 밥 차릴 거야" 했다. 명배 엄마는 올해 90세다.

궁평리-화옹방조제
간암 환자와 '대안 산삼'

1920년대 파리에서 발간되는 신문에 이런 기사가 실렸다.

'세계가 얼마 후 종말을 고한다면 당신은 남은 마지막 시간에 무엇을 할 것입니까?'

개인과 지구가 멸망한다는 우울한 소식에 당시 한 석학은 "지구의 마지막 날이 온다면 많은 사람들이 가장 가까운 교회나 가장 가까운 침실로 몰려들 것이다. 그러나 나는 이 마지막 기회를 알프스에 올라 아름다운 경치와 식물을 감상하겠다"고 했다. 어느 소설가는 "우리가 죽음의 위협을 받는다면 삶은 갑자기 놀라운 것으로 보입니다. 많은 계획, 여행, 연애, 연구거리를 가진 우리의 삶이 더 이상 지속되지 않다니…"했다. 그는 남은 시간 동안 부지런히 루브르박물관을 방문하고 연애를 하고 인도 여행을 하겠다고 했다. 그는 14년간 『잃어버린 시간을 찾아서』를 쓴 마르셀 프로스트였다(알랭드보통의 『프로스트를 좋아하세요』 참고).

당신은 암에 걸려 얼마 후 죽는다는 말을 들으면 무엇을 할 것인가.

항암주사를 맞으며 병실에 누워 지내다 죽을 것인가. 아니면 백두산, 금강산, 설악산, 지리산, 한라산 등을 오르내리면서 아름다운 자연을 볼 것인가.

악을 쓰고 운동하지 마라

"저는 얼마 전에 선생님으로부터 처방을 받아 약을 먹고 있는 김○○라는 사람입니다. 젊은 광기를 감내하지 못해 몸과 마음을 함부로 다룬 결과, 30대 중반이라는 젊은 나이에 중병이 들어 이제 네 살박이인 자식놈과 아내에게 볼 낯이 없습니다. 병을 낫게 하기 위해 환자가 할 수 있는 것이 별로 없다는 사실이 얼마나 절망스럽던지…. 우연히 선생님의 책을 접하게 되었습니다. 선생님의 글 속에서 길을 어렴풋이 보았습니다. 병을 낫게 하는 것은 결국 환자 본인의 병 낫겠다는 의지와 실천, 그리고 큰 '비움'에 있다는 사실을 깨달았을 때는 많이 기뻤습니다. 아직도 아프고자 하는, 병 앓고자 하는 십수 년간의 습관을 벗어나지 못하여 때론 노심초사하고, 때론 대노하고, 때론 탐식하며, 때론 실천을 게을리하기도 하지만 좀 더 몸과 마음을 닦아 병 낫는 날이 마침내 올 것임을 틀림없이 믿습니다. 책으로 말씀으로 가르침을 주신 선생님에게 감사드립니다."

병원에서 간경화 초기 진단을 받고 불치병에 걸렸다고 절망하다가 찾아온 청년의 편지였다. 이 청년과 거의 같은 시기에 온 40대의 남자가 있었다. 그는 대학에서 체육을 가르쳤는데 매일 아침 10킬로미터를 달리고 저녁에는 헬스클럽에 가서 두 시간씩 운동을 했다. 그리고 주말에는 설악산이나 지리산 같이 높고 큰 산을 종주하는 따위의 장거리 등반을 했다.

어느 날 설악산 종주를 하고 집에 온 그는 엄청난 피로감을 느꼈다. 정신없이 잠을 잤다. 이틀 동안 계속 잤다. 하도 깊은 잠에 들어 아내가 깨워도 알지 못했다. 평생 처음으로 강의를 빼먹고 잠만 잔 것이다. 그러나 피로는 풀리지 않고 학교에 갈 기운마저 없었다.

병원에 갔더니 간경변 중기라는 진단이었다. 의사의 지시대로 병실에 누워 절대 안정을 취했다. 입원한 지 보름이 지나자 근육은 노인네처럼 탄력을 잃고 흐물흐물해지고 심한 무력감과 함께 우울증이 생겼다. 병원 문을 뛰쳐나온 그는 내게 찾아와 하소연했다. 평생 술, 담배를 하지 않고 몸에 나쁘다는 음식은 일절 먹지 않고 열심히 운동만 했는데도 이런 몹쓸 병에 걸렸다면서 가만히 누워 있었더니 몸이 더 나빠져 꼭 죽을 것 같다고 했다.

그가 한 운동은 운동이 아니었다. 새로운 스트레스를 만드는 악쓰기였다. 40대 나이에 알맞은 적당한 운동을 기분 좋게 해야지 20대의 젊은이나 프로 운동선수처럼 굴다가는 중병에 걸리기 딱 알맞다.

백혈구 속 과립구는 교감신경의 지배를 받고 림프구는 부교감신경의 지배를 받는다. 악을 쓰며 살거나 악을 쓰며 운동을 하면 과립구는 늘어나고 림프구는 줄어든다. 림프구가 줄어들면 면역력이 떨어진다. 악을 쓰고 살면 면역력이 떨어져 큰 병이 찾아올 개연성이 커진다. 더구나 한시도 가만히 있지 못하고 악을 쓰며 살던 사람이 병실에 누워 있는 것은 휴식이 아니라 더 큰 지옥이고 더 큰 스트레스다. 악을 써서 운동하는 것도 몸에 나쁘지만 송장처럼 가만히 누워 있는 것 역시 건강에 해롭다.

나는 그에게 환자가 해야할 운동법, 호흡법, 식이요법을 일러주고 한약 처방을 했다. 그에게 맞는 처방은 수세보원에 있는 시호쌍해산柴胡雙解散이었다. 처방 내용은 시호, 백복령 각 12그램, 황금, 백작약 각 8그램, 인삼, 반하 각 4그램, 감초 1.6그램, 생강 3쪽, 대추 2개인데 시호는 자연산 시호를, 인삼은 강원도 양양 지방에서 나온 장뇌를 썼다. 이 처방은 운동을 많이 하는 사람이나 중노동을 하는 사람에게 알맞은 것이지만 머리를 많이 써서 이런 병에 걸린 사람들에게는 적당하지 않다.

시래기국밥이 항암제?

아직도 간경화 증세를 난치병, 불치병이라고 여기는 사람들이 많다. 간경화 초기 증세는 50퍼센트 이상 치료가 되는 병인데 불치병이라 여겨 절망 속에서 자포자기 한다. 이는 현대 의학에 포로가 된 현대인의 딜레마이기도 하다. 포기하는 순간 그 병은 불치병이 된다.

편지와 전화로 연락을 하던 간암 환자가 있었다. 35년 전에 이민 가서 미국 플로리다주에 살고 있는 50대 남자다. 놀랍게도 그는 자기 병에는 별로 신경을 쓰지 않고 사업에 열중하면서 즐겁게 살았다. 죽는 날까지 덜 아프고 기운 나게 하는 처방을 구했지 추호도 암이 없어지기를 바라지 않았다. 그러다가 암세포가 머리로 전이되어 뇌 수술을 받게 되었다. 수술 경과가 좋아 의식은 또렷했으나 일체 음식을 먹지 못했다. 물도 먹기가 힘들었다. 의사도 걱정을 했다. 아무리 자동차 수리를 잘 해 놔도 연료가 없으면 갈 수 없는 것 아닌가.

그는 꿈꾸는 것 같은 반의식 상태에서 내가 말해 준 '대안 산삼'을 머릿속으로 그랬다. 해장국밥이 나타났다. 국밥을 먹고 벌떡 일어나는 영상이 선명하게 보인 것이다. 마치 꿈에 산신령이 산삼을 들고 나와 '너는 이 산삼을 먹으면 기사회생할 수 있느리라'고 말하는 것처럼 산삼 자리에 해장국밥이 있었다. 그 국밥은 시래기국밥에 매운 양념을 한 것이었다.

부인은 해장국밥을 찾는 남편이 반갑기는 하지만 한편 곤혹스러웠다. 그들이 사는 플로리다주에는 국밥을 파는 식당이 하나도 없었다. 시래기와 해장국용 매운 양념을 구할 수가 없었다. 아니 미국에 와서 국밥을 해먹은 적도, 국밥 생각을 한 적도 없었다. 부인은 수소문을 한 끝에 동포 할머니가 해장국밥을 만들어 먹는다는 이야기를 들었다. 위암 수술을 받은 그 할머니는 소화가 안돼 음식을 먹기만 하면 다 토했는데 시래기국밥만은 예외였다. 할머니는 한국에서 시래기를 가져다가 하루 세 끼를 오직 국밥만 먹었다. 15년째 그러면서 살고 있었다.

부인이 할머니에게 얻은 해장국밥을 들고 병실에 들어섰다. 남편은 국밥 냄새를 맡는 순간 정신이 개운해지고 몇 숟가락을 먹자 목구멍과 뱃속이 시원하게 뚫리며 눈앞이 훤해졌다. 허겁지겁 순식간에 국밥 한 그릇을 다 먹어 치웠다. 물 한 모금도 넘기기 힘든 사람이 물보다 쉽게 국밥을 마시다시피 먹은 것이다. 이 모습을 지켜보던 미국인 의사는 "당신 어머니 몸속에 있던 해장국밥 DNA가 당신한테 전해져 국밥을 찾게 된 것"이라고 했다.

돌아가신 어머니의 혼령이 그를 살린 것이다. 해장국밥은 그에게 산삼 역할을 한 '대안 산삼'이었다. 무청을 말린 시래기는 비타민과 섬유질이 풍부한 웰빙식품으로 조상들의 지혜가 소복하게 담겨 있다. 시래기 탓인지 전신 암에 걸린 이 남자는 죽을 거라는 날짜를 3년 이상 넘기고 여전히 살고 있다. 주위에 사는 사람들도 시래기가 최고의 항암제라 여겨 집집마다 시래기를 수입하여 해장국을 만들어 먹었다.

돈 벌면 도보여행 다니고 싶어요

제부도 감뿌리에서 남쪽으로 걷는데 바닷가 쪽에는 길이 없는 데가 많았다. 찻길을 따라 서산면 면사무소 근처로 가다가 궁평리에 도착했다. 궁평리는 왕실에서 관리하던 논밭이 많아서 붙여진 지명이다.

포구의 슈퍼마켓에 들러 컵라면을 샀다. 40대의 슈퍼 주인은 치과에 가서 썩은 이빨을 두 대 뺐더니 당뇨병이 생겨서 매일 방조제를 5킬로미터씩 걷는다고 했다. 화옹방조제는 공사 표지판에 '9.8km'로 적혀 있지

아담한 정자각이 있어 한결 정겹게 다가오는 궁평리의 포구.

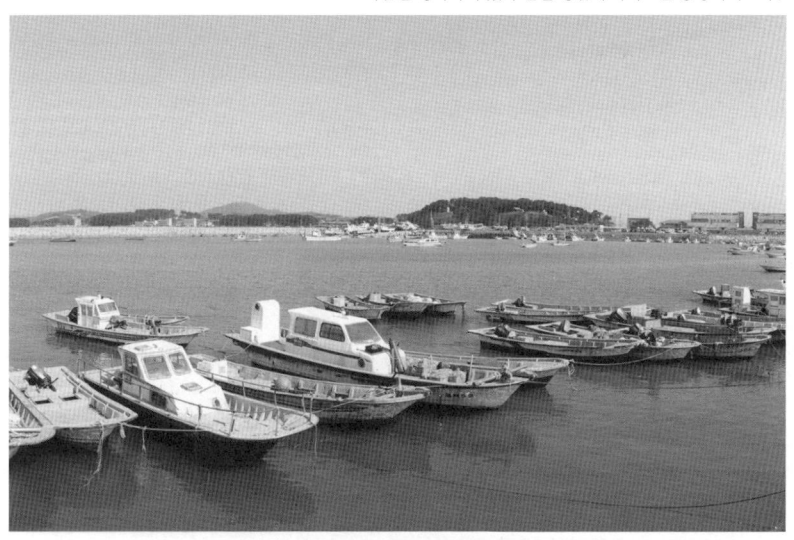

만 실제로는 10.2킬로미터쯤 된다고 하기에 매일 왕복 20킬로미터를 걸으면 빨리 완쾌될 거라고 했다. 그랬더니 알고는 있지만 장사 때문에 오래 걸을 수 없다고 했다. 이빨이나 잇몸은 신장과 깊은 관계가 있다. 이빨을 잘못 건드리면 신장에 이상이 올 수 있고 신장의 이상은 당뇨병과 연결된다. 천천히 걷기는 첫 번째로 신장을 튼튼하게 한다.

화성군과 옹진군 바다를 틀어막았다고 해서 붙여진 화옹방조제에 올라서자 오른쪽으로 멀리 당진 화력발전소 굴뚝에서 나오는 연기가 보이고 왼쪽으로는 남양만의 넓은 호수가 바다처럼 펼쳐진다. 서해대교는 가물가물 장난감 다리처럼 아산만에 걸려 있다.

공사를 하느라 길에는 흙과 돌이 어지럽게 널려 있었다. 조금 걸어가니 공사 현장감독으로 보이는 사람이 일반인 출입금지라면서 되돌아가라고 소리친다. 승용차나 생선장사 차들이 다니지 않냐고 물었지만 허

궁평리와 매향리를 잇는 화옹방조제의 배수갑문.

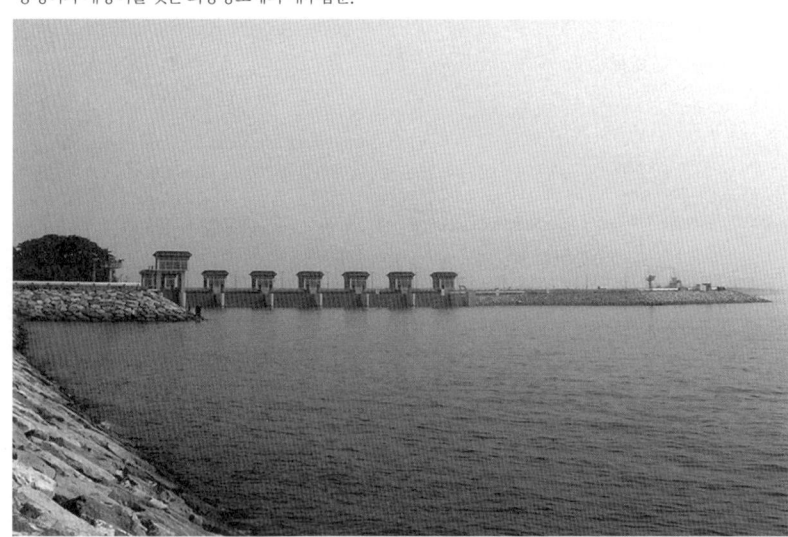

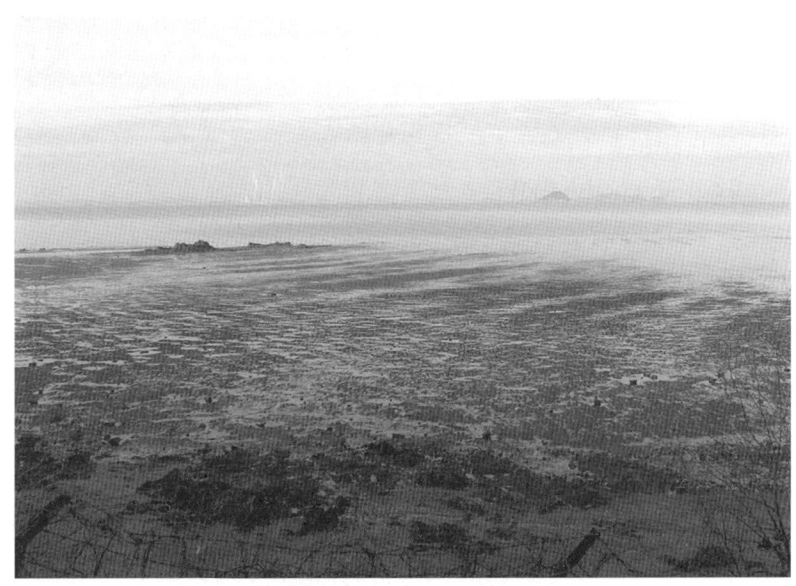

화옹방조제의 갯벌. 멀리 당진 화력발전소 굴뚝에서 나오는 연기가 보인다.

가 난 차량만 통행이 가능하다는 답변이었다.

"이봐요, 젊은이. 내가 우리나라 해안선을 모두 걷고 있는데 이 방조제를 건너지 못하면 계획이 어긋나요. 김포에서 시작해 시화방조제 지나 여기까지 왔는데 좀 봐주시오."

순간 그는 눈을 똥그랗게 뜨더니 놀라는 표정이었다.

"아니, 김포에서 여기까지 걸어왔단 말씀이에요?"

그리고 잠시 고민하더니만 차들이 많이 지나다니니 조심해서 가라고 했다. 그러면서 내 뒤에 대고 소리를 질렀다.

"저도 돈 벌면 도보여행 다닐 거예요! 안녕히 가세요."

매향리-서해대교
맹인 목사의 비방

어느 날 주소가 사서함인 편지를 받았다. 장기수로 복역 중이라고 했다. 몇 년간 날마다 아침이면 졸도를 하다가 내 책을 읽고 호흡 조절법으로 몸이 많이 좋아져 이제는 졸도하는 일이 없어졌다면서 감사하다는 내용이었다. 몇 년간 겪었던 일을 이제는 안 하니 약간 서운하다(?)는 농담까지 했다. 두통도 많이 없어지고 혈압은 거의 정상이 되었으나 하얀 담장 속의 막힌 공간에서 마음대로 운동을 할 수 없으니 갑갑하고 답답하고 지루하다고 했다.

마음속으로 걷고 호흡하여 죽음 물리친 영웅

영국의 작가 오스카 와일드는 "감옥에서는 시간이 흘러가는 것이 아니라 고통을 중심으로 천천히 회전할 뿐"이라고 했다. 회전하는 고통, 계속 밀려오는 고통을 출장식 호흡만으로 맞서는 건 여간 어려운 게 아니다. 특히 장기수에게는…. 나는 답장으로 충청남도에서 목회 활동을 하던 50대의 어느 목사 이야기를 했다. 그 목사는 간과 신장이 나쁜데다가 당뇨 합병증이 겹쳐 맹인이 되었다. 별별 언짢은 생각을 하면서 세월을 보냈는데 기도에 집중이 안 되고 짜증이 나고 하루 종일 화가 나서 정상적인 목회 활동을 할 수가 없었다. 집에서는 부인과 자식들에게 신경질만 부렸다.

그는 엄청난 피로, 두통, 불면증에 시달렸다. 무엇보다 평소 책을 끼고 살던 사람이 눈이 멀어 책을 볼 수 없는 게 미칠 지경이었다. 점자 공부를 시도했으나 머릿속이 복잡해 집중할 수가 없었다. 공부라면 자신 있던 신학박사가 어린아이도 다 하는 점자 공부에 실패한 것이다.

병세가 악화되면서 복수가 심하게 차올랐다. 병실에 누워 죽는 날만 기다렸다. 어느 날 동료 맹인이 카세트테이프를 갖고 왔다. 동료 역시 나이 들어 맹인이 되어 점자를 배우지 못한 사람이었다. 테이프에는 어느 봉사자가 녹음을 해 준 '누우면 죽고 걸으면 산다'는 내용이 들어 있었다. 아무리 죽을병에 걸려도 죽을 각오로 걷다 보면 절반은 산다는 말에 정신이 번쩍 들었다.

그는 하루 종일 테이프를 들었다. 녹음된 내용을 따라 강원도 방태산으로 가서 광복이의 도움을 받으며 약초를 캐고 산삼을 찾았다. 또 산아비 영감과 같이 새벽부터 밤늦게까지 백두대간을 걸었다. 처음에는 침대에 누워서 호흡을 하다가 앉아서 하게 되었다. 끊임없이 출장식 호흡을 하면서 책 속을 걸었다. 그러자 차근차근 자신을 돌아보게 되었다.

그는 자신이 지혜롭고 성스럽게 세상을 살았다고 생각해 왔다. 지혜란 무엇인가. 지혜란 머릿속에 입력된 지식과 생각을 바탕으로 만들어지는데 그 지식과 생각이 얼마나 잘못된 게 많은가. 그러니 내가 지혜라고 믿는 지혜가 얼마나 엉터리인가. 그는 호흡을 하면서 자신의 지혜를 없애려고 애썼다. 호흡에 집중하면 그 '지혜'가 없어지고 호흡을 놓치면 다시 '지혜'가 머릿속에 들어왔다. 그의 지혜는 오물보다 더 고약한 잡념덩어리고 스트레스 뭉치였고 쓰레기더미였다. 그가 이렇게 죽을병이 된 것은 지혜로 위장된 스트레스가 주범이었다.

누워서나 앉아서나 호흡을 하면서 산속을 걸은 지 3개월쯤 되자 이뇨제를 먹지 않아도 복수가 차지 않았다. 그의 올바른 출장식 호흡이 면역력을 높인 결과였다. 집에 돌아온 그는 방에 있을 때도 카세트테이프를 들으며 방안을 걸으면서 호흡을 했다. 6개월쯤 지나자 기운이 생기면서 머리가 맑아지고 판단력이 예전처럼 돌아왔다. 더 이상 짜증이 생기지 않았다. 다시 목회 활동을 시작했다.

그는 나를 찾아와 더 좋은 처방을 구했다. 나는 그에게 더 이상 할 말도 없고 더 좋은 처방도 할 게 없었다. 마음속으로 걷고 호흡하며 죽음을 물리친 영웅에게 더 이상의 말은 군더더기일 뿐이었다. 테레사 수녀는 모든 사람에게서 신을 봤다고 했는데 나는 그와 같은 많은 난치병 환자들에게서 신을 보고 영웅을 보고 희망을 봤다.

걸어서 서해대교를 건널 수 있을까

화옹방조제를 건너자 매향리가 나왔다. 커다란 헬리콥터가 큰소리를 내며 머리 위를 날았다. 오랫동안 미 공군의 사격장으로 사용되어 온 이곳은 비행기의 폭격소리 때문에 집집마다 유리창이 깨지고 벽에는 금이

갔다. 소음으로 학교 수업도 할 수가 없었다. 개발이 제한되어 마을은 1953년 휴전 당시의 모습에서 멈춰 버렸다. 결국 마을 사람들은 사격장 폐쇄를 위한 투쟁을 했고 마침내 이겼다. 넉넉하지는 않아도 손해배상금을 받았고 미군 부대가 떠난 뒤에는 공원이 들어설 예정이다.

고온리 포구의 숙소에서 바라보는 해지는 모습은 제부도의 일몰처럼 아름다웠다. 하긴 서해안에서 일몰이 멋지지 않는 곳이 어디 있으랴. 아산만 너머 당진 화력발전소 굴뚝에서 나오는 회색 연기가 붉은 노을 속에서 흔들렸다.

이튿날 아침, 길을 나설 때마다 차가운 느낌이 쨍 하고 코에 닿았는데 오늘은 부드러운 기운이 코끝에서 맴돌았다. 이달 들어 처음 겪는 따뜻한 기운이었다. 기아자동차공장의 담을 끼고 30분쯤 걸으니 해안 길이 나왔다. 눈앞에 남양만방조제가 보이고 아산만 너머로 태안반도가 길게 늘어서 있다. '저 긴 반도를 걸어가는구나' 하고 생각하니 가슴이 뭉클했다. 전에는 저렇게 먼 길을 어떻게 걷나 하는 두려움이 앞섰는데 이제는 기대감과 성취감으로 가슴 떨림이 왔다.

남양방조제를 건너 원정리의 기사식당에 들렀다. 서해대교를 걸어서 건널 수 있는지 궁금해서다. 식당 주인은 잘 모르겠다고 하는데 식당 손님들이 저마다 한마디씩 한다. 너무 길어서 건너기 힘들다는 사람도 있고 고속도로라 보행 금지라는 사람도 있다. 도보 여행자라고 말만 잘하면 될 거라고 말하는 이도 있다. 포승공단 입구에 있는 휴게소에 들러 다시 물었더니 휴게소 주인은 고속도로라 걸어서는 건널 수 없다고 딱 잘라 말한다.

난감했다. 이곳에서는 서해대교를 건너가는 노선 버스나 택시가 없다. 승용차는 외부 사람을 극도로 의심하기 때문에 나같이 배낭 메고 다니는 사람이 차를 얻어 타기란 하늘의 별 따기다.

2

그릇된 선입견부터 버리는 용기

한진 포구-석문방조제
이십 리도 못 걷는 현대인들

포승공단 휴게소 직원이 알선해 준 화물차를 타고 서해대교를 건넜다. 송악 나들목에서 내려 해안선을 따라 한진 포구 쪽으로 걸었다. 유리알처럼 맑은 날씨 덕분에 아산만에 걸려 있는 서해대교가 선명하게 보인다. 예전에는 '서해대교 7310미터'가 무척 길었는데 시화방조제 12킬로미터, 화옹방조제 10킬로미터를 걸었더니 짧은 거리처럼 느껴졌다.

그 옛날 통통배 기다리던 포구

한진 포구는 예전에 당진 사람들이 서울에 갈 때 배를 탔던 곳이다. 그들은 인천으로 가서 기차를 타고 서울에 들어갔다. 그러나 1979년 삽교방조제가 생기면서 20여 년간 한산해졌다가 서해대교가 건설되고 서해안 고속도로가 생기면서 예전의 활기를 되찾았다. 이곳은 서울에서 가장 가까운 해돋이 명소가 되었다. 그 바람에 나는 숙소를 구하는데 애

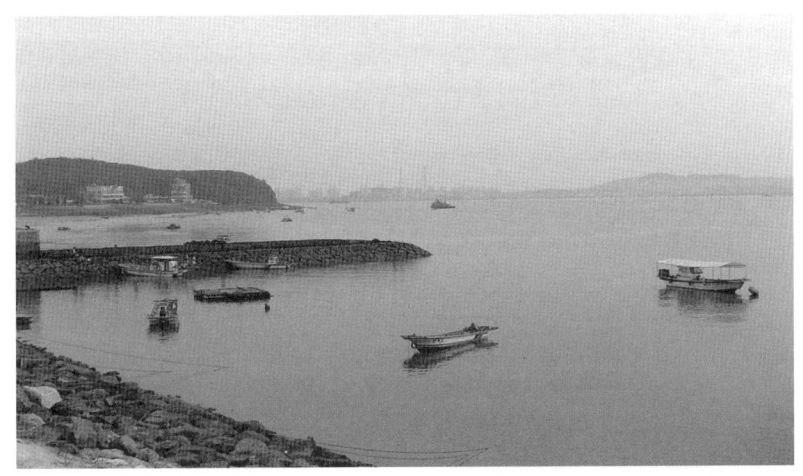
60년대까지 인천을 오가는 여객선이 있었던 한진 포구.

먹었다. 바닷가에 있는 식당에 가서 생선찌개 백반을 시켰다. 70대의 주인 할머니는 요즘 생선이 별로 잡히지 않아 값이 비싸고 맛도 예전만 못하다면서 된장찌개를 권했다. 식당 안에서 굴을 까고 있던 또 한 분의 할머니는 삽교천에 둑을 쌓아 물길이 끊긴 다음부터 물고기가 없어졌다고 투덜거렸다. 옛날에는 숭어와 준치가 엄청나게 잡혀 동아줄에 낚시줄을 걸어 놓으면 건져내기 바빴다고 했다. 한진 포구에서 통통배를 타고 인천에 다니던 젊은 시절이 그립다던 할머니는 이곳에서 5대째 살아온 토박이라고 했다.

　이튿날 7시 40분쯤 해가 떠올랐다. 안개가 끼어서 서해대교는 보이지 않지만 아산만 너머 평택항에 정박해 있는 커다란 화물선은 붉게 물들었다. 바닷가에는 길이 끊겨 마을 뒷산을 넘어 안섬 포구로 갔다. 산등성이에는 50~60년대 지은 것으로 보이는 집이 많았다. 대부분 빈집으로 부서지고 무너진 상태였다. 산 위에 앉아 포구를 내려다보니 심훈의

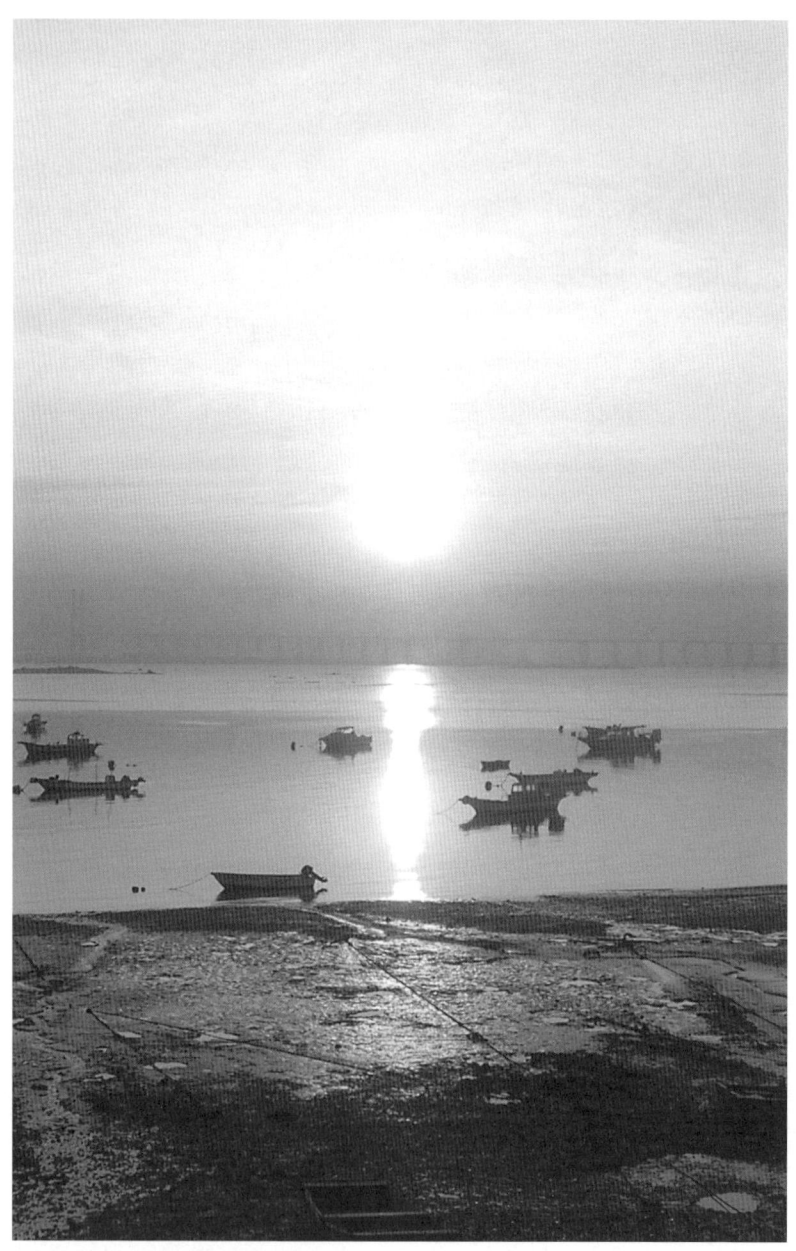
한진 포구에서 바라본 서해대교의 일출.

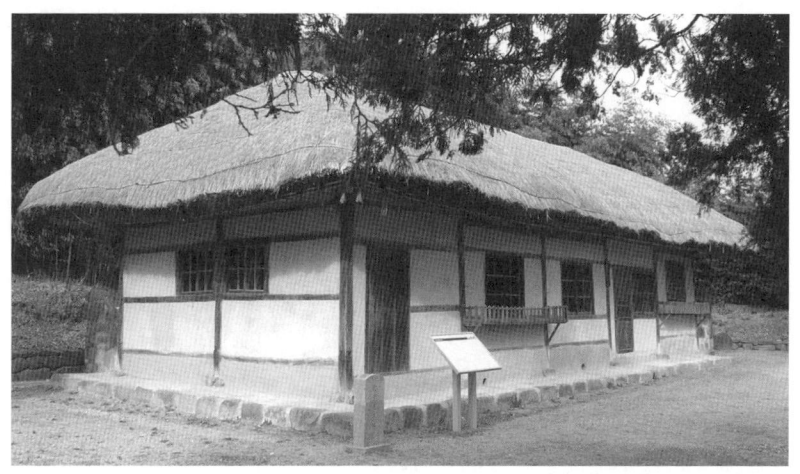

소설가 심훈이 직접 짓고 『상록수』를 집필했던 당진의 필경사.

소설 『상록수』에서 박동혁이 통통배를 타고 오는 채영신을 기다리던 포구 그 모습인 듯 했다.

이른 아침 동혁은 찢어진 지우산을 숙여 쓰고 큰덕미로 갔다. 쇠갈대산 등성이에 올라 머리를 드니, 구름과 안개가 싸인 바다가 눈앞에 훤하게 터진다. 무엇에 짓눌렸던 가슴이 두 쪽에 쩍 뻐개지는 것 같았다. 통쾌감과 함께, 동혁의 앞으로 안기는 시원한 바람을 폐량껏 들이마셨다가 후후하고 토해내고는 휘파람을 불며 나루께로 내려갔다. 큰덕미라는 곳은 하루 한번 똑딱이(석유발동선)가 와 닿는 조그만 포구로, 주막 몇 집과 미루나무만 엉성하게 선 나루터다. 바람결에 통통 통통하는 소리가 바다위에 철썩철썩 부딪치는 파도소리에 섞여 차츰차츰 가까이 들려왔다. 조금 있자, '뙹잉' 새 되인 기적 소리가 동혁의 가슴까지 찌르르 하도록 울렸다. 이윽고, 파아란 페인트칠을 한 똑딱이가 선체를 들까불며 들어온다.

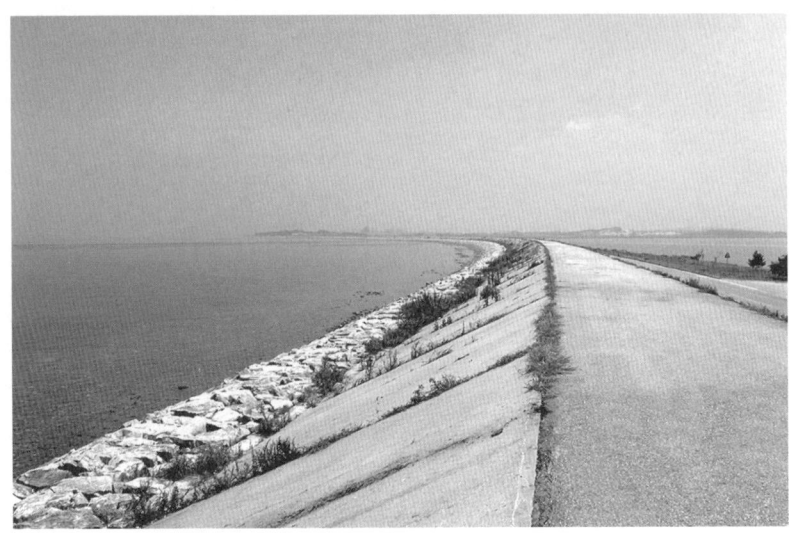
석문방조제. 왼쪽은 바다, 오른쪽은 호수가 되었다.

갑판 위에 손수건을 흔드는 흰 저고리에 검정치마가 보인다. 동혁은 손을 높직이 들어 허공을 저었다.

백 년 전엔 하루 종일 걸었는데

다시 작은 동산을 넘자 동부제강 공장이 나타나고 바닷가 옆으로 넓은 길이 시원하게 나 있다. 넓은 찻길 옆으로 넓은 인도가 붙어 있다. 그동안 계속 찻길로 다니느라 불편했는데 모처럼 인도로 걸으니 편안했다. 한가한 길일수록 차들은 경주용 차처럼 재빨리 달렸다. 그래서 아침에는 완전히 날이 밝은 후에 길을 나서야 하고 해가 진 다음에는 걷지 않는 게 교통사고의 위험에서 벗어나는 길이다.

몇 차례 산등성이를 넘어 점심 때 성구미 포구에 도착했다. 대단위 공단 속에서 없어지지 않고 살아남은 포구라 정답기도 하고 기특하기도 했다. 포구를 지나자 또다시 방조제가 기다리고 있다. 시화방조제 다음으로 긴 석문방조제(10.6킬로미터)다. 길은 폭이 2미터쯤 되어 걷기가 좋았다. 오른쪽으로 아산만과 서해, 왼쪽으로 바다처럼 큰 석문호수가 한눈에 들어온다. 석문호수는 갈대로 뒤덮여 있다. 바람에 흔들리는 은빛 갈대밭에는 셀 수 없이 많은 겨울 철새들이 앉아 있다. 시화방조제를 걸을 때는 찻길과 인도가 나란히 있어 매연을 마시며 걸었는데 여기는 제방 위로 걸어가니 별천지였다.

방조제 끝의 마섬에서 또다시 바닷길이 끊어졌다. 산길로 올라가니 멀리 장고항이 보였다. 길가의 이정표에는 '왜목 마을 7km'라고 쓰여 있다. 가게에서 왜목 마을로 가는 바닷길을 묻자 40대의 여주인은 절대 걸어서는 못 간다고 했다.

불과 100년 전에 보부상들은 무거운 짐을 지고 평생을 걸었다. 일 년 내내 수십 년간을 하루 종일 걸었다. 실크로드를 걷는 사람, 차마고도茶馬古道를 걷는 사람보다 더 많은 시간, 더 많은 거리, 더 많은 짐을 지고 걸었다. 이런 조상을 가진 우리들인데도 이젠 이십 리 길이 걸을 수 없는 거리가 되었다. 도시이건, 농촌이건, 어촌이건 다 마찬가지다. 애나 어른이나 노인이나 다 같다. 그러나 화전민 마을에 사는 70대, 80대 노인들은 예외다. 강원도 미산리에 사는 여든 넘은 광욱이 모친은 면사무소 소재지인 상남에 왔다가 돌아가면서 버스를 몇 시간 기다렸다가 타는 것보다 걷는 게 낫다며 걸어서 집에 간다. 차비 천 원이 아까워서 걸은 거리는 삼십 리다.

왜목 마을-대호방조제
체질의학에 빠졌던 작가의 전립선 탈출기

왜목 마을 앞바다는 국화도가 있어 전망이 좋다. 국화가 많이 핀다고 해서 국화도라고 하는 이 섬은 당진군 석문면 교로리 왜목 마을 코앞에 있는데 행정구역상으로는 멀리 바다 넘어 화성군 우정읍에 속한다.

우스운 짓거리 된 간척사업

아침 7시 12분 바닷가로 나가 일출을 기다렸다. 서해안 고속도로가 생긴 이후 한진 포구처럼 일출과 일몰을 동시에 볼 수 있는 명소인 만큼 사람들이 많았다. 여명이 다가오자 소나무 숲으로 덮인 국화도가 선명하게 나타나고 멀리 아산만 너머 궁평리 마을의 불빛이 보였다. 아산만 전체가 영화 장면처럼 선명하게 다가왔다.
'아, 저 먼 길을 돌아서 여기까지 왔구나. 사람의 한 걸음 한 걸음은 보잘것없지만 그게 모이니 이렇게 대단하구나' 하는 생각에 세계를 정복한 칭기즈칸이나 된 듯 마음이 뿌듯했다.

7시 40분 장고항 쪽 용무치 위로 해가 올라왔다. 바닷가에 설치된 온도계가 영하5도를 가리켰다. 어제는 입춘 추위로 무척 추웠는데 밤사이에 추위가 가 버린 듯 했다. 백사장에는 아이들과 애완용 개를 데리고 온 젊은 부부들이 해맞이를 했다. 포구에는 '내 나라의 해는 모두 여기 와서 뜨고 여기 와서 진다'는 글로 시작하는 이 지역 출신 시인 이근배의 시비詩碑가 서 있었다.

대호방조제 쪽으로 갔다. 이곳이 고향인 정암 스님이 찾아와 같이 걸었다. 대호방조제를 한 시간쯤 걸어가 도비도에 도착했다. 이 섬은 원래 두 개의 섬이었다. 방조제 공사를 하면서 섬 하나를 폭파하여 그 흙과 돌을 썼는데 방조제에 들어간 흙의 절반 이상을 충당했다고 하니 그 본모습이 어떠했는지를 짐작할 수 있다. 함께 걷던 스님은 방조제 안의 넓은 간척지 논과 수로를 가리키면서 말했다.

장고항 용무치 위로 해가 솟는 왜목 마을의 해맞이.

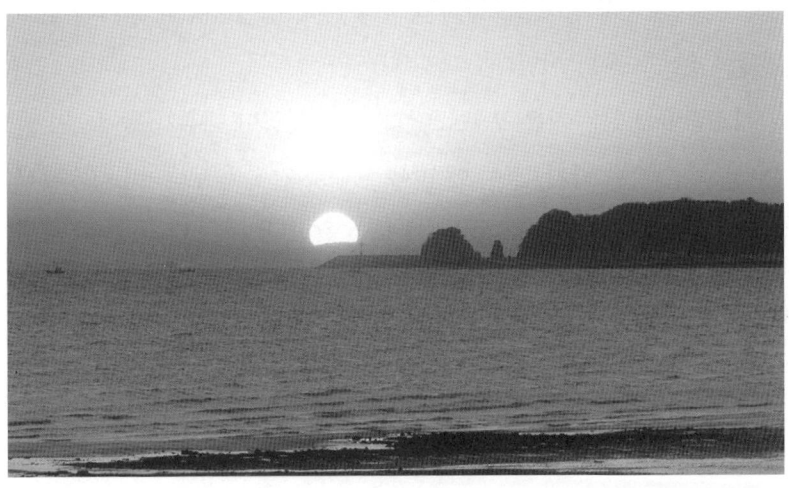

"둑을 만들기 전에는 쌀을 한 되 사려면 팔뚝 만한 장어를 한 망태기나 줘야 했어요. 그러니 갯벌을 논으로 만든 간척사업이 애국운동이었지요. 그러나 지금은 자연산 생선 몇 마리가 쌀 한 가마인 시절이 됐으니 간척사업은 쌀을 똥으로 바꾼 우스운 짓거리가 됐어요."

스님의 친구는 초등학교 때 점심시간이 되면 도시락을 몰래 혼자서 먹었다. 매일 똑같은 반찬을 싸 가지고 오는 게 창피했던 것이다. 그 반찬은 가장 흔하고 싼 생선을 소금에 절인 것으로 자연산 장어였다. 강원도 방태산 아래 미산분교에 다니던 박영규는 날마다 염장한 송이를 도시락 반찬으로 가져왔다. 자반고등어 한 마리면 송이버섯 한 바구니와 바꿀 수 있었던 시절이었다. 그러나 이제는 송이버섯 한 바구니의 값이 고등어 한 트럭 양과 맞먹는다.

대호만의 수로는 내륙 깊숙이 뻗어 있었는데 수심이 깊고 폭이 넓다. 그래서 서기 660년 백제를 침략하러 온 당나라 소정방이 함대를 몰고 와 정박한 곳이 이곳이었다. 당진唐津은 당나라 포구라는 뜻이다. 이곳에서 돛을 올리면 중국 산둥반도까지 하루에 갔다. 청일전쟁 때 청나라 함대가 들어온 곳도 이곳이었다.

가로림만에 있는 작은 포구로 갔다. 이곳은 공단 폐수가 들어오지 않는 청정해역으로 낙지, 굴이 옛 맛을 그대로 간직해 토박이 당진, 서산 사람들이 많이 찾아온다. 갯벌에서 노인들이 낙지를 잡는 모습이 보였다. 낙지는 겨울철에는 갯벌 깊숙이(70~80센티미터) 들어가서 잡기 어렵다. 그 대신 봄과 가을에는 비교적 얕은 곳(40센티미터)에 숨어 잡기 쉽다고 한다.

점심에 채로 썬 배를 생굴에 넣어 버무린 이 지역의 특산물을 먹었다.

나생이(감태)도 맛보았다. 김 같기도 하고 파래 같기도 한데 김도 아니고 파래도 아닌 나생이라고 했다. 생산되는 양이 적어 값은 비싸지만 맛은 좋았다. 나생이는 매생이다. 파래과 해조류로 차가운 겨울바다 가운데 청정지역에서만 자란다. 조금이라도 바다가 오염되면 녹아버리고 만다. 매생이는 갯벌이 있고 조류가 잔잔한 내해內海라야 성장이 가능하다. 그러니까 가로림만은 이 조건에 딱 알맞다. 매생이는 술 안주에 좋고 숙취 해소에도 좋고 간질환에도 좋다. 스님 친구 부인은 간경변 초기 증세로 고생했는데 저녁에 간을 하지 않은 매생이국을 먹고 큰 도움을 받았다.

별난 식성 고집하는 체질 전문가

별난 음식을 먹다 보니 이름 있는 작가인 김씨가 생각났다. 그는 건설 공사장에서 일용 노동자로 일하며 살았다. 찢어지게 가난하던 그 시절에는 피로나 소화불량이나 감기를 모르고 살았다. 어느 날 갑자기 유명 작가가 되자 돈과 인기와 명예가 한꺼번에 들어 왔다. 큰 집을 사고 큰 차를 샀다. 이름난 헬스클럽에 다니면서 운동을 했다. 비행기로 세계 여행을 다녔는데 일등석과 특급 호텔만 이용했다.

5년이 채 안 돼 몸이 여기저기 삐걱거렸다. 날마다 감기에 걸려 골골 하다가 당뇨와 신장병이 생겼고 최근에는 소변에 단백뇨와 혈뇨가 섞여 나와 병원 치료를 받았는데 차도가 별로 없었다. 그는 많은 한의학 서적을 보고 그 방면의 글도 여러 편 썼던지라 그의 한의학 지식은 웬만한 전문가보다 윗길이었다. 그는 자신의 체질을 태양인이라고 판단했고 대부분의 체질 전문가도 그의 판단에 동의했다.

그는 한의학서를 보다가 동무東武 이제마李齊馬의 동의수세보원에 푹 빠졌다. 생전에 이제마를 만난 적이 있는 역사학자 이능화의 기록을 보고 깊은 감동을 받았다. 이능화는 우리나라 최초의 기생들의 역사를 기록한 책『조선해어화사朝鮮解語花史』에서 기생 대신에 '말을 알아듣는 꽃'이라는 의미의 '해어화'란 표현을 썼다. 지금 같아서는 여성의 인격을 모독하고 비하한 유치한 표현이라고 큰 욕을 먹을 짓이지만 당시에는 굉장히 멋있는 표현이라고 칭찬을 받았다.

김 작가는 노정우가 지은 『우리가 정말 알아야 할 사상의학』이란 책을 읽었다. 책을 읽다가 "이제마는 여행 차 서울에 오면 한결같이 남산으로 올라가 늘 솔잎과 여러 가지 약초를 씹어 약성藥性 감별 연구에 골몰했으며 그가 건강이 좋지 못할 때는 언제든지 메밀국수와 다래 등으로 회복시키는 것을 보았다. 일반 환자에게는 절대 금물인 메밀이 태양인에 속하는 자신에게는 인삼, 녹용보다 훌륭한 보약이 된다고 기뻐했는데 그의 이런 주장은 신중과 엄연한 학리에 입각한 것이지 결코 공론과 관념적이 아닌 것이다"는 구절이 가슴에 와 닿았다. 1837년에 태어난 이제마가 서울을 드나들던 청년 시절인 1860년경에는 남산에 약초가 꽤 많이 자라고 있었다. 서울 한 복판인 남산에 이렇게 약초가 많았으니 전국의 산들은 그야말로 약초 단지라 할 수 있었다.

그는 몸이 아프거나 피곤할 때 인삼이나 녹용이 든 보약을 지어먹으면 부작용이 생겼다. 얼굴이 빨개지고 두통이 나고 온몸에 발진이 생기면서 설사를 했다. 그러다가 동의수세보원을 본 다음부터는 메밀국수, 포도, 조개, 다래를 먹었더니 기운이 나고 아픈 데가 없어졌다. 감기 몸살이 와도 감기약보다 메밀국수 한 그릇이 더 잘 들었다. 그래서 자신의 체질이 나폴레옹이나 박정희, 셰익스피어, 아인슈타인과 같은 태양인이라고 확신했다. 그 후 오가피, 목과, 교맥, 송화를 약재로 한 처방으로 자신의 보약을 만들어 먹었다. 식당에 가면 메밀국수나 메밀묵 따위를 먹고 음료수는 오가피차나 모과차만 마셨다. 소음인 음식인 삼계탕이나 양고기, 소양인 음식인 돼지고기나 굴, 태음인 음식인 쇠고기, 무, 콩, 찹쌀을 먹으면 반드시 배가 아프고 설사를 했다.

그의 부인은 남편의 별난 식성 때문에 골머리를 앓았다. 아이들은 아버지의 체질을 닮지 않아 메밀국수나 조개, 포도 따위를 싫어했다. 아이들 밥상과 남편의 밥상을 항상 따로 차려야 했다. 이상하게 여기는 아이들에게 부인은 아버지가 태양인이라 음식을 별나게 먹는다고 설명했지만 아이들이 보기에 밥, 김치, 된장찌개 같이 누구나 다 먹는 보통 음식을 먹지 못하는 아버지는 우주인 같았다. 일곱 살 난 막내아들이 "우주인은 다 태양인이냐?"고 엄마에게 물은 적도 있었다.

그는 허리디스크와 당뇨병으로 오랫동안 고생했다. 대부분의 디스크는 신장이 약해서 생긴다. 또 당뇨병은 신장합병증으로 이어진다. 그러니 디스크와 당뇨병을 고치려면 신장을 치료해야 한다. 그는 병원에서 처방해 준 당뇨약, 근육이완제, 진통제를 먹으면서 열심히 산에 다녔다. 그리고 서울 경동시장에 가서 태양인 약재를 사다가 오가피장척탕五加皮腸脊湯을 만들어 먹었다. 이 처방은 태양인이 간이 약해 영양 축적이 안 될 때 쓰는 것인데 이 약을 먹으면 간과 신장이 좋아져 허리가 덜 아프고 기운이 생긴다고 이제마의 동의수세보원에 쓰여 있다. 처방은 오가피 15그램, 모과, 솔절, 교맥 각 7.5그램, 포도근 3.75그램이다.

50대에 접어들자 그는 소변을 볼 때마다 피가 섞여 나오고 요도가 아팠다. 그리고 부부관계 횟수가 급하게 줄어들었다. 밤에 아내가 샤워하는 소리만 들어도 공포를 느낀다는 사람들을 속으로 업신여겼는데 본인이 그런 따분한 부류에 속하게 되었다. 일 년 가까이 병원약을 먹으면서 태양인 처방과 태양인 음식으로 혈뇨를 잡고 정력을 살리려 했으나 실패했다. 정력에 신경을 쓴 의사가 비아그라 처방을 했지만 정력은커녕 혈뇨만 더 나왔다. 비아그라를 아무리 많이 먹어도 소용없었다.

유명한 성의학자에게 물었다.

"섹스를 강하게 하는 비방은 무엇인가?"

그는 가운뎃손가락을 들고 말했다.

"이 손가락만 강해지는 처방은 세상에 없다."

50세가 넘는 한국 남자의 신장 기능이 50퍼센트 이하의 성능이라고 하니 그들의 허리힘을 짐작할 수 있다. 이럴 때 무리하게 비아그라 같은 처방을 쓰면 신장이 더 나빠진다. 털털거리는 차에 스포츠카 엔진을 달고 빨리 달리면 그 자동차가 부서지는 거나 같다. 심해지면 신장투석이나 신장이식을 해야 한다. 현대 의학에서는 신장병이 간질환보다 더 난치병에 속한다.

그릇된 선입견부터 버려라

나를 찾아온 그에게 내가 해 줄 것은 약 처방이 아니었다. 먼저 그릇된 선입견을 버리는 것이 필요했다. 잘못 입력된 정보는 알코올 중독이나 마약 중독만큼 버리기 힘들다. 특히 지식 중독은 마약 중독보다 더 구제불능인 경우가 많다. 나는 그에게 한약 처방을 하고 천천히 걸으면서 하는 출장식 수식관 호흡을 권했다. 뛰거나 빨리 걷거나 힘들게 산에 오르는 것을 삼가도록 했다. 병이 깊어지면 땀을 흘리며 힘들게 걷는 등산이나, 빠르게 걷거나 뛰는 운동이 다 해로울 수가 있다. 석 달쯤 지나자 그를 괴롭히던 단백뇨와 혈뇨와 디스크가 없어졌다. 그러나 병원 검사 결과, 육안으로는 보이지 않지만 현미경에는 아직 혈뇨가 보였다. 다시 석 달이 지나자 현미경적 혈뇨도 없어졌다. 한때 신장이 나빠지면서 전립선에 문제가 생겼던 그는 다시 건강한 모습이 되었다. 신장이 좋아지자 디스크도 어느 틈에 없어졌다.

그가 처음에 복용한 한약 처방은 동의보감에 있는 오령산에 산사를 40그램 가미한 것이었다. 오령산은 백복령 12그램, 택사, 저령 각 8그램, 백출 6그램, 육계 2그램이다. 그리고 기운이 없어 심하게 피곤할 때마다 의학입문에 있는 생맥산 처방을 곁들였다. 생맥산은 오미자 12그램, 인삼, 맥문동, 행인, 진피 각 8그램, 생강 3쪽, 대추 2개이다.

혈뇨를 멎게 하는 가장 중요한 약재는 산사인데 이것은 소음인 약재다. 그리고 백출, 육계, 인삼, 진피, 생강, 대추도 역시 소음인 약재이고 백복령, 택사, 저령은 소양인 약재이며 오미자, 맥문동, 행인은 태음인 약재다. 결국 그는 소음인 약재, 소양인 약재, 태음인 약재를 골고루 섞어 먹고 출장식 행선을 해서 건강을 회복한 것이다.

약재는 자연산을 원칙으로 하고 자연산 약초가 없는 것은 국내에서 재배한 약초를 썼다. 육계, 감초처럼 국내에서 생산되지 않는 것은 할 수 없이 수입품을 썼다. 인삼은 천종天종 산삼을 쓰면 좋지만 값이 너무 비싸 장뇌삼을 썼다. 장뇌삼은 천종산삼 무게의 세 배를 쓰면 약효가 비슷해진다는 늙은 심마니들의 의견을 참고했다. 중국에서 수입한 장뇌는 모양만 비슷할 뿐 약효가 없다. 장뇌삼은 재배한 것보다는 바다를 바라보는 깊은 산중에서 저절로 자란 게 약효가 크다.

사상체질보다 더 중요한 것

건강을 회복한 그는 요즘 소음인 음식인 삼계탕이나 소양인 음식인 삼겹살, 그리고 태음인 음식인 설렁탕을 맛있게 먹으면서 지낸다. 그가 체질의학이라는 신념을 고집해 거기서 빠져나오지 못했다면 지금쯤 밥숟가락을 놓고 나무 옷 입은 채 북망산에 있었을 것이다. 그는 말끝마다 말한다.

"산삼, 녹용이 따로 없어요. 삼겹살, 설렁탕도 맛있게 먹으면 그게 산삼이고 녹용이에요."

이제마는 동의수세보원에서 사상의학을 주창하고 인간의 체질을 태양, 태음, 소양, 소음 등 사상四像으로 나누었다. 작가 최인호의 소설『유림』을 보면 유림의 대가인 주자가 자신을 태양인이라고 한 대목이 있다. 그의 문집 속에서 '태양인'인 자신의 거친 성격을 다음과 같이 고백하고 있다.

평상시에 성정性情이 강직해서 저는 은밀한 말과 광범위한 비유를 이해하지 못합니다. 사람들을 선에 이끌려는 까닭에 사람들에게 있는 누구나의 작은 오류까지 보게 됩니다. 매번 참고서 말하려고 하지 않지만 어쩔 수 없이 말하게 되면 마음에 떠오르는 대로 거침없이 말해서 반드시 일을 망치고 난 후에야 그만두게 됩니다. 이것이 또한 태양인의 증거일 겁니다.

태양인이라고 주자 자신이 고백했듯이 주자는 사상체질로 보면 용맹스럽고 적극적이며 남성적인 성격이지만 독선에 빠지기 쉽고 싸가지 없이 말하는 태양인이었다. 평론가 강준만은 저서 『인간사색』에서 신념에 대해 다음과 같이 적고 있다.

독선, 소신, 고집, 아집의 차이는 무엇일까. 없다. 모두 다 '신념'을 가리키는 단어일 뿐이다. 누구의 관점에서 보느냐 하는 차이만 있을 뿐이다. 누군가의 아름다운 소신은 또 다른 누군가에겐 '꼴통'의 광기로 보일 수 있다.

그렇다. 주자의 신념은 유림에게는 거룩한 이념으로 보이지만 다른 누군가는 '미친 소리'로 여길 수 있다. 사람의 체질을 넷으로 나누는 사상체질도 문제가 있지만 인간의 혈액형인 A형, B형, AB형, O형으로 성격을 나누는 것도 역시 문제가 있다. 유럽인들의 혈액형은 41퍼센트가 O형이라고 한다. 같은 엄마 뱃속에서 나온 강아지들도 성질이 다 제각각인데 어찌 유럽인의 41퍼센트가 성격이 같을 수 있을까. 또 남미 사람들은 90퍼센트가 O형이라니 혈액형 성격론은 더 말할 가치가 없다.

암의 발생 원인은 5퍼센트가 유전인자이고 95퍼센트가 생활 습관과 관련이 있다. 그러니 사상체질, 혈액형, 유전인자보다 더 중요한 게 생활 습관, 즉 마음이다.

학암포-신두리
누구나 음양화평인 될 수 있다

학암포에 도착했다. 해가 소분점도를 넘어 바다로 떨어지고 있었다. 소분점도는 학암포 서쪽 해변에서 200미터쯤 앞바다에 있는 소나무 섬이다. 썰물 때면 바닷길이 열려 육지가 된다. 이곳은 태안군이다. 태안군은 해안선 길이가 677킬로미터로 서울서 부산 가는 거리보다 길다. 우리나라 남한 해안선의 길이가 7천 킬로미터라고 해서 '설마 그렇게 길까?' 했는데 태안군 해안선이 677킬로미터나 되니 이런 곳 열 개만 있어도 7천 킬로미터에 가까워진다. 미국 동부에서 서부 태평양 연안까지의 길이가 5천 킬로미터가 채 안 되니 한반도 해안선도 만만치 않다.

굴 캐는 노인들

이튿날 아침밥을 먹은 식당의 주인이 그려 준 약도를 보면서 신두리로 향했다. 조금 걷자 구례포 해수욕장이 나왔다. 2킬로미터 남짓한 모

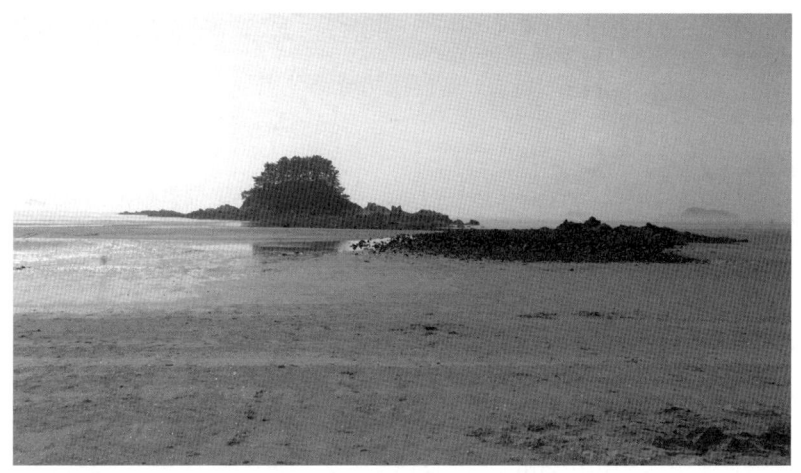
학암포 앞바다의 소분점도. 물이 빠지면 바닷길이 열린다.

래사장과 울창한 소나무 숲이 장관이었다. 그 흔한 민박집, 횟집 하나 없고 사람 그림자도 없는 그야말로 원시 자연해변이었다. 그런데 우리나라에는 이렇게 멋진 자연을 간척지로 만들던지 식당이나 숙박업소로 바꾸지 못해 안달을 하는 사람들이 너무 많다. 그나마 이곳은 해상국립공원이라 난도질을 면했을 것이리라. 강원도 방태산의 배다름석 주위에 자생하고 있는 200년 이상 된 주목朱木을 보고 '저걸로 바둑판을 만들면 열 개 이상 나올 것이고 뿌리는 몇 백만 원 호가하는 탁자를 만들 수 있을 것'이라던 한 청년의 말이 떠올랐다.

　한참 가다 보니 바닷길이 없어졌다. 바닷가 모래사장을 지나 황촌리 쪽 산길로 들어섰다. 산마루에 오르니 눈앞에 신두리 해수욕장이 영화 '아라비아의 로렌스'에 나오는 사막 장면처럼 펼쳐져 있었다. 넓은 모래사장과 푸른 바다가 서로 잘 어울렸다. 김포부터 육백 리 바닷가를 걸었지만 이렇게 멋지고 아름다운 풍경은 처음이었다. 멀리 의향리 구름포 해수욕장도 보였다. 근처에 있는 양식장에는 물고기도 없고 사람도 없었다. 허물어져 가는 집과 못 쓰게 된 비닐조각 따위의 쓰레기들이 오래 전에 폐업했음을 보여준다.

둑을 건너자 모래언덕이 나왔다. 그 유명한 신두리 해안사구이다. 우리나라에는 국립공원이면서 천연기념물로 지정된 곳이 딱 한 군데 있는데 바로 이곳이다. 모래언덕과 모래밭을 지나자 사막을 걷는 기분이었다. 걸은 지 한 시간이 채 못돼 펜션 마을이 나왔다.

의향리로 가야 하는데 바다가 가로막고 있었다. 육지라면 10여 분만에 갈 수 있는 거리이지만 돌아가야 한다. 한 시간이 걸릴지, 세 시간, 아니 다섯 시간이 걸릴 지 짐작할 수 없다. 소근리 바닷가에는 굴을 캐는 사람들로 붐볐다. 예전 모습이 그대로 살아 있는 어촌 마을이다. 그러나 일하는 사람들은 대부분 70대, 80대 노인들이었다. 열심히 일하는 노인들을 보니 『황제내경黃帝內經』이란 책이 생각났다.

황제내경의 음양화평인

『황제내경』을 지은 황제는 기원전 3000년경에 중국을 세운 왕이다. 의학뿐만 아니라 삶과 죽음, 인간생활의 모든 분야에서 최고의 권위를 자랑하는 『황제내경』은 황제와 그의 의

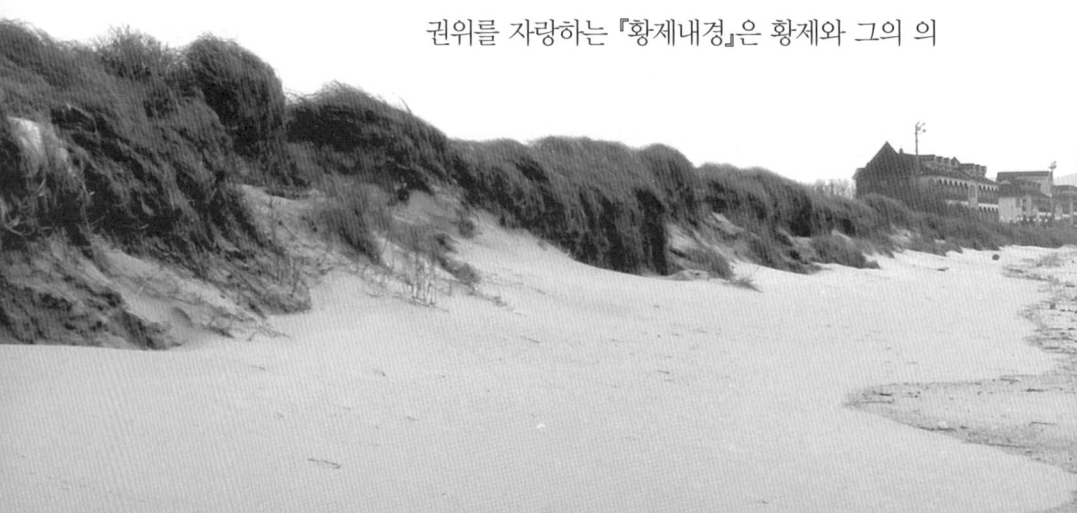

관인 기백岐伯이 서로 묻고 답하는 형식으로 되어 있다. 황제내경 영추편의 '통천편通天篇 제칠십이第七十二'에는 다음과 같은 내용이 들어 있다(주춘재의 『황제내경 영추편』 참고).

황제가 소사에게 물었다.
"내가 일찍이 사람을 나누는데 음의 성질이 있는 사람과 양의 성질이 있는 사람 두 종류가 있다고 들었소. 누가 음의 성질이 있고 누가 양의 성질이 있소?"
소사가 말했다.
"우주 속에 사방과 상하의 공간 속에서 일반적인 사물을 분류하는 방법은 모두 다섯 가지 오행에서 벗어날 수 없습니다."
황제가 말했다.
"현인과 성인은 날 때부터 마음을 온전히 타고나서 살아갑니까?"
소사가 말했다.
"일반적으로 사람은 태음인, 소음인, 태양인, 소양인, 그리고 음양화평인이 있습니다."
황제가 물었다.
"나에게 다섯 종류의 특징을 말해 주시오."
소사가 말했다.

국립공원이면서 천연기념물로 지정된 신두리의 해안사구.

"태음인은 성격이 탐욕스럽고 어질지 못하나 겉으로는 겸허하고 단정한 것 같습니다. 소음인은 작은 이익을 탐하고 적개심을 품으며 다른 사람이 손실을 입으면 마치 자신이 그로 인해 이익을 얻은 것처럼 좋아합니다. 태양인은 자신이 사는 곳은 조금도 염두에 두지 않고 어디든지 집으로 삼으며 큰일에 대하여 이야기하기를 좋아하고 능력은 없으면서 허풍을 잘 떱니다. 소양인은 아주 낮은 지위에 있더라도 뽐내고 자신을 드러내는데 열중하고 대외적으로 교제를 잘하지만 묵묵히 매진하지 않습니다. 음양화평인陰陽和平人은 평소 아주 조용한 곳에 머물며 자신의 명리를 좇지 않으며 마음이 편안하여 두려운 바가 없으며 욕심이 적어 지나친 즐거움을 좇지도 않습니다. 비록 높은 지위에 있어도 태도가 항상 겸손하며 항상 설득하는 방식으로 다른 사람을 감화시킵니다. 이러한 특징을 갖춘 사람은 음양화평인에 해당합니다."

음양화평인 되고 싶다면

시인이자 교수인 마광수는 사상의학에 깊은 관심을 가졌는데 강준만은 『인간사색』에서 다음과 같이 적고 있다.

태양인은 한마디로 말해 기다인氣多人이다. 즉, 기가 남보다 유별나게 센 사람이다. 태양인은 간이 너무 약하고 폐는 너무 강하다. 이런 사람은 일단 '권력지향적'이라고 말할 수 있다. 성격적으로는 과단성이 있으나 너무 독선적인 게 흠이다. 태음인은 혈다인血多人이다. 즉, 피가 너무 많은 다혈질이다. 태음인은 간이 너무 강하고 폐는 너무 약하다. 이런 사람은 대개 '재물지향적'이다(권력지향적일 수도 있다). 성격적으로는 지구력과 포용력이 있으나 질투심이 많은 게 흠이다. 소양인은 혈소인血少人이다. 즉, 피가 적어 날카롭기 쉽다. 소양인은 비위가 너무 강하고 신장이 너무 약하다. 이런 사람은 대개 '정신 또는 종교지향적'이다. 성격적으로는 경우가 바르고 뒤끝이 없으나 성미가 급하고 경망스러운 게 흠이다. 소음인은 기소인氣少人이다. 즉, 기가 너무 약해 잔병이 많으며 늘 기운이 없다. 이런 사람은 비위가 너무 약하고 신장이 너무 강하다. 소음인은 대개 '관능 또는 예술지향적'이다. 성격적으로는 온순하고 감수성이 예민하고 사교성이 없고 우울감에 빠져들기 쉬운 게 흠이다.

사람마다 탐욕스럽고 작은 이익을 탐하고 허풍을 잘 떨고 잘난 체 하는 기질이 있다. 즉, 누구나 소음, 소양, 태음, 태양의 나쁜 성질을 조금씩 다 갖고 있다. 그리고 이러한 기질이 지나치면 질병이 된다.

그러나 어떤 사람이건 수양을 통해 마음과 몸을 잘 다스리게 되면 소음인, 소양인, 태음인, 태양인 어디에도 속하지 않는, 이들을 넘어선 음양화평인이 된다. 주자도 마음을 잘 다스려 음양화평인이 되었으면 좋으련만 태양인밖에 되지 못한 게 크게 아쉽다. 유림의 최종 목표는 음양화평인이 되는 것 아닌가. 어찌 유림뿐이겠는가. 누구나 마음을 잘 닦아 음양화평인이 되어 병 없이 편안하게 살고 남에게 도움이 되는 사람이 되어야 함은 말할 필요가 없다. 이제는 소음, 소양, 태음, 태양이라는 지엽적이고 유치한 영역에서 벗어나 음양화평의 넓은 세상으로 나가자. 사람은 누구나 음양화평인이 될 수 있다.

안면도
웅담, 산삼만 찾던 부동산 달인

몽산포 해수욕장으로 갔다. 날씨가 잔뜩 흐리고 추워 바닷가에는 사람이 거의 없었다. 길가에서 행상을 하는 70대의 할머니가 "개불 먹고 가! 남자한테 좋아!" 한다. 쉰 살이 안 된 막내아들이 잡은 거라고 했다. 먹고 나니 훨씬 더 추웠다.

모래사장만 백 리 걷는 즐거움

몽산포에서 자고 다음날 아침 일찍 남쪽으로 향했다. 해변에는 울창한 소나무 숲이 이어졌다. 우리나라 3대 솔숲으로 청도 운문사, 경주 삼릉, 태안군 창기리를 꼽는데 창기리 근처에는 50년 된 솔숲이 빽빽하게 들어선 안면도 자연휴양림이 있다. 조선시대부터 관리해 온 이 안면도 솔숲은 6·25전쟁 때 다 잘려 나가고 그 후에 심었다.

날씨가 잔뜩 흐렸다. 어디가 바다이고 어디가 하늘인지 구별할 수가 없었다. 조금 걸어가자 여명 속으로 멀리 마검포 포구가 보였다. 달산포 해수욕장과 청포대 해수욕장을 지나면서 안개가 걷히자 포구에 정박해 있는 어선들과 마을이 뚜렷해졌다. 마검포 포구까지는 지도상으로 삼십 리 길이다. 시화방조제나 화옹방조제, 석문방조제와 거리가 비슷하다. 고운 모래와 갯벌이 삼십 리를 이어져 있는 것이다. 갯벌은 모래밭이었다. 구멍이 숭숭 나 있는 게 밭, 맛살 밭, 개불 밭을 밟으면서 지나가려니 어째 발이 잘 떨어지지 않았다. 갯벌의 모래알은 바다 생명의 고향인데 밟는다는 게 미안했다. 순간 '진리를 찾는 자는 티끌보다 더 겸손해야 한다'는 간디의 말이 떠올라 조심조심 밟았다.

안면도는 본디 '태안의 곶'으로 태안반도 남쪽에 있는 육지였다. 조선 인조 때 전라도와 충청도에서 한강의 마포나루로 오는 세곡선의 뱃길을 줄이려고 지금의 안면교가 있는 자리를 뚫어 우리나라에서 여섯 번째 큰 섬으로 태어났다가 1970년 안면교가 생기면서 다시 육지와 이어졌

안면도 자연휴양림의 울창한 솔숲.

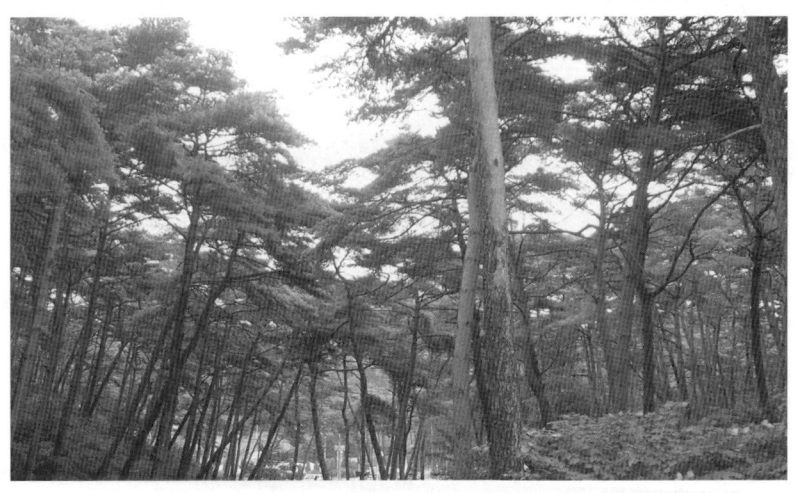

다. 군사정권 시절, 안면도에 핵 폐기장을 만들려고 하자 섬 사람들과 환경운동가들이 이 다리를 막고 반대 운동을 해서 섬을 살렸다. 처음 안면교를 만들 때, 당진에 살던 정암 스님의 부친이 도급을 맡아 건설했는데 공사기간 중에 집에 잠깐 들린 스님의 부친은 몇 달간 머리카락을 깎지 못해 로빈슨 크루소처럼 긴 장발에 긴 턱수염이었다. 당시 공사장 근처에는 간이이발소 하나 없을 만큼 깊고 궁벽한 어촌이었다.

안면대교를 지나 백사장 해수욕장으로 갔다. 해변에 있는 모래가 얼마나 희고 고운지 해수욕장의 이름을 '백사장 해수욕장'이라 했고 포구이름은 '백사장 포구'라 불렀다.

삼봉 해수욕장에 당도하자 지금까지 오면서 본 백사장 중에서 신두리 해안사구 다음으로 모래가 많이 쌓여 있었다. 국립공원관리공단과 서산, 태안 지역의 환경운동가들이 애쓴 덕택이리라. 겨울인데도 날씨가 봄날처럼 따뜻했다. 모래사장에 누우니 잠이 스르르 왔다. 30분쯤 자고

모래가 고운 백사장 해수욕장.

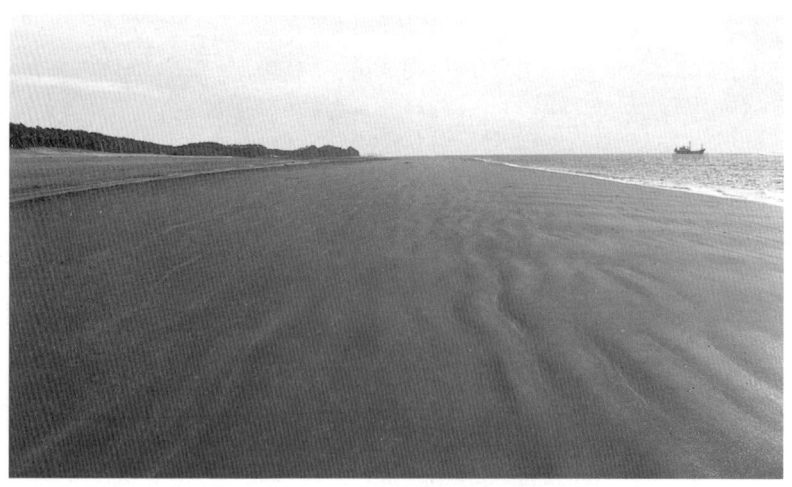

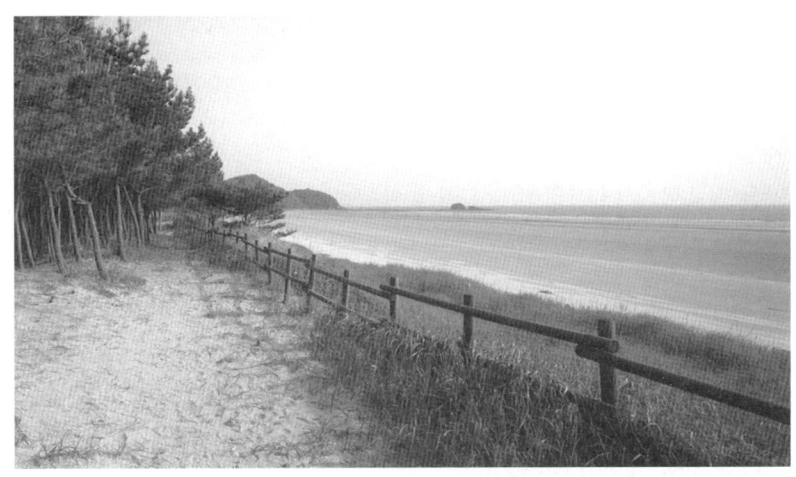

송림이 병풍처럼 둘러쳐진 안면 해수욕장.

일어나 둘러보니 아무도 없어 옷을 다 벗고 일광욕을 했다. 눈 속에서 얼음을 깨 냉수마찰을 하고 일광욕을 했던 강원도 산골 생활이 그리웠다. 삼봉 해수욕장, 기지포 해수욕장, 안면 해수욕장, 두여 해수욕장, 밧개 해수욕장, 두에기 해수욕장, 방포 해수욕장을 거쳐 꽃지 해수욕장에 도착하니 6시 30분이었다. 아침 6시 30분에 숙소를 나섰으니 밥 먹고 잠자고 쉰 두 시간을 빼면 꼬박 열 시간을 걸은 셈이다. 그것도 발이 푹푹 빠지는 모래사장만 백 리를 걸은 것이다.

벼락부자가 간암 걸린 사연

꽃지 해수욕장은 몇 년 사이에 많이 변했다. 조용하고 소박하고 아늑하던 해변 마을에는 화려한 호텔과 고급 식당, 울긋불긋한 펜션이 빼곡히 들어차 있었다. 화려하게 달라진 꽃지 해수욕장을 보니 떠오르는 사람이 있다. 부동산의 달인인 김 회장이었다.

　몇 년 전 수도권에서 부동산 중개업을 하던 그는 이곳의 땅값이 오를 것이라는 정보를 듣고 선배들에게 투자를 권했다. 선배들의 돈을 모아 많은 땅을 샀는데 땅값이 순식간에 폭등하자 문제가 생겼다. 자기 이름으로 땅을 산 그가 선배들에게 원금만 돌려주고 입을 씻은 것이다. 그러자 선배들은 '죽일 놈, 벼락 맞을 놈' 하고 욕하고 길길이 뛰었지만 법적으로는 아무 잘못이 없었다. 큰돈이 눈앞에 걸리면 화목하던 형제들도 싸움판을 벌이고 아버지와 아들이 소송을 하는 판에 친구나 선후배 사이에는 말할 나위가 없다.

　점심값도 없어 쩔쩔매던 그는 벼락부자가 되자 사람이 달라졌다. 마음씨가 고와 법 없이 살 거라는 평판을 듣던 그는 큰돈이 생기자 딴 사람이 되었다. 땅투기, 미등기 전매에 기술을 익힌 그는 이때부터 강원도 산골의 계곡 근처에 있는 땅을 산 다음, 다리를 놓고 길을 내고 비포장도로를 포장한 후 별장지, 펜션 단지를 만들어 팔면서 전형적인 부동산 졸부가 되었다. 이런 땅장사는 최소한 서너 배에서 열 배 이상의 이익이 있었다. 7년간 전국을 돌아다니면서 개발하고 분양하고 투기하고 미등기 전매를 하자 어마어마한 큰돈이 쌓였다. 그동안 자동차는 여섯 번 바꾸고 아파트는 다섯 번 이사했다. 그리고 '사장님'이 아닌 '회장님'이 되었다. '회장님'이 된 그는 '인생을 즐기자'는 쪽으로 생각을 바꿨다. 말도 타고 카지노에도 가고 요트도 타면서 세계 일주여행을 생각했다.

　그런데 긴장을 풀고 놀 궁리를 하자 몸이 여기저기 쑤시고 아프기 시작했다. 특히 옆구리에 심한 통증이 있어 병원에 가서 진찰을 받자 심한 간경변이라고 했다. 살길은 오직 정상적인 사람의 간肝을 이식받는 것

뿐이라고 했다. 주위에서 제공받을 간을 찾아봤으나 마땅한 게 없었다. 부인은 남편에게 "젊었을 때 그렇게 바람을 많이 폈는데 만들어 놓은 자식이 없수?" 하고 물었다. 몰래 숨겨 놓은 자식이 있다면 '간'을 얻어 쓸 수 있지 않느냐는 희망사항이었다. 남편의 바람기 때문에 몇 차례나 음독자살을 기도한 적이 있는 부인은 숨겨 놓은 자식이 한 명도 없음을 확인하고는 아쉬움에 한숨만 쉬었다. 국내에서 간을 구하기 어렵게 되자 '중국인 간'을 구해 쓰기로 했다.

 어느 날 중국에서 '마땅한 간'이 나타났으니 빨리 오라는 연락이 왔다. 두 내외는 부랴부랴 짐을 싸 들고 공항으로 갔다. 그러나 비행기를 타는 대신 경찰서 유치장으로 갔다. 많은 사람들이 그를 사기 및 횡령죄로 고소했고 그 바람에 기소중지자가 되어 있었던 게 출국심사에서 드러난 것이다.

 그는 땅 부자가 되는 과정에서 선배들과 친구들, 친척들, 그리고 현지 사람들, 투자자들과 많은 마찰을 일으켰다. 농지법과 산림법을 수없이 위반했다. 부동산 투기로 큰돈을 벌 때는 항상 사기, 협잡, 억울한 피해자들이 구름처럼 따라다닌다. 한 명의 명장이 나오려면 십만 명의 병사의 시체가 쌓여야 하고 한 명의 졸부가 나오려면 십만 명의 피해자가 그 근처에 생긴다. 헐값에 땅을 판 사람들과 터무니없이 비싼 값으로 부동산을 산 사람들이 많아지자 고소, 고발 사건이 끊이지 않았다. 한마디로 그의 축재 과정은 무수한 고소, 고발을 딛고 일어선 피의 역사였다. '돈만 주면' 모든 고소, 고발 사건이 원만하게 평정되었다. 그러니까 위법, 탈법을 밥 먹듯 저질렀던 것이다. 그는 자기 때문에 자살한 사람이 생겨도 양심의 가책은커녕 눈 하나 깜짝하지 않았다.

지록위마指鹿爲馬라는 말이 있다. 진나라 때 시황제가 죽자 승상이던 조고趙高가 실권을 잡고 진시황의 막내아들인 호해胡亥를 황제 자리에 앉힌 다음, 신하들의 마음을 떠보려고 사슴을 황제 앞에 끌고 와서는 하늘에서 내려온 말이라 했다. 그러자 호해가 "사슴이 아니고 말인데요" 하니까 모든 신하들이 승상의 눈치를 보면서 사슴이라 했다. 어느 틈에 김 회장은 조고가 되어 위법을 합법이라고 우기게 되었다. 힘이 있을 때는 말을 사슴이라고 우겨도 맞는 말이 되지만 힘이 떨어지면 말을 말이라 해도 아무도 믿지 않는다. 김 회장도 철저한 힘의 논리로 세상을 보았다. 그가 가장 존경하는 인물은 진시황을 만든 여불위呂不韋였다.

이번에도 그는 수완을 발휘해 고소인들과 원만한 합의를 하여 '기소중지'를 모두 없애 버렸다. 그러는 사이에 두 달이 흘렀다. 중국에 가기에 앞서 그는 간 이식을 권고했던 병원에 들러 재검사를 받았다. 결과는 '이식 불가'였다. 사건을 해결하느라 신경을 쓰고 폭음한 나머지 간암 세포가 보이고 다른 곳에 전이가 되어 있었다. 순식간에 암세포가 전신에 생긴 것이다.

웅담, 산삼, 사향을 수없이 먹었지만

김 회장과 비슷한 내 친구가 있었다. 건강한 그는 매년 비싼 돈을 들여 정밀 종합검사를 받았으나 그 흔한 성인병의 기미도 없었다. 60대 나이에 40대의 체력을 가지고 있다는 의사의 말도 들었다. 결혼한 지 30년이 지나도 아내와 신혼부부처럼 지냈다. 어느 날 그의 집에 강도가 들어와 아내가 살해당했다. 그는 심한 고뇌 속에 매일 폭음을 했다. 두 달 후 그는 전신암 판정을 받았다. 순식간에 찾아온 암이었다.

김 회장이 이제 믿을 것이라고는 웅담과 산삼, 사향뿐이었다. 그는 시중에서 파는 제품을 믿지 못해 살아 있는 곰을 잡아 '웅담'을 꺼내 먹었다. 태국 치앙마이 밀림에 가서 생웅담을 구해 먹고 알래스카 앵커리지에 가서도 생웅담을 찾아 먹었다. 20여 개의 생웅담을 먹고 오래된 산삼이 있다면 아무리 비싸도 사 먹었다. 7년 전에는 돈이 없어 자장면 값에도 벌벌 떨던 그가 1억 원이 넘는 산삼을 초코파이 먹듯 했다.

나를 찾아와서도 먼저 웅담에 대해 물었다. 나는 15년 전 캐나다에 가서 웅담을 많이 봤다. 그때 독한 술을 매일 마셔 간경변에 걸린 캐나다 북부의 한 인디언 추장은 그 지역에서 잡은 곰 쓸개를 수십 개나 먹었으나 병 치료에 전혀 도움이 안 되고 결국 죽고 말았다. 김 회장은 인디언 추장보다 더 많은 웅담과 팔뚝 만한 산삼을 수십 뿌리 먹고 진사향으로 만든 공진단을 아이들이 과자 먹듯 먹었다. 그의 하느님은 돈이었다. 아무리 죽을병에 걸려도 돈을 많이 쓰면 낫는다고 믿었다. 유명한 무당을 불러 떠들썩하게 굿을 했는데 1억 원짜리 굿판을 보고 이웃 사람들은 돈이 썩었구나 하고 한마디씩 했다. 그는 인기 높은 스님이 주지로 있는 절에도 거액의 시주를 했다.

죽는다는 생각은 추호도 안 했으니 그동안 살면서 잘못한 것을 반성할 생각은 추호도 없었다. 그의 생각으로는 평생 잘못한 게 없었다. 돈 놓고 돈 먹는 세상에 옳고 그른 것은 없고 오직 승자와 패자만 있었다. 그러나 웅담, 사향, 산삼, 굿, 시주가 그의 생명을 연장시키지는 못했다. 그는 여섯 달도 못살고 죽었다. 결국 그가 믿는 돈이 그의 숨통을 무자비하게 끊은 것이다.

대천-장항
환갑 넘은 시어머니도 남자가 필요하나요?

꽃지 해수욕장에서 하루를 묵고 다음날 일어나니 비가 왔다. 바닷길을 벗어나 찻길로 걷는데 비가 더욱 세차져서 도저히 걸을 수가 없었다. 할 수 없이 지나가는 버스를 탔더니 10분도 안 돼 안면도 남쪽 끝에 위치한 영목항에 도착했다. 포구에는 자연산 젓갈을 파는 가게가 많았다. 전에는 이곳을 찾는 사람들이 꽃지 해수욕장보다 서너 배 많았는데 서해대교가 건설되고 꽃지 해수욕장에 고급 호텔이 들어서는 바람에 이곳은 한산해졌다.

하루 오십 리씩 한 달만 걸으면

영목항에서 배를 타고 대천항으로 가서 대천 해수욕장에 도착하니 오후 5시가 조금 넘었다. 아직 해가 높이 떠 있어 조금이라도 더 걸을 욕심에 무창포 쪽으로 향했다. 백사장 끝에 가자 군인휴양소가 바닷길을

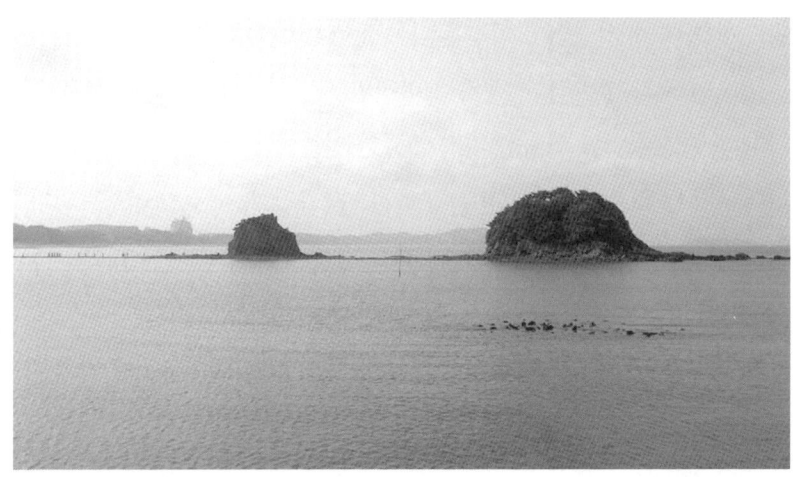

꽃지 해수욕장의 할미바위와 할아비바위.

막았다. 군사정권시대의 횡포가 수십 년이 지난 지금도 여전히 남아 있었다. 휴양소를 돌아 걷다가 민박집에서 나오는 한 무리의 젊은이들을 만났다. 무창포 가는 길을 묻자 걸어서는 하루 종일 가도 못 간다고 했다. 지도에 10킬로미터 정도라 해도 무조건 오늘 안에는 못 간다는 것이다. 젊은이들이 절대 갈 수 없다고 우기자 더 이상 걷기가 싫었다. 오늘날 건강한 젊은이들에게 10킬로미터는 도저히 걸을 수 없는 먼 길이 되었다. 그들의 부모들은 지게에 짐을 가득 지고 왕복 20킬로미터 이상의 시장을 다녔을 텐데. 불과 30년 사이에 10킬로미터가 아득히 먼 길이 되었다.

날이 어두워져 할 수 없이 대천 해수욕장으로 되돌아왔다. 다음날 빵 한 개, 우유 한 잔으로 아침을 때우고 숙소를 나섰다. 일기예보에는 아침 기온이 영하 6도, 낮 기온은 영상 2도이다. 국군휴양소를 돌아가자 남포 방조제가 나왔다. 길이가 3.7킬로미터지만 그동안 10킬로미터가 넘는 방조제를 몇 개 건넜더니 이것은 너무 짧아 어린이용 방조제 같았다.

걸으면 생각이 바뀐다. 생각이 바뀌면 사람이 변한다. 아인슈타인이 말했다. "그는 인류 역사상 가장 훌륭한 인물이다. 다시는 그런 사람이 나타나지 않을 것이다." 그는 누구일까? 석가일까, 예수 그리스도일까, 마호메트일까, 공자일까? 그는 마하트마 간디였다. 간디는 넓은 인도 대륙을 걸어 다니면서 자신은 물론 3억 5천만 인도인과 많은 지구인들에게 행복을 주었다. 간디가 변호사로 큰돈을 벌어 저택을 짓고 차를 타고 비행기 타고 놀러 다녔다면 그저 그런 인간이 됐을 것이다.

많은 사람들은 그저 그런 사람이 되려고 평생 발버둥 치며 고민하다가 그저 그런 사람으로 죽고 만다. 여기서 '그런저런 사람'이란 똥개나 바퀴벌레와 다름없는 동물을 말한다. 큰 꿈을 품고 큰 체험을 하면 세상이 두렵지 않다. 두려움은 무지와 생소함에서 나오는 것으로 미지의 세계에 대한 공포다. 사형수나 장기수보다 미결수가 더 큰 사고를 내는 이유도 여기에 있다. 하루 오십 리씩 한 달만 걸어 봐라. 세상의 모든 두려

대천과 무창포를 잇는 남포방조제와 죽도.

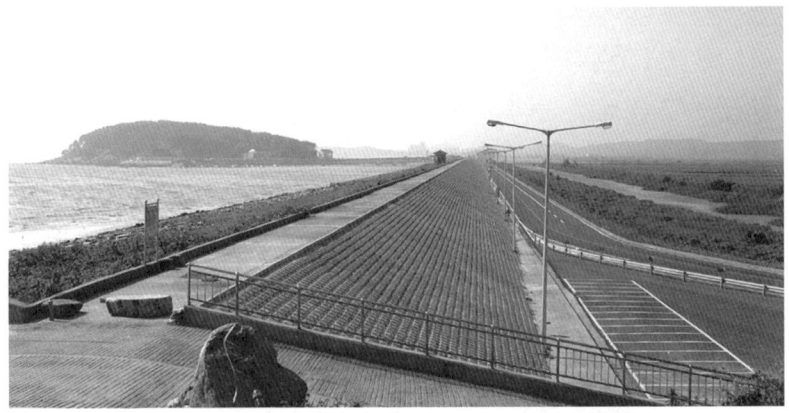

움은 눈 녹듯 사라지고 자신감이 가슴에 그득해질 것이다.

갈매기살의 맛과 향기

남포방조제를 걸었다. 그 끝머리에 있는 죽도에 도착하니 멀리 서천 화력발전소 굴뚝에서 회색 연기가 나와 하늘로 올라가고 있다. 오늘 갈 곳이 저기까지다. 대강 30킬로미터쯤 되는 거리인데 가물가물 했다. 정상적인 날씨에서 우리가 볼 수 있는 수평선이나 지평선은 90킬로미터 정도이니 죽도에서 서천 화력발전소까지 거리의 세 배가 가시거리다.

방조제 끝에서 뛰어가는 젊은이들을 봤다. 그동안 여러 방조제를 지났지만 걷는 사람을 한 명도 못 봤는데 오늘 처음으로 만난 것이다. 알고 보니 근처에서 합숙훈련을 하는 운동 선수들이었다. 요트훈련장을 지나자 용두 해수욕장이 나왔다. 갯벌에는 맛조개, 개불 따위를 잡는 사람이 여기저기 있었다. 반듯하게 생긴 한 젊은이의 옆에는 맛조개와 개불이 수십 마리나 들어 있는 바커스가 놓여 있었다. 요트 코치라고 밝힌 그는 선수들의 반찬거리를 장만하는 중이라고 했다.

"맛조개 구멍에 소금을 뿌리면 속에서 웅크리고 있던 맛조개가 바닷물이 들어온 줄 알고 위로 올라와요. 이때 몸만 잡으면 안 돼요. 몸을 잘라 버리고 숨어 다시는 못 찾아요. 껍질째 잡아 올려야 해요. 도마뱀의 꼬리를 잡으면 그 꼬리를 잘라버리고 도망가듯 맛조개는 얼굴을 잘라버리고 살 길을 찾습니다. 맛조개는 맛살이라고도 하는데 살아 있는 소를 보고 육회라 부르면 이상하듯 맛조개를 맛살이라고 부르면 이상해요."

그러고 보니 얼굴이다, 꼬리다 하는 게 상대적인 개념으로 세포덩어리일 뿐이다. 용두 해수욕장을 지나 작은 고개를 넘으니 폐허가 된 양어장이 나오고 많은 돌무더기가 쌓여 있다. 무창포 포구를 확장하는 공사 현장이다. 그 돌무더기 샛길로 걸어가자 무창포 포구가 나왔다. 포구는 마침 바닷물이 빠져 걸어서 갈 수 있었다. 그동안 가물가물 하던 서천 화력발전소의 굴뚝이 선명하게 보였다.

무창포 해수욕장에는 '모세의 기적'으로 유명한 석대도가 있다. 해수욕장에서 석대도까지 1.5킬로미터의 거리에는 사람들이 인간 띠를 두르듯 쭉 늘어서 있다가 연기처럼 사라졌다. 물이 빠졌을 때 갯벌에서 조개를 캐던 사람들이 물이 들어오자 가 버린 것이다.

이곳에서 정암 스님과 만나 함께 갯벌을 걸었다. 독대 섬이 나오고 독산 해수욕장으로 이어졌다. '바닷가에 홀로 있는 섬'이란 뜻의 독산獨山은 '홀뫼'란 예쁜 우리말로도 불렸다. 엄청나게 많은 갈매기 떼가 갯벌에 앉아 있다. 가까이서 보니 닭만큼 큰 것도 있다. 바닷가에서 자란 정암

'모세의 기적'을 보여주는 무창포의 석대도.

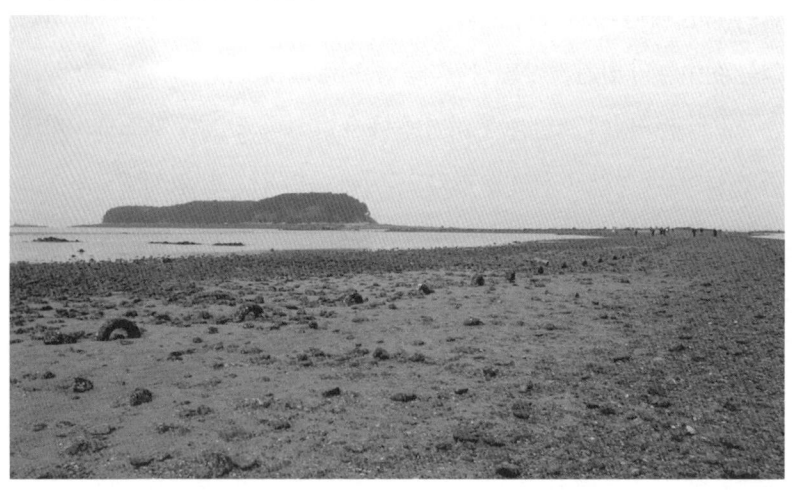

스님이 말했다.

"저 큰 갈매기의 고기가 유난히 맛이 있어요. 하루 종일 자연산 생선이나 조개를 먹고 살기 때문이죠. 돼지고기 중에서 맛있는 부분이 갈매기 고기 맛과 비슷하다고 해서 갈매기살이라 부르는데 도시 사람들은 갈비에 붙어 있는 살이라 갈매기살이라고 부른다고 하죠. 저 고기 맛은 공장에서 사료로 키운 닭이나 돼지 맛과는 비교가 안돼요. 동안거冬安居나 하안거夏安居를 마친 후 공장에서 기른 고기 냄새를 맡으면 속이 메슥거리고 머리가 아픈데 이 갈매기 고기 냄새는 비싼 한약 냄새나 고급 향수보다 더 향기가 좋아요."

날씨가 추워지자 찬바람이 얼굴을 때렸다. 갯벌을 가로질러 바다로 빠지는 작은 개천이 나왔다. 바지를 걷어 올리고 물속에 들어서자 정강이와 발이 시렸다. 해수욕장 끝에 있는 4킬로미터 길이의 부사방조제에 올라서자 바람이 더욱 세차게 불어 걷는 게 힘들었다. 다시 방조제 아래

'훌뫼'란 예쁜 우리말로도 불리는 독산 해수욕장의 갯벌.

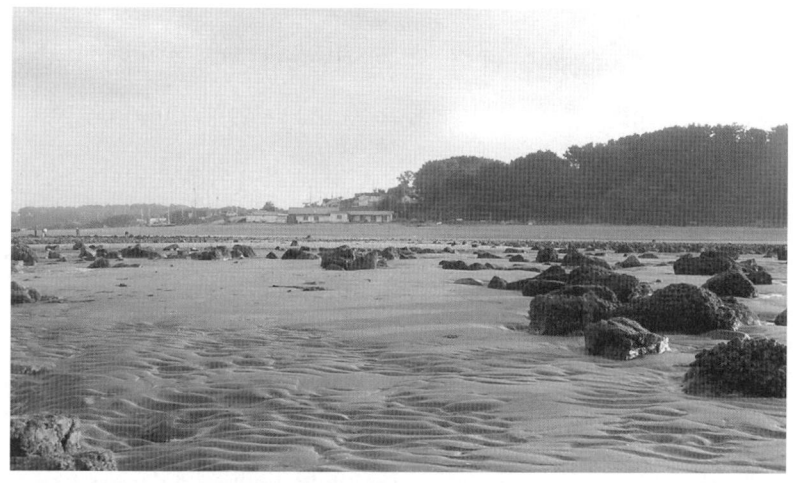

로 내려와 걸었다. 방조제 끝에 있는 카페에 들러 언 몸을 녹이려고 커피 한잔을 마셨다. 잠시 후 이곳에서 만나기로 했던 무연 스님이 한 여인과 함께 도착했다. 여인이 차를 타고 가자고 우겨서 할 수 없이 차를 타고 마량리로 갔다. 이래저래 아는 사람을 만나면 걷기가 나쁘다. 그렇다고 멀리서 찾아온 사람을 놔두고 나만 걷겠다고 할 수는 없다. 마량리에 도착하니 해가 지기 시작했다.

갱년기 증세가 다시 찾아온 60대 여인

마량리에도 한진 포구나 왜목 마을처럼 일출과 일몰을 함께 볼 수 있는 포구가 있어 서해안의 명소가 되었다. 일출을 보려고 바닷가 근처에서 방을 구했더니 모두 다 차 있었다. 추운 겨울, 주말도 아닌 주중에 만원이라니 놀라웠다. 한진 포구, 꽃지 해수욕장에 이어 세 번째로 겪는 일이었다. 저녁식사와 소주를 곁들인 자리에서 무연 스님과 함께 온 여인이 내게 하소연했다.

올해 65세인 여인은 몇 년 전 남편과 사별했다. 평소 술, 담배를 전혀 안 하던 남편이 갑자기 간암으로 죽은 것이다. 성격도 원만하고 사업도 잘되고 부인만을 위해 주던 남편이라 만일 남편이 죽으면 따라 죽겠다고 입버릇처럼 말했던 그녀는 충격을 크게 받았다.

남편이 죽자 여인은 하루 종일 몸이 아팠다. 항상 피곤하고 머리카락이 잘 빠지고 말하기가 귀찮고 손과 발, 팔다리가 저리고 머리가 아프고 불면증이 생겼다. 소변을 자주 보고 가슴이 울렁거리고 숨이 찼다. 40대 중반에 겪었던 갱년기 증세가 10여 년 만에 다시 온 것 같았다. 얼굴에

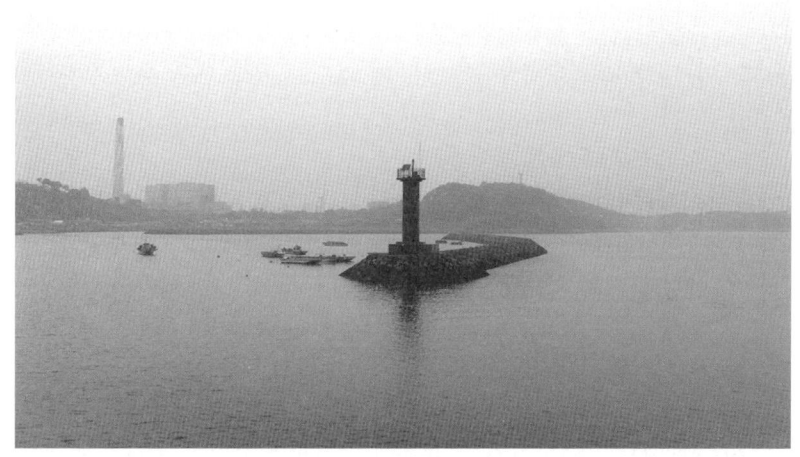
서천의 땅끝 마을인 마량 포구의 방파제.

열이 나고 땀이 비 오듯 했다. 큰 병원에 가서 정밀검사를 해도 아무런 이상이 없었다. 그녀는 의사들이 병을 제대로 찾지도 못하고 정신신경과 약만 준다고 불평했다. 한의원에서 비싼 보약을 지어 먹어도 차도가 없었다. 절에 가서 매주 삼천배를 해도, 날마다 10킬로미터씩 뛰어도 낫지를 않았다. 아무래도 현대 의학이 찾지 못하는 죽을병에 걸린 것 같았다. 그녀의 얼굴은 불평불만으로 가득 찬 심통 난 표정에 간질환을 앓는 사람처럼 검은 빛을 띠고 있었다.

   결혼 전에 육상 선수였던 그녀는 마라톤에도 열 번 이상 참가했고 지금도 10킬로미터의 단축마라톤은 거뜬히 주파할 수 있었다. 남편과 사별한 후 무연 스님이 있는 절에 가서 삼천배를 하는데 10여 년간 날마다 하면서 불심을 닦은 무연 스님이 일곱 시간 걸려 하는 삼천배를 그녀는 열두 시간만에 했다. 60대의 할머니가 삼천배를 한다는 것 자체가 놀라운 일인데 열두 시간 만에 한다면 대단한 기록이다. 불가에서는 마라톤

풀코스를 뛰는 것만큼 어려운 일로 여긴다. 20대 청년이 처음 삼천배를 하면 스물네 시간쯤 걸린다.

갱년기 증세나 과부 증세나 똑같다

그녀의 이야기를 들은 나는 시호억간탕柴胡抑肝湯을 처방했다. 시호억간탕은 과부가 독음獨陰에 양陽이 없고 욕정이 생겨도 이루지 못하면 마치 학질 걸린 것처럼 몸살이 나고 더웠다 추웠다 하는데 쓰는 처방이다. 이때 생기는 욕정이란 양이 부족하니 이를 보충하라는 신호로 배고프면 밥 달라고 보채는 것과 같다. 시호억간탕은 시호 8그램, 청피 6그램, 적작약, 목단피 각 4그램, 지골피, 향부자, 치자, 창출 각 2.8그램, 천궁, 연교 각 1.2그램, 감초 0.8그램으로 된 처방으로 갱년기 장애로 얼굴이 화끈거리고 머리가 아프며 땀이 수시로 많이 날 때 쓴다.

도시 여자가 50세 전후가 되면 남편의 성기능이 시원치 않아 혼자 사는 과부나 다를바 없는데 갱년기 증세나 과부의 증세나 그게 그거다. 중노동을 하는 여자가 역시 중노동을 하는 남자와 살면 갱년기 증세가 생기지 않는다. 그러나 술을 많이 마시는 남편과 사는 여자는 예외다. 내가 10여 년간 화전민 마을에서 오십 전후의 여자들을 많이 봤지만 갱년기 장애를 겪는 여자는 거의 볼 수 없었다.

그러나 그녀는 그동안 몇 달간 먹은 한약이 바로 시호억간탕과 공진단이라고 했다. 전혀 효과가 없다면서 다른 처방을 찾았다. 종합검진상 아무런 이상이 없고 매주 삼천배를 하고 날마다 10킬로미터 이상을 뛰고 소주를 세 병 이상 먹을 수 있는 여자가 약을 먹어 봤자 소용이 없다면 비방은 오직 한 가지다. 그녀의 얼굴색이 어둡고 몸이 아픈 것은 독음 때문이다. 이 병은 양陽을 얻으면 저절로 낫는다. 음음인陰陰人이 양을 얻으면 음양인陰陽人이 되고 거기다 수양을 하면 음양화평인이 되어 최고의 경지에 갈 수 있다. 비방은 다름아닌 '남자'다. 나는 병원이나 한의원을 찾지 말고 건강한 남자를 만나되 소주는 반 병 이상 마시지 말라고 했다.

우리들의 이야기를 주의 깊게 듣고 있던 30대의 주인 여자가 서비스로 소주를 한 병을 가져와서는 환갑 넘은 할머니도 남자가 필요하냐고 물었다. 금년에 환갑이 된 과부시어머니가 매일 절에 가서 백팔배를 하고 돌아와서는 하루 종일 짜증을 내고 온몸이 아프다, 죽을병에 걸렸다, 빨리 죽어야지 하면서 식구들을 못살게 군다는 것이다. 신문이나 TV에 나오는 명의들을 다 찾아가 봤지만 아무 소용이 없었다. 그런데 동네 사람들과 관광을 가면 하루 종일 춤추고 노래해도 지치지 않는다고 했다.

내가 긍정도 부정도 하지 않자 그녀는 혼잣말로 "아무래도 영감님을 얻어 드려야 낫는 병인가 봐요" 했다. 서태후는 매일 밤 남자를 바꿨다. 그때 그 할멈의 나이는 70세였다. 고금소총에는 70대 할머니들이 남자를 밝히는 대목이 여러 곳에 나온다. 중국 최초의 여자 황제 즉천무후는 여든 살의 나이에도 많은 총희寵姬 아닌 총아寵兒들을 거느렸다.

조개껍질을 밟지 마라

이튿날 아침에 동백정으로 갔다. 천연기념물로 지정된 동백나무들이 울창하게 서 있는데 300년가량 된 나무들이다. 꽃이 막 피려는 지 꽃봉

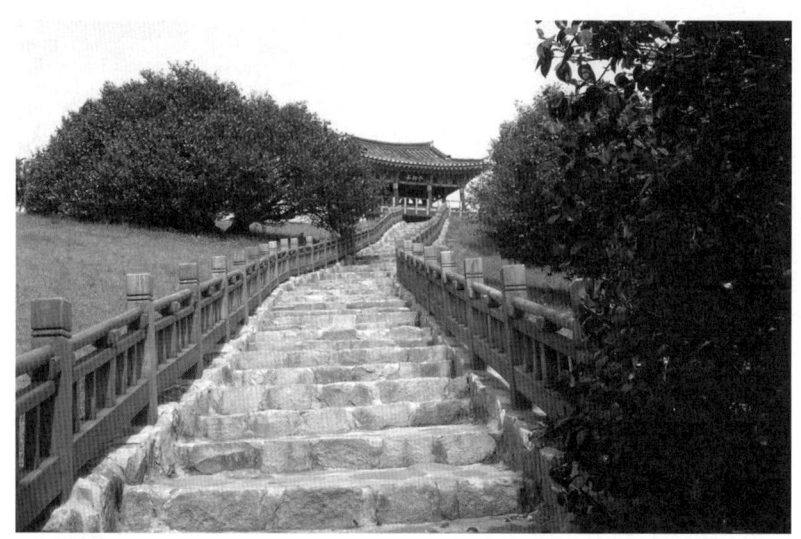
해발 300미터의 바닷가 낮은 언덕에 있는 동백정.

오리가 빨갛다.

　마량리 바닷가에서 비인만을 끼고 걸었다. 띄섬을 바라보며 갯벌을 걷다가 마을 사람들을 만났다. 바지락 목장에서 작업을 마치고 퇴근하는 길이라고 했다. 물때에 맞춰 갯벌 목장에 출근했다가 퇴근하기 때문에 출퇴근 시간이 일정하지 않은 모양이다. 띄섬 앞에서 비인 해수욕장 쪽으로 걸어갈 수 있는지를 묻자, 가기는 해도 오지는 못한다고 한다. 지금은 물이 빠져서 갈 수 있지만 오후에는 물이 들어와 다닐 수 없다는 이야기다.

　띄섬 앞 갯벌에는 모래알만큼 많은 조개껍질이 있었다. 갯벌을 백 리이상 걸었지만 이곳처럼 조개껍질이 많은 곳은 처음 보았다. 어느 시인이 쓴 '연탄재를 발로 차지 마라. 너는 연탄만큼 남에게 도움을 준 일이 있는가?' 하는 시가 생각나서 '조개껍질을 밟지 마라. 너는 조개만큼 남

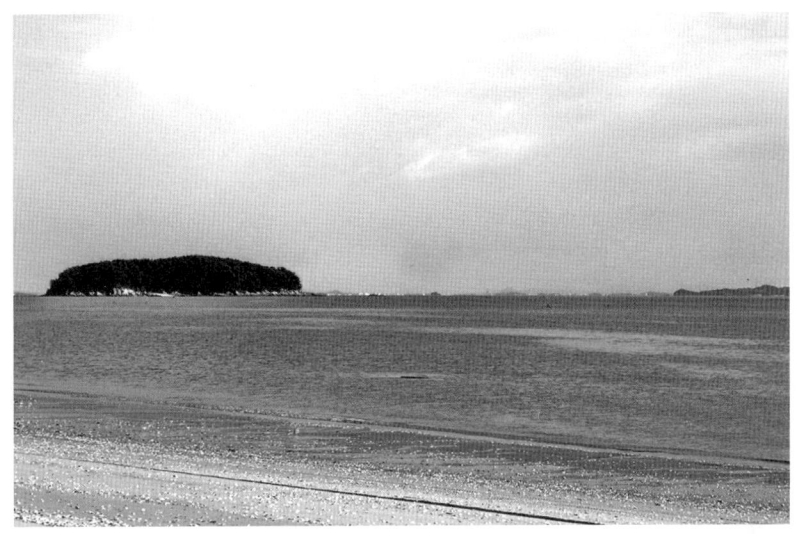

조개껍질이 널려 있는 띄섬 앞 갯벌.

에게 도움 준 일이 있는가?' 하고 지껄여 봤다.

바다 너머 장항 비철제련소 굴뚝이 보였다. 저곳을 지나면 충청도가 끝나고 전라도 땅이 된다. 장항제련소는 장항의 상징이다. 어린 시절 초등학교 교과서에서 배웠지만 실제로 본 것은 처음이다. 실로 50년 만이다. 1936년에 문을 연 이 제련소는 우리나라 비철제련산업의 역사를 시작한 곳으로 지금의 포항제철보다 우리나라 산업에서 차지하는 비중이 더 컸다. 그러나 원래 있던 굴뚝은 1979년 철거되었고 지금 보이는 것은 같은 해에 비슷한 높이로 다시 세운 것이다. 금강 너머 군산이 고향인 시인 고은은 "나를 까치발 디딘 듯 부쩍 키운 것은 강 건너 장항제련소 굴뚝이었다. 그 굴뚝의 기나긴 연기였다"고 회고하는 글을 썼다.

3

앉으나 서나 걸을 때도 출장식 호흡을

선유도
원초적 본능에서 벗어나려면

오후 2시, 영등포역에서 장항선 열차를 타고 3시간 30분 만에 장항역에 도착했다. 장항읍은 1950년대에서 시간이 멈춘 듯 했다. 그 흔한 아파트나 고층 건물, 대형 상가도 없고 역 근처에는 여인숙들이 천연기념물처럼 옛 모습 그대로 남아 있다.

금강을 건너는 도선장으로 가서 배를 타고 10분 만에 군산 내항에 도착했다. 군산항에는 많은 고깃배들이 정박해 있고 바닷가에는 많은 횟집과 생선가게들이 있었다. 횟집, 생선가게를 지나는데 거의 30분이나 걸렸으니 시장이 얼마나 큰 지를 짐작할 수 있다.

무녀도 초분 앞에서

다음날 외항에 있는 여객선 터미널로 가서 선유도행 배를 탔다. 배가 군산항을 떠나자마자 비응도에서 시작하는 새만금방조제가 길게 나타

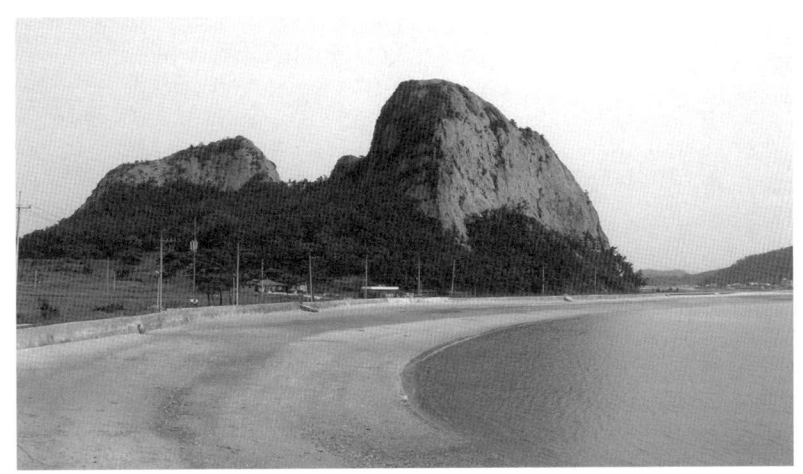

선유도의 북쪽 끝에 우뚝 솟은 해발 152미터의 망주봉.

났다. 비웅도에는 풍력발전기가 여러 대 설치되어 있었다. 풍력발전기는 높이가 30미터, 길이가 25미터로 초속 2미터 이상의 바람이 있어야만 경제성이 있는 전기를 만들 수 있다니 이 지역에 만만찮은 바닷바람이 있음을 짐작할 수 있었다.

신시도를 거쳐 선유도에 도착했다. 마이산과 닮은 망주봉이 눈앞에 버티고 있다. 망주봉望主峰은 주인을 바라보는 봉우리란 뜻이다. 예전에 이곳으로 많은 양반들이 유배를 왔는데 하루 종일 한양 쪽을 바라보면서 임금을 그리워하며 세월을 보냈다는 데서 비롯된 이름이다. 그들은 이렇게 아름다운 섬에서 신세 한탄만 했다.

먼저 선유도와 다리로 연결된 무녀도로 갔다. 다리를 건너자 모감주나무 군락과 풍장風葬의 현장인 초분이 눈에 띄었다. 모감주나무는 열매로 염주를 만들어 염주나무라고도 하는데 7월에 황색 꽃이 피는 관목으로 바닷가에 군락을 이룬다.

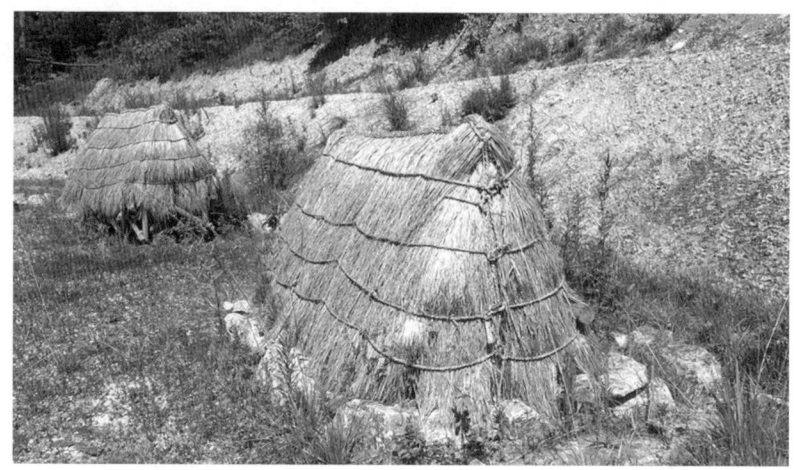
풍장의 현장인 무녀도의 초분.

  풍장은 섬마을에 있는 독특한 장례 풍습이다. 육지에서 상喪을 당하면 3일장이나 5일장을 지내지만 섬에서는 그렇게 할 수가 없다. 육지에 사는 친척들에게 알려야 하는데 노 젓는 배로 육지에 가서 소식을 전하고 그 친척들이 섬에 오려면 3~5일로는 어림도 없다. 또 오랫동안 고기잡이를 떠난 유가족이 고인의 소식을 알려면 열흘이 걸릴지 스무 날이 걸릴지 알 수 없다.

  1960년대에 민속학자들의 학술조사에 따르면 서남해 도서 지방인 위도, 초도, 녹도, 외연도, 어청도 등지에서는 원시적 모습의 초분이 많이 발견되었고 1980년까지 위도를 비롯한 여러 섬에 꽤 많은 초분이 있었다고 한다. 그러나 80년대 말부터 미관상, 위생상 나쁘다고 관청에서 철거하라고 해서 다 사라졌다. 초분은 주검을 목관에 넣고 일정한 장소에 안치한 후 짚으로 이엉을 덮어 비바람을 가린 무덤을 말한다. 초분에 모신 주검은 2~3년이 지나 완전히 썩은 다음에 이장을 했다. 누구나 풍장의 현장을 보면 머리가 숙여진다. 14년간 70편의 연작시 '풍장'을 쓴 시인 황동규는 "삶과 죽음은 서로 손잡고 서로 상대의 일부를 이룰 때 각각 진정한 의미를 획득한다. 죽음이 있기 때문에 삶이 비로소 유한함을 벗어나 죽음처럼 무한한 것이 될 수 있는 것이다"라고 했다.

이번에는 선유도에서 다리로 연결된 장자도로 갔다. 바람이 세찼다. 마을 노인들은 이른 봄인데도 전부 두터운 스키 파카를 입고 일하고 있었다. 조금 전까지도 따뜻하던 날씨가 바람이 불자 이가 시리듯 추웠다. 5시가 지나자 바람이 더 거세졌다. 자전거를 빌려 타고 섬을 돌아다니던 여행객들이 자전거를 끌고 다닐 정도였다.

다음날 아침에 군산항으로 되돌아왔다. 비가 많이 내려서 걸을 수 없었다. 장항에 가는 배를 타려고 내항여객선 터미널로 갔다. 터미널 안에서는 선유도, 무녀도, 신시도, 장자도 등이 '고군산군도'인지 '고군산열도'인지를 놓고 몇 사람이 열띤 입씨름을 벌이고 있었다. 마침내 50년간

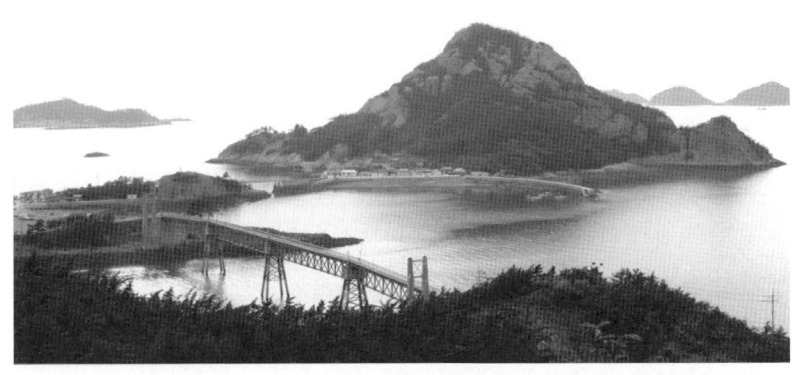

장자교로 연결된 선유도와 장자도.

배를 타고 전 세계를 돌아다녔다는 70대의 노인이 '고군산군도'가 맞다고 했다. '열도列島'는 알류산열도처럼 일렬로 길게 늘어선 것을 말하고 '군도群島'는 많은 섬들이 모여 있는 것이므로 16개의 유인도와 42개의 무인도가 옹기종기 모여 있는 이곳은 고군산군도라고 해야 한다는 것이다. 그때 대학생 차림의 한 젊은이가 새만금방조제의 '새만금'은 무슨 뜻인지를 물었다. 답하는 노인의 목소리가 쩌렁쩌렁 울렸다.

"우리나라는 덩치는 뭣처럼 쪼그만데 산이 많으니 지평선이 없는 줄 알지만 딱 한 군데 있어! 만경들과 김제평야에 넓은 들이 있는데 그 고장 사람들은 '징게 맹게 외얏밋들'이라 불러. '김제 만경 너른들'이란 말이지. 1925년 초, 일본놈들이 간척공사를 끝내자 넓은 벌판이 생기고 우리나라에 하나뿐인 지평선이 탄생한 거지. 그리고 80년이 지나 오늘날 이곳에 새로운 만경, 김제 너른 들이 생기려고 해. 새로운 만금이 생기는 거지. 사하라사막이나 고비사막에서나 보던 큰 지평선이 생기는 거지."

운동 중독에 빠진 격투기 선수

노인을 보자 겉모습이 비슷한 내 친구가 떠올랐다. 젊은 시절 격투기 선수로 명성을 날렸던 그는 키가 180센티미터이고 몸무게는 100킬로그램으로 70년대 전후에는 거구에 속했다. 그런 만큼 강한 육체에 남다른 자부심을 갖고 있었다.

그는 지위가 높다든가 머리가 좋다든가 돈이 많다고 하는 데는 별로 관심이 없었으나 다른 사람이 싸움을 잘한다거나 체격이 좋다거나 섹스를 잘한다고 하면 몹시 자존심이 상했다. 얼굴도 잘생긴 그의 주위에는 처녀든 유부녀든 과부든 많은 여자들이 들끓었다. 그는 여자와 관계를 한 직후에는 즉시 하체 운동을 했다. 섹스 직후 침대에서 긴 숨을 몰아쉬면서 누워 있던 여자들은 그의 특이한 운동 모습을 보고 혀를 내둘렀다. 아무리 남자 경험이 많은 여자도 섹스가 끝나기 무섭게 그 자리에서 하체 운동을 하는 남자는 처음 본다고 했다.

그는 헬스클럽에서 매일 오전 오후 두 시간씩 운동을 했다. 그가 가장 좋아하고 우러러보는 인물은 영화배우 실베스터 스텔론이다. 영화 '록키'를 백 번 이상 본 그에게 실베스터 스텔론은 시저나 칭기즈칸을 뛰어넘는 영웅이었다. 그는 스텔론처럼 운동을 한 직후에 날계란 다섯 개와 육회 반근을 먹곤 했다. 그러니 하루에 날계란 열 개, 육회 한 근을 먹는 셈이다.

그러나 40대 중반에 접어들자 눈이 침침해지고 귀가 울리고 머리가 아팠다. 그리고 전립선에 이상이 생기고 고혈압 증상이 찾아왔다. 하루 종일 짜증이 났다. 그는 명동과 강남 등지에 여러 군데 술집을 차려 많은 돈을 벌었다. 그런데 돈이 많아질수록 짜증이 더 심해졌는데 그럴 때마다 헬스클럽에 가서 죽기 살기로 운동을 했다. 어떤 날은 하루 열 시간 동안 운동을 한 적도 있었다. 한마디로 운동 중독이었다.

몇 년 전부터는 갱년기 여자처럼 얼굴이 화끈거리고 눈이 아프고 귀가 멍멍했다. 그리고 소변발이 약해지고 소변을 볼 때마다 요도가 아팠다. 두통약, 혈압 약, 전립선 약을 먹었지만 증세가 나아지기는커녕 더 심해졌다. 그에게 전립선 이상은 사형선고나 같았다. 마치 성대가 고장난 가수나 다리가 부러진 육상 선수나 다름없었다. 강한 힘과 넘치는 섹스가 삶을 지키는 기둥이었는데 이게 삐꺼덕거리기 시작한 것이다. 성능이 떨어지자 그는 마치 암 선고를 받은 사람처럼 기가 죽었다. 평소 섹스 능력 없는 남자를 아무 쓸모없는 '버러지' 취급을 해서 '세상 왜 살지' 했는데 이제는 그가 바로 그 '버러지'가 되고 세상을 왜 사는지 알 수 없게 된 것이다.

천천히 걸었을 뿐인데 병이 낫네

어느 날 죽을상을 한 그가 나를 찾아왔다. 나는 그에게 세 가지 조건을 지키면 한 달 뒤에 약을 처방하겠다고 했다. 첫째, 운동을 일절 하지 말고 출장식 호흡을 하면서 천천히 걸으라고 했다. 그가 지금까지 해 온 운동은 운동이 아니라 악을 쓰는 스트레스 만들기였다. 강한 스트레스를 오랫동안 받으면 온몸이 굳어져 기운 순환이 안 된다. 정신적 스트레스나 육체적 스트레스나 결과는 같다. 둘째, 매일 열 개씩 먹던 날계란을 한 개로, 한 근씩 먹던 육회를 60그램만 먹으라고 했다. 20여 년간 먹었던 것을 별안간 하나도 먹지 않으면 금단 현상이 생기므로 양을 줄이라고 했다. 알코올 중독이나 마약 중독, 운동 중독처럼 음식 중독도 마찬가지다. 셋째, 몸에 좋다고 소문난 음식은 일절 먹지 않게 했다. 술, 담배를 전혀 안 하는 그는 대신 체력과 정력에 좋다는 음식이나 보약은 아무리 비싸도 다 찾아다니면서 챙겨 먹었던 것이다.

며칠 동안 네 시간 운동 대신 네 시간 걷기를 하던 그가 내게 "이게 운동이냐? 이런 건 칠팔십 먹은 꼬부랑할망구나 하는 거 아니냐?"면서 투덜거렸다. 나는 "죽으려면 맘대로 해!" 했다.

한 달 뒤, 그의 얼굴에는 붉은 기운이 조금 없어졌다. 나는 그에게 승마황련탕升麻黃連湯과 오령산을 번갈아 처방하고 전처럼 걷고 보통 음식을 먹게 했다. 보통 음식이란 그가 어린 시절 신문팔이, 구두닦이를 할 때 먹던 음식이었다. 승마황련탕은 승마, 갈근 각 4그램, 백지 2.8그램, 백작, 감초 각 2그램, 황련 1.6그램, 천궁, 형개, 박하 각 1.2그램, 그리고 물소 뿔인 서각이 들어가는데 서각은 취급 금지 품목이라 서각 대신 황련을 20그램 추가했다.

처음에는 천천히 걷는다고 투덜거렸으나 석달이 되자 안정된 모습이 되었다. 내가 그를 안 지 40년 만에 처음 보는 편안한 모습이었다. 다시 석 달이 지나고 그는 젊은 시절의 건강을 되찾고 온화한 사람이 되었다. 수십 년간 원초적 본능인 음식, 섹스, 운동에 빠져 있던 사람이 불과 7개월 만에 선량한 보통 사람이 된 것이다. 건강을 회복한 그가 말했다.

"비싼 보약이나 비싼 음식을 안 먹고 천천히 걷기만 했는데 그게 더 잘되네. 그동안 많은 돈 들여 몸만 망친 셈이야."

그는 더 이상 아내 이외의 여자들을 쳐다보지 않았다. 예전에 수십 명의 첩을 거느린 부자들은 나이가 오십이 넘으면 그 여자들을 다 제 갈 곳으로 가게 했다. 능력이 부치면서 많은 여자들을 움켜쥐고 있으면 자기 자신이나 젊은 여자들을 괴롭히는 결과가 되기 때문이었다. 현명한 부자들은 젊은 첩들에게 먹을 만한 재산을 주고 해방시켰다. 그가 부드럽고 온화한 사람이 되자 그의 업소에서 일하는 젊은 남녀들이 그를 존경하기 시작했다. 그러자 그는 일년에 수십 차례나 주례를 서는 주례 중독자가 되고 말았다.

심포—동진대교
명품 공진단보다 효력 있는 복령수제비

심포항은 만경강과 동진강이 만나는 진봉반도의 끝자락에 있는 포구다. 심포항에 도착하자 해가 수평선을 넘어가고 있었다. 포구에 있는 식당에서 칼국수를 먹었다. 그동안 걸어온 바닷길에는 바지락칼국수 집들이 늘어서 있었는데 이곳에서는 바지락이 아닌 동죽을 넣어 만든 칼국수를 팔고 있었다. 동죽은 심포항 갯벌에서만 나오는 특산물 조개라 한다. 식당 주인은 죽합구이도 맛보라고 했는데 맛조개의 일종인 죽합은 껍데기가 대나무 모양으로 여느 조개보다 덩치가 컸다. 맛조개가 송아지만하다면 죽합은 황소만하다고 하겠다.

김제평야의 까마귀

다음날 동진대교 쪽으로 길을 잡았다. 심포항 포구에는 넓게 뻗은 갯벌이 있고 그 끝에는 방조제가 목장 울타리처럼 길게 늘어서 있다. 새만

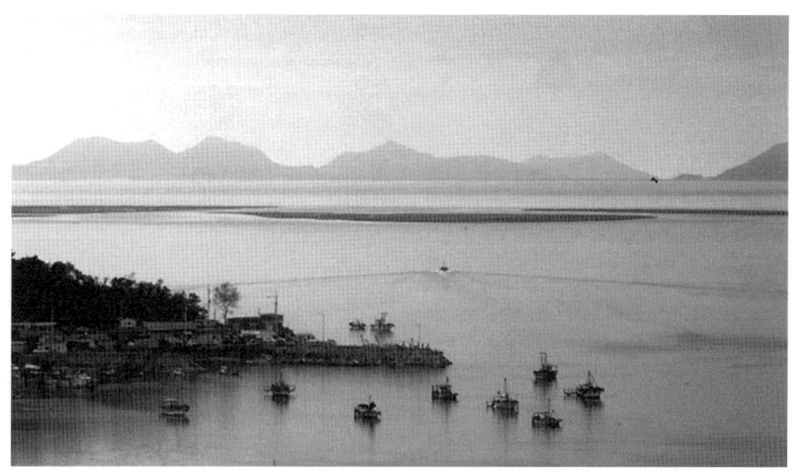

조용하고 아담한 심포항의 포구.

금방조제다. 그 갯벌에는 많은 고기잡이배들이 밧줄에 묶여 있는데 방조제가 완성되는 날이면 이 배들은 생명을 잃을 것이다. 순간, 사막의 뜨거운 태양 아래 팔다리가 묶인 채 살은 독수리가 쪼아 먹고 피는 바람에 말리면서 서서히 죽어 가는 인디언이 연상되었다.

봉화산이 바닷길을 막아 거전리로 돌아가 광활면 논둑을 걸었다. 심포항에는 지평선이 두 개나 있는데 하나는 광활면 지평선이고 다른 하나는 갯벌 지평선이다. 바닷물이 빠지면 새만금방조제까지 갯벌과 하늘이 맞닿는 지평선이 생긴다. 그리고 광활면은 1925년부터 간척사업을 해서 지평선이 있는 넓은 들판이 되었다. 얼마나 광활한 지 이름도 광활면廣闊面이라 했다.

제방을 걸었다. 왼쪽은 몽땅 논이고 오른쪽은 몽땅 갯벌이다. 두 시간 이상을 걸어도 제방은 끝날 기미가 보이지 않는다. 제방 옆에 큰 나무가 서 있고 잎사귀가 다 떨어진 나뭇가지에는 수십 마리의 검은 새들이 앉아 검은 단풍처럼 보였다. 바로 김제평야의 유명한 까마귀들이다. 가을걷이가 끝나면 떨어진 나락을 주워 먹으러 수천 마리의 까마귀가 떼지어 몰려와 장관을 이뤘는데 지금은 그 숫자가 많이 줄었다고 한다.

어느 날 사람들이 까마귀를 비삼飛蔘이라 했다. 하늘을 나는 인삼이란 뜻이다. '산에는 산삼, 바다에는 해삼, 하늘에는 비삼'이라면서 최고의 정력제라 했다. 그때부터 까마귀 한 마리가 수만 원에 거래됐고 수많은 까마귀들이 수난을 당했다.

제방에는 잘 날지 못하는 까마귀 한 마리가 보였다. 독극물에 중독된 듯 입에 거품을 물고 괴로워하는 모습이었다. 그 주위에는 가족으로 보이는 여러 마리의 까마귀들이 안절부절못하며 서성거렸다. 그 모습이 사람과 별 차이가 없었다. 지구에 있는 동물들의 지능지수는 사람, 코끼리, 돌고래, 침팬지, 까마귀의 순으로 까마귀의 IQ가 침팬지보다는 못

변산반도 앞바다의 광활한 갯벌 지평선.

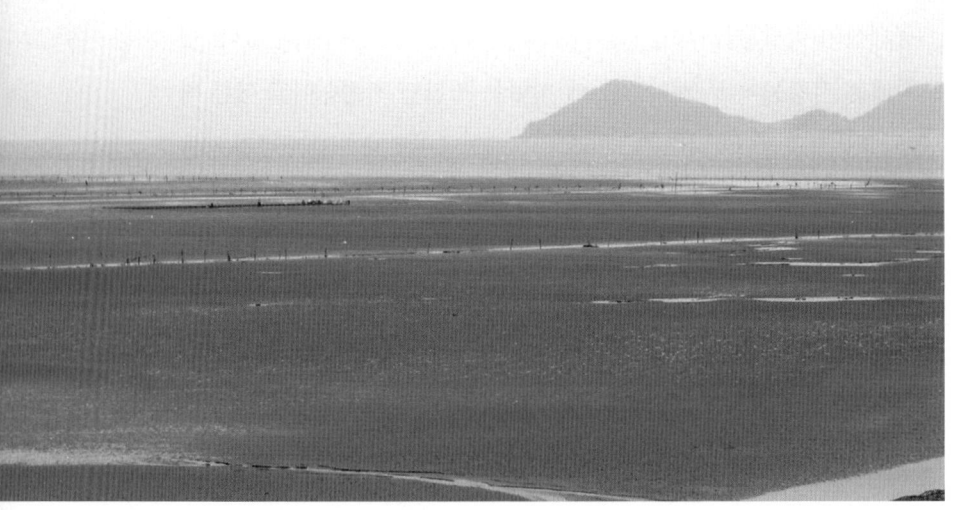

하지만 개보다 훨씬 높다고 한다. 까마귀 가족이 병든 까마귀와 같이 괴로워하는 모습이 제방을 걷는 동안 계속 눈앞에 어른거렸다.

너절하게 죽은 형님의 교훈

끝없이 펼쳐진 논을 보니 '저런 논에서 천석꾼 만석꾼이 나오는구나' 하는 생각이 들었다. 그러자 '천석꾼은 천 가지 고민, 만석꾼은 만 가지 고민'이라고 푸념하던 개성 출신의 박 노인이 떠올랐다.

노인은 젊은 시절에 서울 동대문시장에서 개성까지 백팔십 리 길을 걸어 다니며 장사를 했다. 휴전협정이 체결되고 난 다음부터 동대문시장에서 가게를 얻어 장사를 했다. 돈도 많이 벌고 자식도 많이 낳았다. 그러나 나이가 들수록 걱정거리가 끊이지 않고 몸이 아팠다. 자식들과

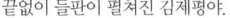
끝없이 들판이 펼쳐진 김제평야.

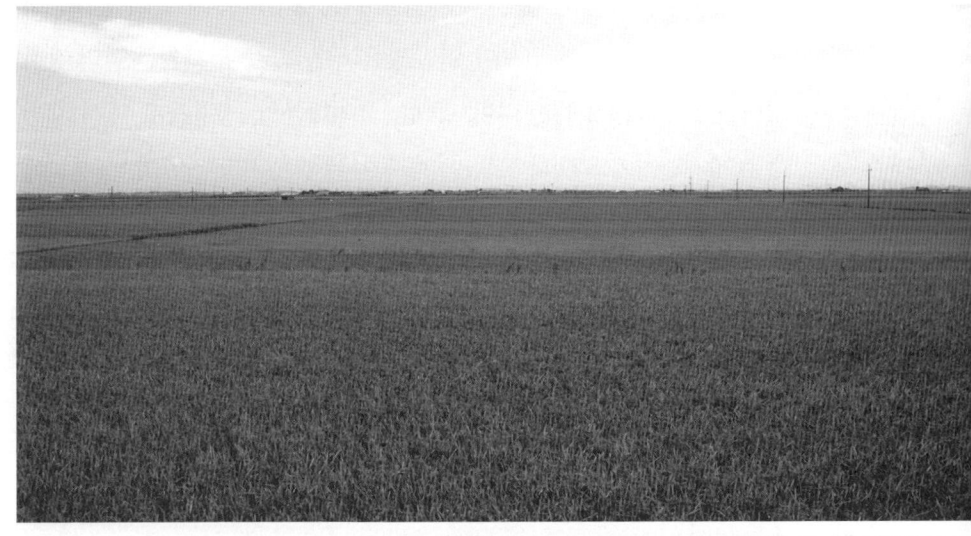

의 불화, 형제 친척들과의 다툼이 없는 날이 없고 허구헌 날 머리카락만 빼고는 몸 전체가 아팠다. 환갑 나이가 되자 10분을 걸으면 무릎이 아파 30분을 주물러야 했다. 병원에서 정밀 검사를 했더니 디스크, 관절염, 소화불량, 우울증, 고혈압, 당뇨, 고지혈증, 전립선염, 지방간 등 현대병의 박람회라 할 만큼 모든 증세가 다 나왔다. 그때부터 혈압약, 당뇨약, 전립선약, 소화제, 우울증약, 간장약 등 그가 10여 년간 먹은 약이 한 트럭분이 넘었다.

그러나 병세는 거꾸로 악화되기만 했다. 젊은 시절 서울에서 개성까지 백팔십 리 길을 일주일에 두 번씩 40킬로그램 이상의 등짐을 지고 걸어 다녔고 40대에는 히말라야, 킬리만자로를 등정했는데 이제는 10분도 걷지 못하고 차만 타고 다니는 신세가 되었다. 살아 있어도 죽는 거나 다름없는 생불여사生不如死의 신세가 된 것이다. 그는 성공의 의미를 곰곰이 헤아렸다. 결국 돈을 모으는 게 성공은 아니었다.

노인에게는 다섯 살 많은 형님이 있었다. 형님도 그와 같이 동대문시장에서 장사를 했는데 그보다 훨씬 많은 돈을 벌었다. 그와는 달리 장사 영역을 빠찡코(슬롯머신), 나이트클럽, 고리대금업, 땅장사로 넓혀 재벌 수준의 재산가가 되었다. 어렸을 때 공부는 잘했지만 집안 형편 때문에 초등학교밖에 나오지 못한 형님은 중·고등학교와 대학교 과정을 대강대강 마치더니 경영학박사 학위까지 받았고 전국구 국회의원이 되었다. 지성, 재력, 권력을 다 거머쥔 3관왕이 된 것이다. 그런 형님이 얼마 전에 대장암, 간암 진단을 받았다.

국내 병원에서는 수술을 해 봤자 일 년을 넘기지 못한다고 하자 미국에 가서 수술을 받았다. 미국에서도 수술을 해 봤자 별 수 없다고 했지만 미국이니까 그냥 수술을 했다. 수술비로 70만 달러, 체류비로 30만 달러 등 거의 100만 달러를 쓰고 귀국했지만 병세는 오히려 더 나빠졌다. 특급호텔 특실과 같은 호화로운 병실에 입원한 형님은 의사나 간호사들에게 말끝마다 자신이 '미국에서 100만 달러 들여 수술한 국회의원 박 박사'임을 자랑했다. 잘난 체 하고 화를 잘 내는 형님을 간병인들이 좋아할 리 없었다. 그래도 그는 돈으로 횡포를 부리며 주위 사람들을 괴롭혔다. 부인은 물론 아들, 며느리, 딸, 사위, 손자, 회사 직원들까지 못살게 굴었다. 돈으로 국회의원을 한 지 수십 년이 지났고 돈으로 박사학위를 받은 걸 세상이 다 알지만 그는 말끝마다 '나, 국회의원 박○○박사야' 했다. 천민자본가의 대표적 표상이었다.

천석꾼은 천 가지 고민, 만석꾼은 만 가지 고민

인격이 없는 자의 큰 재산은 핵무기를 손에 쥔 미친놈만큼 세상에 해롭다. 살아 있는 사람으로 모택동과 장개석에게 동시에 존경을 받던 역사학자 진인각陳寅恪은 "사대부 계급 중에는 어진 자(賢者)와 어리석은 자(不肖子), 서투른 자(拙者), 약삭빠른 자(巧者)의 구분이 있기 마련이다. 어진 자와 서투른 자들은 늘 고통을 느끼다가 결국 나중에는 소멸해 버린다. 반면 어질지 못한 자와 약삭빠른 자들은 대부분 향락과 부귀영화를 누리며 신분 상승으로 명예를 떨치기도 한다"고 했다.

형님은 어질지 못하고 약삭빠른 자의 표본으로 향락과 부귀영화를 누리고 신분 상승으로 명예를 떨쳤다. 그러나 그는 자기 병을 못 고친 세상을 저주하다가 미국에서 온 지 한 달도 안돼 죽었다.

형님의 죽은 모습을 본 박 노인은 큰 충격을 받았다. 그리고 형님처럼 너절하고 비참하게 죽지 말아야겠다고 다짐했다. 그가 생각하건대 어렸을 때 그렇게 착하고 똑똑하던 형님을 괴물로 만든 것은 돈이었다. 큰 재산을 갖자 형님의 영혼은 악마의 소유가 된 것이다.

나에게 몇 달 동안 와서 처방을 받아도 별 차도가 없던 박 노인이 별안간 건강해지기 시작했다. 듣고 보니 형님의 죽음으로 충격을 받은 그가 '천석꾼은 천 가지 고민, 만석꾼은 만 가지 고민'이라던 부친의 말씀을 되새긴 것이다. 재산을 움켜쥐고 있는 한 고민이 없어질 수가 없다고 생각한 그는 기본 재산을 남기고 나머지는 사회와 교회와 자식과 친척들 앞으로 정리했다. 재산에서 홀가분해지자 수십 년간 그를 짓눌렀던 천 가지 고민, 만 가지 고민이 거짓말처럼 사라지고 머리가 맑아졌다. 삶의 수단으로 돈을 모았는데 어느덧 그 돈이 목적이 되고 흉기가 되어 그의 목을 죄었던 것이다.

그때부터 그는 나를 찾아올 때 집에서 항상 천 원짜리 지폐를 새 돈으로 스무 장씩 주머니에 넣고 왔다. 지하철, 버스를 타고 오는 도중 구걸하는 사람을 보기만 하면 천 원씩 줬다. 전에는 가난한 사람, 구걸하는 사람을 이해하지 못했다. 그는 가난을 나태의 산물로 보았다. 그러니까 가난한 사람은 다 게으른 사람이라고 여겼다. 그는 선진국 사람들은 다 부지런하고 똑똑하고 저개발국 사람들은 다 게으르고 멍청하다는 논리에 빠져 있었다. 그런데 돈에서 해방되자 따뜻한 가슴과 따뜻한 눈으로 세상을 바라보고 구걸하는 사람을 올바로 볼 수 있었다. 칭기즈칸의 어록 『빌리크』에 "군대를 통솔하려면 병사들과 똑같이 갈증을 느끼고 똑같이 허기를 느끼고 똑같이 피로해야 한다"는 구절이 있는데 박 노인은 이제야 그 뜻을 이해했던 것이다. 큰돈을 움켜쥐고 돈의 장벽 안에 있는 한 세상을 알 도리가 없다. 수백억 원, 수천억 원을 갖고 있는 사람이 가난한 사람의 고통을 이해한다고 하는 말은 '삶은 소대가리도 웃다가 입이 찢어질 노릇'보다 더 웃기는 말이다.

생각을 바꾼 지 백 일 쯤 지나자 그의 걸음은 '꽃 걸음'이 되었다. 서울과 부산의 벚꽃 피는 시기는 대략 열흘 정도 차이가 나는데 서울에서 부산까지의 거리가 천 리이니 벚꽃은 하루에 백 리를 가는 셈이다. 그도 이제 벚꽃처럼 하루에 백 리를 걸을 수 있었던 것이다.

명품 공진단보다 효과 큰 복령수제비

그는 처음에는 공진단이나 독삼탕獨蔘湯 같은 비싼 약제 처방만을 원했다. 공진단은 녹용, 당귀, 산수유 각 160그램, 사향 20그램으로 만드는 처방으로 못 먹어서 허약한 사람이나 선천적으로 허약한 사람에게 쓴다. 사향은 거래 금지 품목이라 가격이 엄청나게 비싸다. 특히 우리나라 사향노루에서 나오는 진사향은 그 값이 상상을 넘어선다. 한마디로 부르는 게 값인데도 그는 진사향을 넣은 공진단만을 고집했다. 그리고 동의보감 처방인 독삼탕은 큰 인삼 80그램에 대추 5개를 넣어 끓이는 것으로 일명 탈명산奪命散이라 하는데 그에게는 오대산 자락에서 자연생으로 자란 장뇌 산삼을 썼다. 이 역시 공진단 다음으로 약제 값이 비싸다. 그러나 비싼 약제를 오랫동안 먹어도 그의 병은 조금도 차도가 없이 악화만 되었던 것이다.

재산을 정리하고 걷기를 시작한 그에게 권한 처방은 복령수제비였다.

다행히 그는 매 끼니마다 수제비를 먹어도 물리지 않을 만큼 수제비를 좋아했다. 한약재인 백복령을 밀가루에 섞어 만든 복령수제비는 약도 되고 밥도 되는데 실증체질로 신장 기능이 약하던 그에게는 산삼, 녹용, 사향보다 월등히 도움이 되었다. 공진단, 독삼탕보다 훨씬 효과가 있었다. 복령수제비는 먼저 복령의 껍질을 벗긴 후 말려 절구에 곱게 빻은 다음, 이 복령분말과 우리밀과 찹쌀을 5대 4대 1의 비율로 섞어 만든다. 여기서 복령茯笭은 소나무 뿌리에 생기는 것으로 위를 편안하게 하고 소변을 시원히 나오게 한다. 박 노인은 복령수제비를 먹은 다음부터 뱃속이 편해지고 소변발이 굵어졌다. 살맛이 나고 건강해졌다는 증거였다.

5천 원짜리 시계나 5천만 원짜리 명품 시계나 시계를 보는 데는 아무런 차이가 없다. 한 그릇에 2천 원이 들어가는 복령수제비가 한약의 명품인 비싼 공진단보다 박 노인에게는 더 값진 명품이었다. 어느 날 그보다 스물다섯 살이 적은 부인이 내게 전화를 했다.

"복령수제비가 그처럼 회춘에 도움이 될 줄 몰랐어요. 친정어머니도 아버지에게 해 드리고 싶대요. 괜찮겠지요?"

점심 무렵 동진대교에 도착하니 멀리 김제시 쪽으로 지평선이 보였다. 호남평야다. 호남평야는 정확히 어디를 말하는 것일까. 국어사전에는 '전라남북도 서부, 익산, 김제, 부안, 고창, 영광, 광산, 장성, 함평, 나주, 영암, 강진, 해남군에 걸친 평야'라고 되어 있다. 어느 지리학자는 동진강 하류의 들인 김제평야, 만경강 하류의 들인 만경평야가 정확한 호남평야라고 말한다. 그 어느 것이건 나는 오늘 똑똑히 지평선이 있는 호남평야를 봤다.

동진대교에서 무연 스님, 호남에서 환경운동을 하는 김성종씨 부부를 만나 함께 계화면 쪽으로 걸었다. 이런저런 이야기를 나누다가 무연 스님이 내게 물었다.

"미얀마 스님은 한 시간을 걸으면 그 후부터는 끝없는 영적 기쁨을 주는 열반의 행선을 하는데 나는 다섯 시간을 걸어야 무상무념의 열반 행선에 들어가니 그 이유가 뭘까요?"

미얀마 스님은 우리나라 스님에 비해 재산도 적고 명예도 적고 지식도 적다. 따라서 욕심도 적다. 스님뿐만 아니라 미얀마 국민들은 지독하게 적은 수입에도 불구하고 편안한 얼굴을 가지고 편안하게 살고 있다. 불교 교리가 머리가 아닌 몸에 밴 탓이다.

'천석꾼은 천 가지 고민, 만석꾼은 만 가지 고민'이라는 말은 종교인에게도 해당된다. 재산, 명예, 지식, 지혜란 포장만 다를 뿐 똑같은 욕심이다. 그러니 일반인이 잡념 없이 걸어가고 잡념 없이 살아가기가 얼마나 힘든 일인가. 더구나 죽음을 앞에 둔 불치병, 난치병 환자들이 마음을 바로잡기가 얼마나 어려운 것인가. 나는 열 시간쯤 걸어야 열반 행선이 조금 보일락 말락 하는데….

격포-위도-곰소
벌써 운동화 한 켤레가 다 닳았네

이판과 사판

격포항은 예상보다 큰 포구로 많은 고기잡이배들이 있고 어선보다 훨씬 더 많은 횟집이 있었다. 밤에 기온이 내려가면서 바람이 불더니 비가 내렸다. 새벽에도 계속됐다. 바다 물결이 4미터가 넘으면 여객선이 출항하지 않는다. 다행히 아침에는 비가 멈추고 바람이 잔잔해져서 예정대로 위도에 도착할 수 있었다. 위도는 섬의 모습이 고슴도치와 닮았다고 하여 '고슴도치 위蝟'자를 쓴다.

온돌방처럼 따뜻한 여객선 선실에서 배낭을 베고 누워 책을 읽었다. 댄 브라운의 소설 『다빈치코드』다. 소설에는 다음과 같은 주인공 랭던과 소피의 대화가 나온다.

"여성과 결합을 하여 남자들은 절정의 순간을 얻는다. 그 순간 마음은 완전히 무無가 되고 신을 본다."

"오르가즘을 기도로 써요?"

"생리적으로 남자의 절정은 전적으로 무의 상태인 찰나의 순간이다. 짧은 정신적인 진공 상태, 신이 번득이며 나타날 수 있는 명료한 순간, 명상의 대가들은 성교 없이도 이와 비슷한 무념의 상태를 얻으며 종종 끝없는 영적 기쁨을 주는 열반의 상태를 묘사하곤 한다."

소설은 이 같은 포르노성 대화를 통해 핵심에 접근한다. 교황 베네딕토 16세는 이 소설을 예수의 본 모습과 신앙을 파괴하는 최악의 책이라고 했다. 교황은 저서 『나자렛 예수』에서 "예수는 인간이자 하느님이다. 따라서 예수를 인간이나 하느님 한쪽으로만 보는 것은 이단이다. 예수를 인간으로만 보면 그는 단지 도덕주의자, 사회개혁자, 종교를 창시한 성인일 뿐이다. 다빈치코드에서는 예수를 인간 쪽으로만 보았다"고 했다. 우리말에 '이판사판理判事判'이란 말이 있다. '이판'은 영혼의 세계, 하느님의 세계이고 '사판'은 인간과 삶의 세계이다. 그러니까 예수는 이판과 사판을 다 드나드는 존재다. 소설 『다빈치코드』는 예수의 섹스 쪽만을 강조해 전 세계 사람들의 관심을 끌고 수천만 부를 팔아먹었다. 꾀 많은 저자와 장사에 이골이 난 출판사의 전략은 성공했다. 진인각이 말한 현명하지는 않으면서 약삭빠른 자의 모습이다.

노동선 하고 싶다는 스님

배가 떠난 지 50분 만에 파장금 포구에 도착했다. 오른쪽으로 걸으니 시름 마을이 나왔다. 마을 한가운데에 서해 페리호 위령탑이 서 있다. 10여 년 전 정원을 초과한 여객선이 이곳에서 침몰해 많은 사람이 죽었는데 시름이 깊도록 많은 사람이 죽어 마을 이름을 '시름마을'이라고 했나 했더니 그게 아니었다. 마을 앞의 섬 모양이 떡시루 같다고 해서 생긴 이름이다.

진리를 지나 해변 길로 가자 허름한 건물에 '벌금 여객선 터미널'이란 간판이 붙어 있다. 사용한 지 오래된 듯 간판이 낡았다. 파장금에 터미널이 생기기 전에 사용된 여객선 선창이었다. 그러니까 시름 마을의 위령탑은 이곳을 떠나 격포항으로 가던 배가 그 마을 앞에서 가라앉아 많은 사람들이 죽은 것을 위로하려고 세운 탑이었다.

위도에는 유난히 '금'자가 붙은 마을 이름이 많다. 파장금, 벌금, 정금 등 열두 군데가 있어 십이금이라 한다. 그만큼 돈이 넘쳐 났다는 이야기다. 예전에 서해에는 흑산도 파시, 위도 파시, 연평도 파시 등 3대 조기 파시波市가 있었다. 이곳 위도 파시는 칠산 앞바다, 영광 앞바다를 묶어 큰 조기 파시를 이뤘는데 가장 맛있고 큰 조기가 잡혔다. 흑산도에서 밴 조기의 작은 알들이 여기서 영글기 때문이다. 영광 굴비가 위도 파시에서 나온 조기로 만들었으니 '영광 굴비'가 아니라 '위도 굴비'라야 맞는 말이라는 주장도 옳은 듯했다.

치도와 큰 딴치도 사이에 있는 갯벌에는 굴을 따는 사람들이 많이 있었다. 동행하던 무연 스님은 산사에서 맥없이 명상을 하거나 산을 걷는 것보다 갯벌에서 굴을 따면서 참선을 하면 더 좋을 것 같다고 말했다. 스님은 경치 좋고 조용한 산사에서 주는 밥을 거저 얻어먹으며 참선을 하는 것도 창피하지만 바쁘게 일하는 사람들 옆으로 그냥 걸어 다니며 행선行禪입네 하고 우쭐대는 것이 더 부끄럽다고 했다. 노동선勞動禪을 기본으로 한 참선을 해보고 싶다는 거였다.

격포항으로 돌아와 하룻밤을 묵고 다음날 곰소항으로 향했다. 봉화봉을 돌아 궁항에 들어서니 TV드라마 '불멸의 이순신' 촬영장이 나왔다. 근처 상록 해수욕장에는 거북선 모형이 있었다. 역사의 가정법은 싱거운 짓이지만 임진왜란 때 이순신 장군이 남해를 막아 서해로 빠지는 길목을 지키지 않았다면 풍신수길이 명나라를 정복하기란 식은 죽 먹기였을 것이다. 얼마 후 명나라를 먹은 만주의 누르하치는 군사력이나 인구가 풍신수길보다 훨씬 열세였다. 풍신수길이 중국을 지배하여 제2의 칭기즈칸이 될 기회를 이순신이 훼방을 놓은 셈이다.

나라의 힘은 도시의 크기와 비례한다. 임진왜란이 지나 백 년 쯤 된 1700년경에 세계에서 가장 큰 도시는 일본의 동경이었다. 동경의 인구가 100만 명, 런던이 86만 명, 파리 54만 명, 북경 50만 명, 조선의 한양이 30만 명이었다.

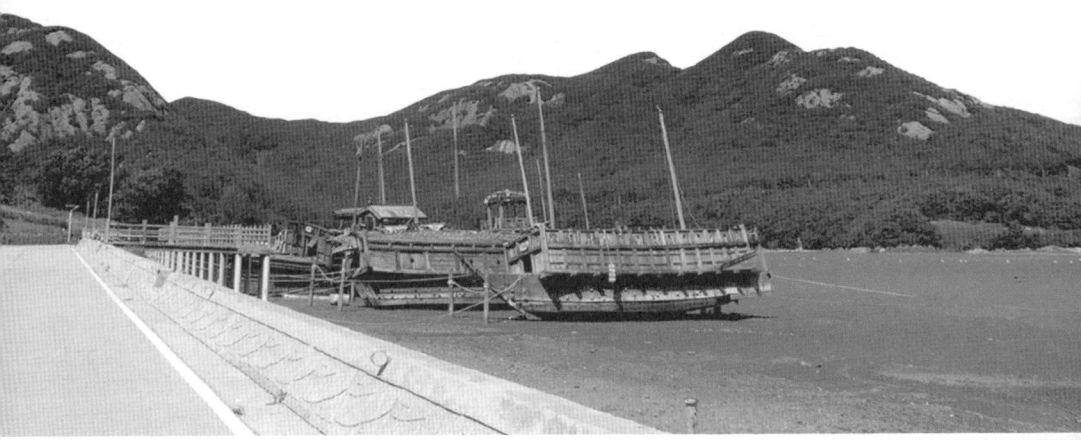

TV드라마 '불멸의 이순신' 촬영에 사용되었던 군선들.

왕포를 지나자 그동안 곰보 크기만 하던 곰소항이 황소 크기만 하게 보였다. 하루 종일 바람을 맞으면서 걸었더니 얼굴이 퉁퉁 부어올랐다. 같이 걷던 스님의 얼굴도 양귀비처럼 살집 좋고 혈색 좋았는데 검은 빛이 나고 부어 있다. 섬이나 해안을 다니면서 보면 일하는 사람들의 얼굴이 검게 타고 부종浮腫이 있다. 스님은 자기의 혈색 좋은 하얀 피부, 교양 있고 품위 있어 보이는 얼굴 모습을 부끄러워하면서 갯벌에서 일하면서 하는 참선 수련을 빨리 하겠다고 했다.

운동화의 수명은 400킬로미터

헤밍웨이의 소설 『노인과 바다』는 삶의 존엄성을 실존철학의 경지로 끌어올려 1954년 노벨문학상을 받은 작품이다. 주인공인 어부 산티아고는 일흔 살이 넘도록 작은 배로 그 배보다 큰 물고기를 잡으며 살았다. 헤밍웨이는 치열하게 세상을 사는 게 골방에서 참선을 하거나 책 속에 파묻혀 학문을 논하며 사는 것보다 더 가치가 있다고 여겼다.

1953년 할리우드 영화사가 『노인과 바다』를 영화로 만들면서 당시 톱스타인 스펜서 트레이시를 주인공으로 캐스팅하자 헤밍웨이가 "험한 세상을 헤쳐 나간 불굴의 의지와 소박한 영혼을 가진 노인 역으로 트레이시라는 배우는 어울리지 않는다. 노인의 손은 수십 년에 걸친 엄청난 노동으로 못이 박히고 마디가 굵어졌지만 트레이시의 손은 노동이 뭔지 모르는, 고통이 뭔지 모르는 여자 같은 손, 그저 그런 연기자의 손에 불과하다. 온실에서 편안하게 살아온 사람이 어찌 폭풍을 헤치며 살아온 노인의 삶을 이해할 수 있겠는가?" 하며 반대했다. 그러나 헤밍웨이의

우려에도 불구하고 트레이시가 출연한 영화는 흥행에 크게 성공했다.

집에 와서 보니 운동화가 아주 지저분했다. 그동안 갯벌을 많이 다닌 탓이었다. 신발 세탁소에 갔더니 운동화를 본 주인이 깜짝 놀란다. 세탁소를 4년쯤 했지만 이렇게 바닥이 반질반질한 운동화는 처음 본다고 했다. 이천 리쯤 걸었더니 그렇게 됐다고 말하고 집에 돌아와 중국에서 나이키 공장을 경영하는 친구에게 전화를 했다. 운동화 밑창 수명이 어느 정도냐고 묻자, 나이키는 600킬로미터를 걸을 수 있도록 밑창을 설계한다고 했다. 더 오래 견디게 만들 수는 있지만 그럴 필요가 없다는 거였다. 600킬로미터를 걷기 전에 사람들이 싫증나서 신지 않는다는 이야기다. 그러면서 신발을 만든 지 30년이 넘었지만 이런 질문은 처음 받아 본다고 했다. 하루에 30킬로미터씩 20일간을 걸으면 600킬로미터가 되는데 이 정도면 신발바닥이 거의 다 닳는 것이다.

강원도의 심마니들은 매달 새 장화를 신는다. 한 달 만에 장화가 다 닳지 않으면 전문 심마니라 할 수 없다. 프로급의 심마니들은 보통 한번 산에 가면 열 시간 이상을 걷고 한 달에 보통 25일 정도 산에 간다. 비가 와도 간다.

운동화의 수명이 600킬로미터이니 우리나라 해안선을 다 걸으려면 적어도 열 켤레의 운동화가 필요하다. 예전에 장거리 등짐 장사들은 미투리를 여러 켤레 갖고 다녔다. 짚신 신고는 무거운 짐을 지고 멀리 걸을 수 없다. 얼마 못가 터지거나 바닥이 닳는다. 많이 걷는 사람은 신발이 더 잘 닳는다. 오십 리 이상을 무거운 짐을 지고 걷게 되면 발이 무거워져 자기도 모르게 신발을 끌면서 걸어 신발 뒤축이 더 많이 닳는다. 짐이 무거울수록, 거리가 멀수록 더 심해진다.

곰소-질마재
단식으로 생긴 이명, 걷기로 회복하다

걸어서 출퇴근했더니

　곰소항에는 젓갈가게, 젓갈식당이 수없이 많고 진서리 곰소 마을에는 그것보다 훨씬 더 많은 젓갈가게가 있었다. 마을 전체가 다 젓갈가게인 듯했다. 젓갈은 소금 맛이 기본인데 곰소 염전에서는 쓴맛이 전혀 없는 최고 품질의 소금을 생산한다. 그래서 곰소 소금으로 담근 젓갈은 맛이 좋아 전국에 알려지게 되었고 일본에도 수출되고 있다.
　곰소 염전은 예전에 바닷가에 있었지만 지금은 간척사업 때문에 마을 속으로 들어와 있다. 곰소라는 지명은 행정구역상의 정식 지명이 아니다. 이곳에 곰 모양의 웅도라는 섬이 있었고 연못이 있어 곰소라 했는데 8·15해방 직전에 일본이 해군기지를 세우려고 섬을 폭파해서 방조제를 만들었다. 젓갈가게에 들러 친지들에게 보낼 젓갈을 사면서 서울 중부시장에서 젓갈 도매상을 하고 있는 이 여사를 떠올렸다.

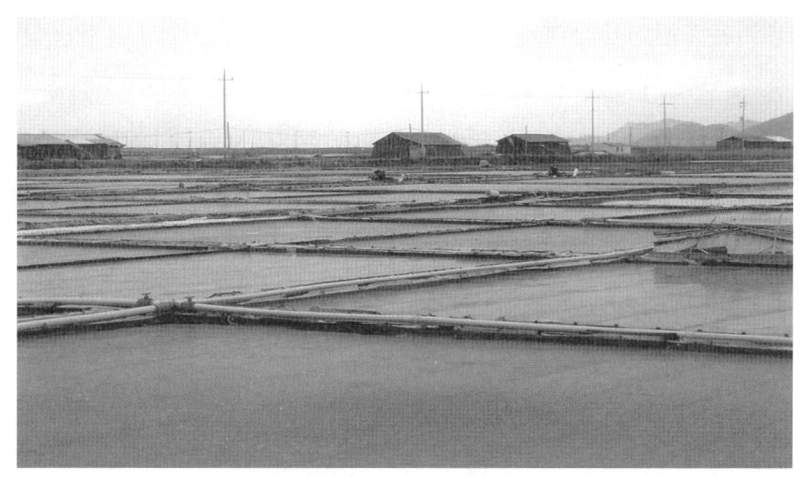
간척사업 때문에 마을 속으로 들어와 있는 곰소 염전.

10여 년 전, 그녀는 비염이 심해 코 수술을 했는데 수술이 잘못돼 코가 주저앉아 버렸다. 성형수술을 하려 했으나 코뼈가 없어 불가능했다. 결국 코뼈 없는 납작코 여자가 되고 말았다. 이제는 비염이 문제가 아니었다. 시집도 안 간, 서른 살이 채 안 된 처녀가 코뼈 없는 얼굴로 세상을 살아가자니 앞날이 캄캄했다. 죽기로 마음먹고 병원에서 주는 음식을 몰래 내버리며 굶었다.

그런데 며칠이 지나자 죽지는 않고 이명耳鳴이 심하게 생겼다. 영양실조 탓이었다. 귀가 하도 시끄러우니까 죽을 생각이 멀리 달아나 버렸다. 밥을 다시 먹고 기력을 찾았으나 한번 나빠진 귀는 정상으로 돌아오지 않았다. 병원에서는 이명을 고치지 못했다. 그녀는 '죽는 것도 팔자에 없으면 못 죽는구나' 생각하고 병원에서 나왔다.

나를 찾아왔을 때도 비염이 심하고 이명이 그치지 않았다. 비염은 비교적 고치기 쉽지만 이명은 그리 간단하게 낫는 병이 아니다. 이명은 신장 기운과 관련이 큰데 신장이 약해지면 이명이 생기는 수가 많지만 신장을 튼튼하게 한다고 해서 이명이 다 없어지지는 않는다.

나는 달마다 인사동에서 중학교 동창과 후배를 만난다. 풍류를 사랑하는 후배 시인 최동락이 하는 작은 막걸리 집에서 모이는데 이태원성당에 있는 유병일 신부를 주빈으로 하는 모임이라 '유사모'라 했다. 어느 날 이 자리에 처음 보는 후배가 나와 있었다.

"무슨 일이지요?"

"이명이 심해 도움을 받으려고요."

"그건 종합병원에 가서 정밀 검사를 받아야지요."

"저는 일 년에 종합 검진만 30만 건을 하는 병원을 하고 있어요."

그는 귀에서 소리가 심하게 나서 몇 년 전부터 전 세계 병원을 찾아다니면서 치료를 받았으나 허사였다. 귀의 구조에 문제가 있으면 병원 치료로 고칠 수 있지만 기능에 문제가 있으면 치료가 어렵다. 그의 귀는 구조적으로 아무 이상이 없었고 X-Ray검사 등으로는 정상으로 나타나지만 기능에 이상이 있었던 것이다.

나는 출근 때 두 시간, 퇴근 때 두 시간 출장식 호흡을 하면서 걸으라고 했다. 서울에서 걸으면 공해 때문에 몸에 더 나쁘지 않느냐고 묻기에 천만 명 이상이 여든 살이 넘도록 사는 곳이 서울이니 걱정할 필요가 없다고 했다. 그는 강북에 있는 집에서 한강 다리를 건너 강남의 병원까지 8킬로미터, 이십 리를 걸었다. 그러니까 하루에 16킬로미터, 사십 리를 걸은 셈이다. 처음에는 걸어 다닐 때 이명이 심해 자동차 소음이 시끄러운 줄 몰랐는데 석 달쯤 지나자 자동차 소음이 시끄럽게 들린다고 좋아했다. 그리고 한강의 아름다움이 눈에 들어오기 시작했다는 것이다.

서울에 50여 년을 살면서 처음 느끼는 한강의 멋이었다. 그동안 세느강, 라인강, 나일강, 아마존강, 장강 따위를 다녀 봤지만 그 어느 강도 한강에 비하면 운치가 없었다. 반년쯤 지나자 귀 소리도 많이 줄어들고 자동차 소음에도 익숙해졌다. 걸으면 반드시 고친다는 신념으로 걸은 지 일 년이 지나자 이명 증세는 완전히 사라졌다.

그런데 새로운 증상이 나타났다. 남자가 불쑥 나타난 것이다. 10여 년 전부터 사라진 정력을 찾기 위해 무던히 애쓴 그는 비아그라를 비롯해 서양 의학이 할 수 있는 모든 수단을 동원하고 정력제 보약을 먹었지만 효과가 없었다. 병원 업무가 워낙 많은 탓이었다. 그런데 오직 걷기 하나만으로 영원히 사라진 줄 알았던 그의 젊음이 다시 살아난 것이다. 그는 요즘도 여전히 걸어서 출퇴근을 하고 있다.

위대한 인체의 자연치유력

이 이야기를 들은 이 여사의 눈빛이 반짝거렸다. 그날 이후 그녀는 세신산細辛散을 코에 끼고 출장식 호흡을 하면서 걸었다. 하루 네 시간 이상을 죽기 살기로 걸었다. 죽을병에 걸린 절망적인 사람도 죽을 각오로 걷는데 납작한 코와 비염과 이명 정도의 병으로 젊은 사람이 좌절할 일은 아니었다. 걷기 수행을 한 지 석 달쯤 지나자 비염이 거의 없어지고 납작한 코에 대한 열등감이 줄어들었다.

걷다 보면 생각이 넉넉해진다. 걷기라는 육체의 움직임을 통해 넉넉한 정신에 도달한다. '일견폐영 십견폐성一犬吠影 十犬吠聲'이란 말이 있다. 개 한 마리가 그림자를 보고 짖으니 개 열 마리가 따라서 짖어 댄다.

약한 사람은 남의 눈치나 살피며 똥개처럼 살지만 강한 사람은 자기 신념대로 산다.

영화 '바그다드 카페'는 남편한테 버림받은 늙고 뚱뚱하고 못생긴 여자 이야기다. 그녀는 사막지대에 있는 보잘것없는 작은 카페에 머물며 거기에 찾아오는 가난하고 늙고 외로운 사람들에게 도움을 준다. 그러자 얼마 후 이 쓸쓸한 곳이 생기 있는 장소로 바뀌고 불행한 사람들이 활력을 갖는다. 남들이 나를 어떻게 볼까보다는 내가 다른 사람들에게 따뜻한 관심을 보여주는 것만으로도 그들은 행복하게 되고 세상은 달라진다. 결국 제일 혜택을 받고 행복해지는 것은 자기 자신이다.

다시 석 달쯤 지나자 이명도 줄어들었다. 그녀는 친정어머니가 하는 젓갈가게를 물려받아 열심히 장사를 하며 남에게 도움을 주었다. 그러다가 최근 솜씨 좋은 성형외과 의사를 만나 코를 새로 만들었더니 이제는 미인이 되었다.

그녀의 이명은 몸이 허약해서 생겼다. 원래 저혈압 체질로 기력이 약했는데 단식을 하는 바람에 이명이 왔다. 나는 전형적인 소음 체질인 그녀에게 소음인 보중익기탕補中益氣湯을 처방했다. 이 처방은 인삼, 황기 각 12그램, 감초, 백출, 당귀, 진피 각 4그램, 곽향, 소엽 각 2그램, 생강 3쪽, 대추 2개로 구성되어 있다. 이제마의 사상체질은 이런 경우에 기막힌 효력이 있다.

이 여사가 갖고 있던 이명, 비염, 저혈압, 우울증, 생리불순, 기미, 소화불량 등은 모두 몸이 차가워 생긴 병으로 이명 약, 비염 약, 저혈압 약, 우울증 약, 생리불순 약, 소화불량 약을 따로따로 먹다가는 영원히 병에서 빠져 나올 수 없다. 서양 여자들은 이럴 때 속수무책이다. 서양 약들은 대부분 항생제 따위의 찬 약이라 몸이 차서 생긴 질병에는 문제가 크다. 미국의 여배우 마돈나가 출연한 영화 '육체의 증거'에서 마돈나는 생리통이 있을 때 아스피린 대용으로 백작약 뿌리 분말을 썼다. 한의학에는 생리통일 때 몸을 튼튼하게 하면서 통증을 멎게 하는 주옥같은 처방이 많은데 서양의학에서는 아스피린이 고작이다. 마돈나가 아무리 유명하고 돈이 많고 큰 병원이 옆에 있어도 생리통에 아스피린이나 먹는 수밖에 없다.

걷기와 소음인 보중익기탕으로 이 여사는 건강한 사람이 되었다. 미국 식품의약국이 분류한 병은 2만 개가 넘는다. 각 병마다 10개의 약이 있다고 보면 약의 종류만도 20만 개가 넘을 것이다. 2만 개의 병, 20만 개의 약은 생각만 해도 병이 생길 것 같다.

일단 몸이 아프면 '무슨 병인가, 무슨 약을 먹을까?'를 생각하지 말고 출장식 호흡을 하면서 걸어라. 한참 걷다 보면 머리가 맑아지고 속이 편안해진다. 이때 속이 편안해지고 기운이 생기는 음식을 먹으면 그게 제대로 된 처방이다. 식자우환識字憂患이라 했다. 어설픈 의학 지식으로 인체의 위대한 자연치유력을 망가뜨리지 마라.

왜 힘들게 걷느냐고 묻거든

다음날 곰소만방조제를 걸었다. 신봉리, 유정리, 줄포리까지 계속 방조제가 이어졌다. 줄포는 곰소만 깊숙이 자리 잡고 있다. 조선시대에는 한양으로 가는 많은 세곡선이 드나들고 위도 파시에서 거래된 조깃배들이 모여든 큰 포구였는데 이제는 방조제로 인해 퇴적물이 쌓여 배가 다닐 수 없는 이름뿐인 포구가 되었다.

　방조제를 걷다 보니 곰소에서 줄포를 지나 후포까지 오는 동안 식당이나 가게를 보지 못했다. 줄포를 지나자 파산리巴山里가 나왔다. 마을의 산 모습이 비파를 닮아 지어진 지명이었다. 후포에서 처음으로 가게를 만나 주인에게 라면을 끓여 달라고 했다. 주인은 계란을 넣고 끓인 라면을 묵은지와 함께 내왔다. 시장한 탓도 있지만 이렇게 맛있는 라면과 묵은지를 처음 먹어봤다. 라면이 진수성찬과 맞먹는 훌륭한 요리가 된 것이다.

　사포에서 명창 김소희의 생가를 둘러보고 다리를 건너자 수양방조제가 이어졌다. 여기서부터는 고창군이다. 곰소만을 절반쯤 지난 셈이고 지금까지 부안군 쪽 곰소만을 걸어온 것이었다. 여기서 곰소만은 부안군에서 부르는 지명이고 고창군에서는 줄포만이라 한다.

곰소만의 갯벌.

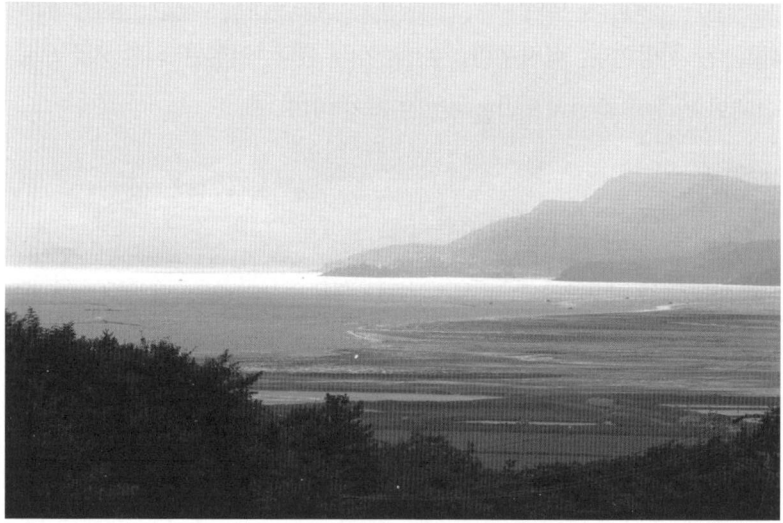

수양방조제 앞 갯벌에는 셀 수 없이 많은 게들이 있다. 지금까지 지나온 갯벌에서는 인기척만 있으면 게들이 전부 굴속으로 도망쳤는데 이곳의 게들은 소리를 질러도, 돌을 던져도 꿈쩍도 하지 않는다. 사람 구경이 처음인지 오히려 우주인 안테나 같은 눈알을 곤두세우고 나를 빤히 쳐다본다.

하루 종일 방조제를 걷다가 인촌 생가가 있는 인촌 마을로 갔다. 입구에 있는 500년쯤 된 느티나무 아래에서 배낭을 내려놓고 운동화와 양말을 벗었다. 물집이 생기고 피가 나는 발가락을 보고 있는데 40대의 여자가 다가왔다. 서울에서 연인과 같이 선운사로 놀러 왔다가 들렀다고 했다. 인천에서 여기까지 걸어온 이야기를 했더니 왜 힘들게 걷느냐고 묻는다. 참으로 '왜 살지요?' 만큼 대답하기 어려운 질문이었다.

"무슨 영화를 좋아하나요?"

인촌 마을 입구에 있는 느티나무.

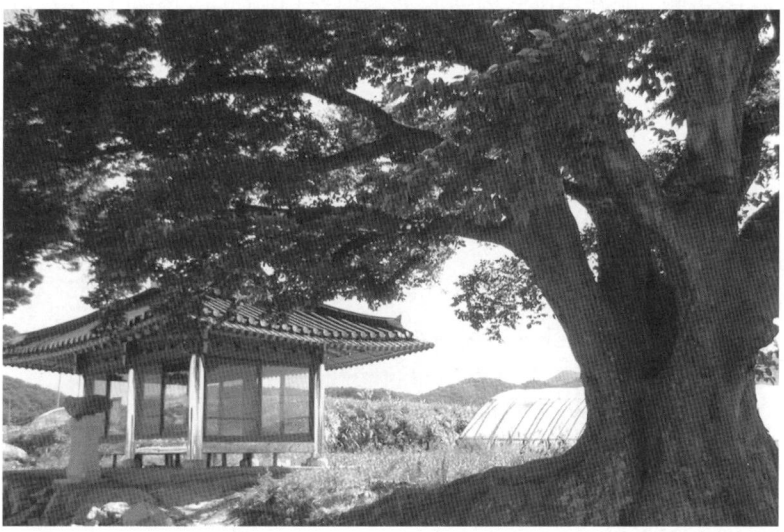

"비비안 리가 나오는 '바람과 함께 사라지다'요."

"그 영화는 몇 시간짜리지요?"

"4시간 걸리는 대작이에요."

"만약 그 영화를 빨리 돌려 10분 만에 보거나 중요 장면만 추려 5분 동안에 본다면 재미있을까요 없을까요?"

"그러면 재미없어 누가 봐요."

"아니, 그렇다고 줄거리를 모르는 것도 아니잖아요?"

"……"

4시간짜리 영화를 10분 만에 본다고 해서 영화의 줄거리를 모르는 것은 아니지만 영화의 감동은 가슴에 전달되지 않는다. 영화를 보는 목적은 재미와 감동이다. 차를 타고 선운사를 휙 돌아보면 선운사를 본 것임에는 틀림없지만 10시간을 걸려 주위의 산을 오르내리면서 선운사를 보는 것과는 그 재미와 감동이 하늘과 땅 차이다. 자동차나 기차, 비행기를 타고 빨리빨리 다니는 것과 하루 종일, 일 년 내내 걸어서 다니는 것과는 재미와 감동에서 얼마나 차이가 있을까. 터키의 이스탄불에서 중국 서안까지 1만 3천 킬로미터의 실크로드를 걸은 베르나르 올리비에는 저서 『나는 걷는다!』에서 다음과 같이 말하고 있다.

순례자들에게 나타나는 현상이지만 하루 평균 30킬로미터를 걷는 것에 단련이 되면 육체의 개념 자체가 무無가 된다. 대부분 종교에서 순례를 하는 전통이 궁극적으로 추구하는 것은 몸의 단련을 통해 영혼을 고양하는 일이다. 발은 땅을 딛고 있지만 머리는 하느님 가까이 있다고나 할까? 보이오타이인들이 굳게 믿었던 걷기의 지적인 측면이란 바로 이런 것이다. 이런 경험을 해보지 못한 사람들은 흔히 걷는 것을 고통스럽다고 생각한다. 마조히즘이나 종교적인 이유로 자갈 위를 무릎이나 맨발로 걸으며 스스로를 고문하는 사람들에겐 그럴 수도 있다. 그러나 하루 30킬로미터 범위 내에서 걷는 것은 기쁨이며 부드러운 마약과도 같다.

이야기를 듣고 난 그녀가 엉뚱한 말을 했다.
"우리 회사 사장님은 돈 많은 재산간데 평생 차만 타고 다녔어요. 올해 예순인데 방광암에 걸려 며칠 전에 10시간 동안 수술을 받았어요. 퇴원하시면 걸으라고 해야겠어요."
다시 걷기 시작했다. 미당문학관이 보였다. 해는 져서 어둡고 날씨는 춥고 배는 고프고 다리가 아파 그냥 지나쳤다. 선운사 쪽으로 걸어가자 식당, 모텔 등이 있는 마을이 있었다. 미당 서정주의 시 '꽃'에 나오는 질마재였다.

꽃 옆에 가까이 가는 아이들이 있으면
할머니들은
'애야, 눈 아피 날라, 가까이 가지 마라'
고 늘 타일러 오셨습니다.
그래서 질마재 마을 사람들은 해마다
피어나는 산과 들의 꽃들을 이쁘다고 꺾기는커녕, 그 옆에 가까이는 서지도 않고 그저 다만 먼발치서 두고 아스라히 아스라히만 예뻐해 왔습니다.

선운사-구시포
걸어서 심한 두통 고친 스님

지식과 재산이 가져오는 현대병

예전에 선운사 암자에서 참선 수행을 하던 스님이 나에게 온 적이 있었다. 건강하고 잘생긴 30대 후반의 스님이었다. 스님은 몇 년간 간염에서 간경화, 간암이 된 선배 스님을 간병해 왔다. 열심히 병 수발을 했지만 선배 스님은 죽고 오히려 그가 B형간염에 전염되었다.

스님은 간염을 고치려고 하루 종일 참선을 했다. 그에게는 정신이 육체를 이긴다는 신념이 있었다. 그러나 얼굴은 점점 검어지고 종기가 나고 피부가 나빠지면서 피곤이 심해졌다. 이제는 참선을 해도 집중되지 않고 길을 조금만 다녀도 숨차고 힘들고 며칠씩 잠을 잘 수가 없었다. 상기병上氣病이 심하게 온 것이다. 기가 머리로 올라가는 상기병은 수승화강水昇火降이 거꾸로 되어 화승수강火昇水降이 되는 현상이다. 생각을 많이 하고 머리를 많이 쓰는 성직자나 학자, 정치인에게 간혹 생기는 질병으로 심하면 미친 사람처럼 된다. 우리는 유명한 사람들 가운데 행동이 "저거, 미친× 아냐, 바보 아냐" 하는 생각이 들 때가 있는데 그들은 상기병이 심하게 온 것이다. 상기병의 최대의 적은 앉아서 생각만 하는 것이다. 이것은 불난 집에 기름을 붓는 꼴이다.

나는 간경변, 상기병으로 고생하던 스님에게 앉아서 참선을 하지 말라고 했다. 글을 쓰거나 책이나 TV를 보지 말고 밭에서 일하고 걸어 다니게 했다. 마을을 걷다 보니 전국을 다니게 되었다. 스님은 하루 20~30 킬로미터씩 천천히 다니면서 걷기 열반의 재미를 느끼기 시작했다. 차를 안 타고 책을 안 보고 신문이나 TV를 안 본 지 반년쯤 지나자 상기병은 저절로 없어지고 간경변도 어느 틈에 호전되었다.

문명사회가 되면 사람들의 혈압이 높아진다. 고혈압은 상기병의 시작으로 점잖은 사람도 잔소리가 많아지고 신경질을 부리고 짜증을 내기 시작한다. 상기병은 운동 중독으로 생긴 병과 증세가 같다. 결국 치료 방법도 비슷하다. 나는 스님에게 승마황련탕과 소시호탕을 처방했다. 얼굴이 붉고 머리가 아프고 눈이 침침한 것은 승마황련탕으로, 간경변은 소시호탕으로 치료했다. 소시호탕은 의학입문 처방을 기본으로 해서 수세보원을 참고했다. 처방 내용은 시호, 백복령 각 12그램, 백작약 8그램, 인삼, 반하 각 4그램, 감초 1.6그램, 생강 3쪽, 대추 2개이다. 간혹 다리에 부종이 생기고 얼굴이 부으면 가감위령탕으로 보완을 했다.

상기병이 생기면 신장이 약해지고 신장이 약해지면 고혈압이 따라온다. 당뇨, 심장병도 같이 온다. 고혈압 약, 당뇨 약, 심장 약을 먹다 보면 간 기능도 약해진다. 그러면 신장의 기능이 더 나빠지고 결국 신장투석이나 신장이식을 하거나 죽음에 이르게 된다. 지식과 재산을 소유한 현

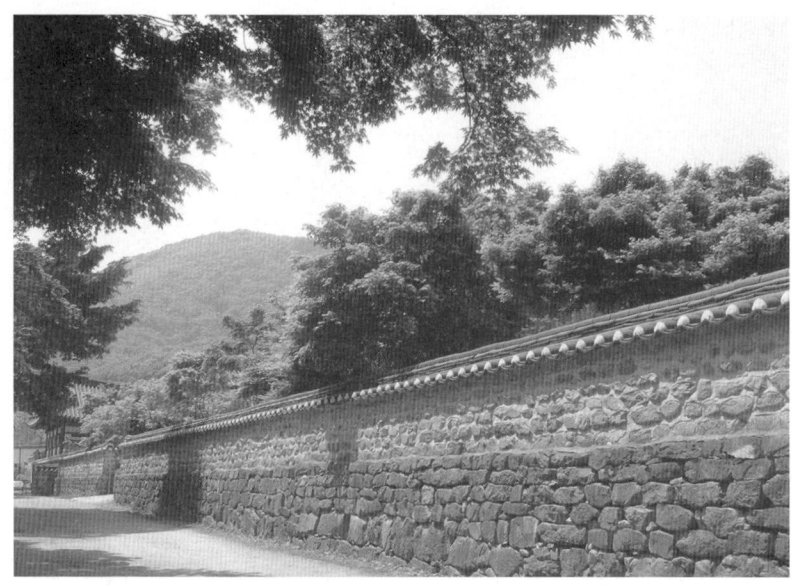
선운사의 돌담길.

대인들이 흔히 겪을 수 있는 함정에 빠지는 것이다.

　TV방송으로 몸살 앓은 해당화 군락지

　아침 일찍 질마재 숙소로 찾아온 무연 스님과 함께 선운사에 갔다가 인천강을 따라 바닷가 쪽으로 걸어갔다. 인천강은 이름만 강일뿐 중간 정도 크기의 하천으로 '주진천' 또는 별칭으로 '풍천'이라 부르는데 본 이름보다 별칭인 풍천으로 유명하다. 풍천風川은 바닷물이 들어올때 바람도 같이 몰고와 생긴 이름인데 이때 바닷물, 바람과 함께 장어도 함께 강으로 들어온다. 그래서 바다와 강을 드나드는 장어를 풍천장어라 하는데 운동량이 많아 유난히 힘이 세고 맛이 좋다. 풍천 하구는 방조제로

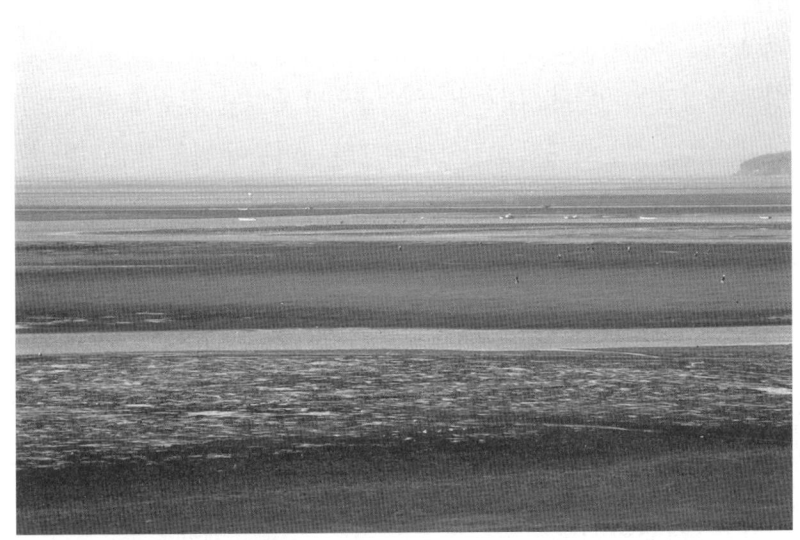

하전 마을 앞의 갯벌.

둘러싸여 풍천의 숨결이 막혀 있다. 풍천강이 질식하자 풍천장어도 예전처럼 잡히지 않는다고 한다.

 바닷가 제방을 걷다 보니 하전 마을과 갯벌 체험장이 나왔다. 갯벌이 얼마나 넓고 큰 지 멀리 변산반도와 서해안 쪽으로 지평선이 나타났다. 봉진반도 심포항에서 갯벌 지평선을 본 후 두 번째로 만나는 지평선 같은 갯벌이었다. 이곳에는 국내에서 제일 큰 바지락 양식장이 있어 추운 날씨에도 외부에서 갯벌 체험을 하러 온 사람들로 붐볐다. 줄줄이 꼬리를 물고 바닷가로 달려가는 경운기가 이채로웠다. 도시 사람들이 차 타고 출퇴근하듯 이곳 어민들은 멀리 떨어진 갯벌의 바지락 양식장에 경운기를 타고 다닌다.

 하전 마을을 지나자 다시 방조제로 연결되고 염전이 나왔다. 끝없이 넓은 염전이 이어졌다. 삼양사 공장 입구에는 한 식당만이 영업을 하고 있기에 들어갔다. 값싼 수입 소금이 국내에 들어오자 염전 사업이 사양길에 들어선 탓이었다. 식당에는 장어구이만 팔았다. 그런데 장어구이 맛이 일품이었다. 대도시 중심가의 유명한 장어구이 집을 뺨칠 만한 솜씨였다. 예전에 삼양사 공장이 얼마나 날리던 곳이었는지, 이 식당 음식에 그 흔적이 남아 있었다.

점심식사를 한 뒤 동호항을 거쳐 구시포로 향했다. 발과 무릎과 허리가 몹시 아파 양말을 벗어 보니 양말에 피가 배어 있었다. 발가락이 찢어지고 피가 나서 걷기 힘들었다. 간신히 구시포에 도착하여 바닷가에 있는 해수사우나에서 목욕을 하고 숙소를 정했다.

구시포의 본디 이름은 '새나리 불뜸'이다. '나리'란 갯가를 말하고 '뜸'은 마을을 가리킨다. 그러니까 '새 갯가의 불처럼 일어날 마을'이란 뜻이

해당화 군락지가 사라진 구시포 해수욕장.

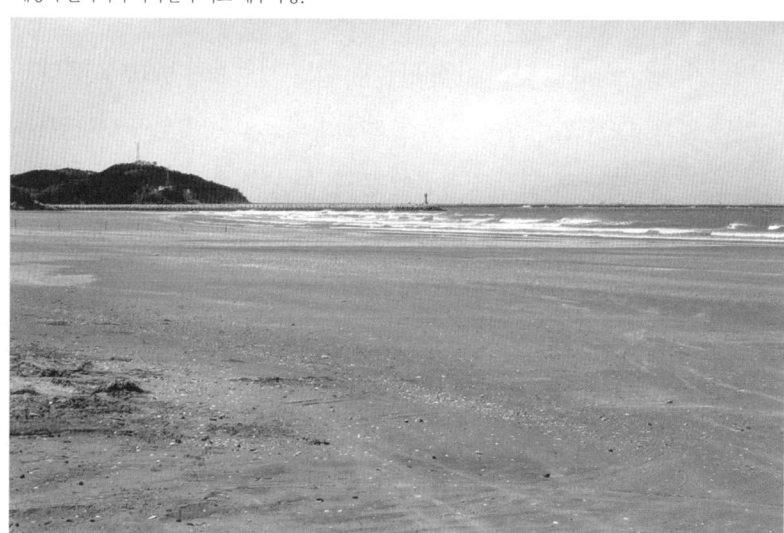

다. 일제 때는 이 지역의 갯벌이 아홉 개의 마을을 먹여 살릴 만큼 먹을 게 많다 해서 구시포九市浦라 했다.

이곳 해변은 원래 해당화 꽃이 일품이었다. 동호항에서 이곳까지 이어지는 삼십 리 바닷길에는 해당화가 지천으로 널려 있었고 그 덩굴이 하도 많이 우거져 다니기 힘들 정도였다고 한다. 그런데 어느 날 해당화 뿌리가 당뇨에 특효약이라는 TV방송이 있었고 이 지역에 해당화가 얼마나 많은 지도 방송되었다. 그 뒤 사람들이 중장비를 동원해 해당화 뿌리를 캐는 바람에 수백 년 이상 무성하게 자라던 해당화 집단 서식지는 단박에 폐허가 되고 말았다.

구시포에서 남쪽 바닷가로 가려는데 산이 막혀 마을 길로 돌았다. 어느 틈에 지나가는 자동차 번호판에 '전남'이라고 쓰여 있다. 전북 고창군 상하면에서 전남 영광군 홍농읍 성산리로 들어선 것이다. 경기도에서 충청도로 갈 때는 서해대교가 있고 충청도에서 전라북도로 갈 때는 금강하구를 건너가는데 전라북도에서 전라남도로 가는 길에는 아무런 경계 표시가 없었다.

법성포-영광
왜 세종대왕은 당뇨병을 못 고쳤을까

전라남도에 들어서자 바닷가에 영광 원자력발전소가 커다란 문어 대가리처럼 우뚝 나타났다. 포장길을 따라 발전소 쪽으로 걷는데 한 젊은이가 갈 수 없다면서 다시 돌아가라고 한다. 대천의 군 휴양지처럼 이 발전소도 넓은 해안을 가로막고 사람들을 다니지 못하게 했다.

법성포의 굴비가게, 굴비정식

홍농읍으로 갔다. 우체국에 들러 영광 굴비와 함께 이 지역 특산물인 굴비고추장을 샀다. 굴비고추장은 싱싱한 조기를 찢어 고추장에 무친 것으로 궁중 사람들이나 사대부가 주로 먹었다. 법성포에 도착하니 굴비가게가 늘어서 있었다. 이렇게 많은 굴비가게도 처음 보았지만 온 마을이 거의 몽땅 굴비가게인 곳도 처음이었다. 이중환의 『택지리』에 "영광 법성포는 밀물 때가 되면 바닷물이 포구의 바로 앞을 돌아 호수와 산

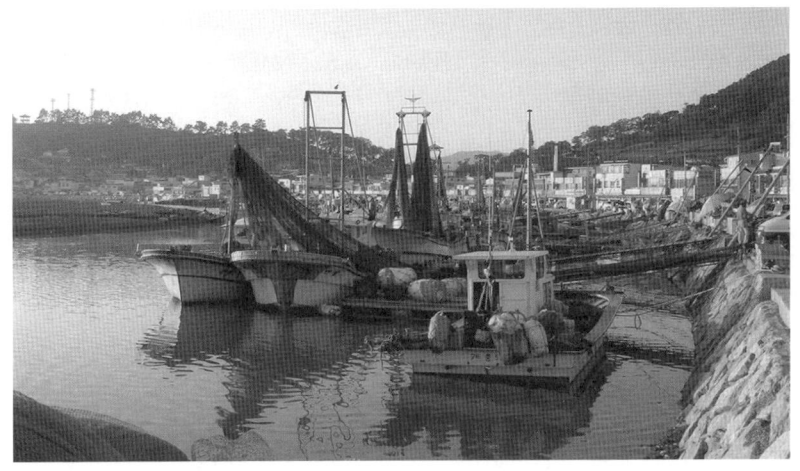

영광굴비의 고장 법성포 포구.

이 아름답고 집들이 빗살처럼 가지런하여 사람들이 작은 서호西湖라고 부른다. 바다에 가까운 여러 읍들은 모두 이곳에 창고를 두고 세미稅米를 거두었다가 나르는 곳으로 삼았다. 서호란 사리 때 바닷물이 들어오면 해상에 많은 배들이 몰려 호수 같은 형상을 하여 붙여진 이름인 듯하다"고 기록되어 있는데 이중환이 되살아났다면 "아, 굴비가게, 굴비가게, 끝없는 굴비가게…" 하고 신택리지를 썼을 것 같다. 굴비가게 다음으로 많은 게 굴비정식 식당이었다. 굴비정식을 주문했더니 수십 가지 반찬이 나오는 화려한 밥상이 대갓집 잔칫상 같았다.

마을 뒤 법성진성으로 올라갔다. 성벽을 따라 느티나무, 팽나무, 개서어나무가 늘어서 있다. 조선 중종 9년(1514년)에 성을 축조하면서 심은 나무들이다. 숯쟁이공원에는 천연기념물인 느티나무들이 우거져 있다. 산등성이를 넘자 최초의 불교 도래지 기념관을 짓는 공사가 한창이었다. 1600년 전에 인도의 승려 마라난타가 중국의 동진을 거쳐 백제에 들어

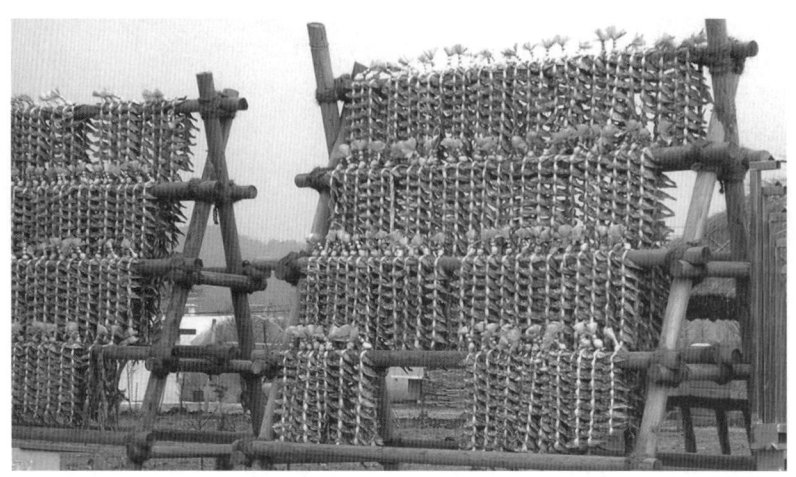
참조기 두름을 바닷바람에 말리는 법성포의 덕장.

왔는데 도착한 곳이 이곳 법성포였다. 법성포는 불법을 전하러 온 포구라 해서 생긴 이름이다.

산에서 내려와 마을을 걷는데 '이자겸 굴비가게'란 간판이 눈에 띄었다. 이자겸은 고려 인종의 외조부이자 장인으로 반역을 꾀하다 실패해 이곳에 유배된 인물이다. 그는 이 고장의 생선 맛이 특별하다고 하여 그 생선에 '굴복하지 않는다'는 뜻의 굴비屈非라는 이름을 붙여 인종에게 진상했는데 그것이 유명해져 영광 굴비가 되고 조선시대에는 궁중 진상품이 되었다. 이자겸이 임금의 외할아버지도 되고 장인도 되니 임금은 이자겸의 외손자도 되고 사위도 된다. 그는 손자 겸 사위한테 반란을 일으키다 실패는 했지만 영광 굴비라는 이름을 역사에 남겼다.

'손자 겸 사위' '외조부 겸 장인'이란 족보는 보통 사람의 상식으로는 이해하기 어렵다. 예나 지금이나 상류층이나 하류층의 윤리나 도덕은 일반인이 이해하기 힘든 수준이었다. 측천무후는 아버지인 당태종과도 살고 아들인 고종과도 살았다. 이태백은 벼슬살이에 매달리는 귀족층이나 돈만 아는 부자들을 너절한 인간으로 벌레처럼 업신여겼지만 당시의 황제 현종이 며느리이고 마누라인 양귀비를 데리고 살아도 "개 같은 연놈들!"하고 욕하지 않고 모른 체 했다. 백낙청은 한술 더 떠서 장한가長恨歌를 지어 양귀비의 죽음을 노래하고 그의 미모를 찬양했다.

머리 돌려 한번 웃으니 온갖 교태 일어나고(回首一笑 百媚生)
궁궐 안 미녀들이 감히 얼굴을 들지 못하네(六宮粉黛 無顔色)

와탄강에서 만난 개장사 차

법성포에서 내륙으로 뻗은 와탄강을 따라 갔다. 언덕에 있는 마을길에 오르자 해안도로가 나왔다. 왼쪽에 대덕산을 끼고 오른쪽으로 와탄

법성포의 백제 불교 최초 도래지 기념관.

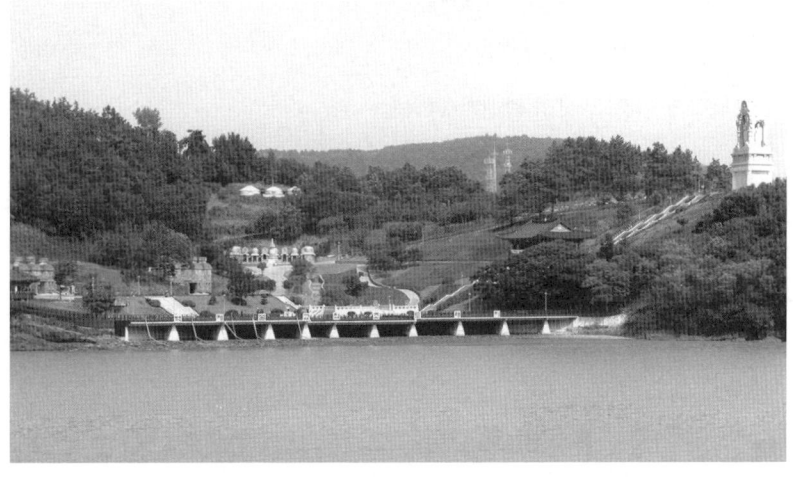

강을 바라보면서 걸었다. 어느새 개나리, 진달래, 벚꽃, 살구꽃이 한꺼번에 피어 있었다. 길은 완만한 언덕길로 이어지는데 울긋불긋 꽃으로 채색된 마을이 보이고 길가에는 화물자동차 한 대가 서 있었다. 늙은 살구나무에는 꽃들이 활짝 피어 하늘을 붉게 물들였다. 고목나무에 핀 꽃들이 더 화려했다. 맑은 하늘과 잔잔한 바다를 배경으로 아름다운 언덕 마을이 그림처럼 펼쳐 있었다. 순간 "개 팔아요! 염소 팔아요! 강아지도 팔아요!" 하는 소리가 들렸다.

화물자동차에서 나오는 소리였다. 개장사 차였다. 조용하고 한가한 마을에 개장사 차가 소리를 내자 마을 개들이 일제히 소리 높여 짖어 댔다. 와탄강 너머 법성포에서 들리는 음악 소리와 개장사 마이크에서 나오는 소리, 개 짖는 소리가 뒤섞여 살구꽃이 만발한 조용한 마을이 갑자기 시장통처럼 시끄러웠다. 같이 걷던 시인이 이렇게 읊조렸다.

살구꽃 활짝 핀 갯가 마을
개 파시오 퍼지는 공포의 전령에
개들은 황급히 아우성치건만
꼬부랑 할멈은 무심히 빨래만 한다

언덕을 넘자 다리가 나왔다. 법성면과 백수읍이 만나는 법백교다. 다리를 건너 다시 한눈에 들어오는 법성포만을 바라보면서 모래미 해수욕장에 도착했다. 바다 건너 법성포 입구인 목맥이가 손에 잡힐 듯 가까이 보였다. 해안도로가 생기기 전에는 모래미 마을의 술꾼들이 배를 타고 목맥이로 가서 술을 마셨다고 한다. 그러고 보니 강원도 개인산 약수터

아랫마을 사람들도 6킬로미터의 산길을 걸어 미산리까지 내려와 술을 마시거나 고스톱을 쳤다. 술 한 잔을 마시려고 산길 12킬로미터를 오르내린 셈이다.

동국여지승람에는 목맥이 마을이 "한양의 종로통처럼 북적이고 돛단배가 이십오 리 넘게 늘어서고 뱃사람을 겨냥해 모여든 300여 명의 몸 파는 여자들로 난리법석이었다"고 쓰여 있다. 휴전 이후 들어선 미군부대 기지촌 중에서 규모가 큰 곳에는 300여 명의 여자가 있었다고 하니 목맥이 포구의 규모가 어느 정도인지를 짐작할 수 있다.

세종대왕이 몰랐던 당뇨병 비방

모래미 해수욕장을 지난 지 얼마 되지 않아 앞이 탁 트인 칠산 앞바다가 나타났다. 육지에서 9킬로미터 거리에 있는 일산도, 이산도… 육산

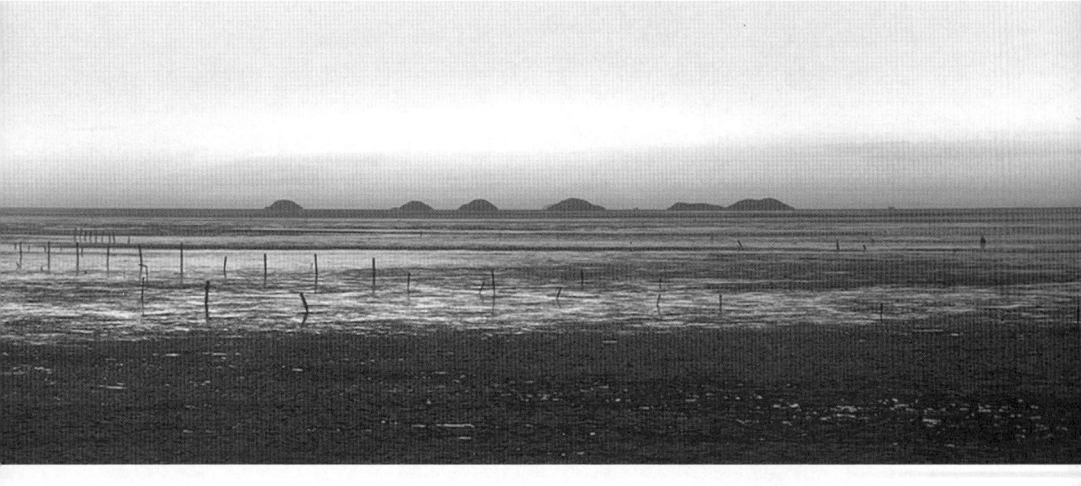

영광 앞바다의 칠산도.

도, 칠산도, 더 멀리에는 송이도, 안면도까지 볼 수 있는데 오늘은 날씨가 흐려 아무것도 보이지 않았다.

백수 해안도로에는 '해당화 삼십 리 길'이라고 부를 만큼 많은 해당화를 길가에 심어 놓았다. 구시포 해안에서 동호 해수욕장까지 삼십여 리 바닷가에 꽉 들어찼던 수백 년 된 해당화들을 전멸을 시킨 게 얼마 안 되었는데 이제는 해당화 길로 만드느라 애쓰고 있는 것이다. 해당화를 보니 세종대왕이 떠올랐다.

훈민정음을 반포할 때 세종대왕은 48세로 기력이 왕성해야 할 시절이

'해당화 삼십 리 길'이라 부를 만한 백수 해안도로.

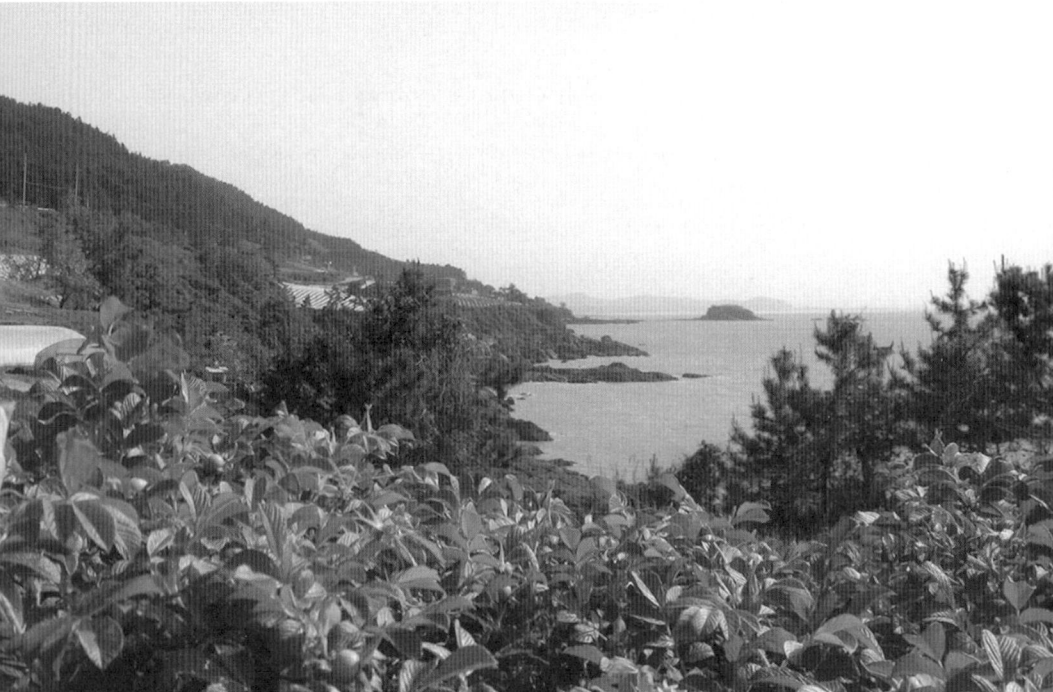

건만 병이 깊어 몸이 시들 대로 시들었다. 각기병脚氣病으로 제대로 걷지 못하고 창질瘡疾로 몸이 돌아눕기조차 힘들고 조갈병燥渴病 합병증으로 극심한 눈병을 앓았다. 이 무렵 세종은 신하의 목소리를 듣고서야 누가 누구인지를 구별할 정도였다. 조갈병은 '소갈병'이라고도 하는데 요새는 당뇨병이라고 부른다. 그러면 향약집성방을 저술하는 등 약초에 조예가 깊었던 세종대왕이 당뇨에 좋은 약초를 몰랐을까.

해당화 뿌리를 모르거나 구하지 못해서 고생한 게 아니다. 아무리 많은 해당화 뿌리를 먹어 봤자 소용없는 짓이다. 어의가 세종에게 "하루 삼십 리를 걸으면서 출장식 호흡을 하십시오. 이것이 당뇨의 특효방입니다. 걸으면 각기병도, 부스럼병도, 눈병도, 당뇨병도 다 없어집니다" 하고 처방을 내렸어야 했는데 그들은 중국 의학서와 향약집성방의 약재와 처방에만 매달렸던 것이다. 결국 세종은 환갑 잔치도 못하고 아깝게 죽었다.

당뇨의 비방은 '천천히 오래 걸으면서 출장식 호흡하기'다. 해당화 삼십 리 길을 날마다 걷는다면 반년 안에 당뇨는 완치된다. 세종시대에는 전 국토에 인삼이 아닌 산삼이 즐비했다. 100년 된 산삼, 200년 묵은 산삼이 많았다. 그러나 아무리 많은 산삼을 먹어도 세종의 병은 낫지 않았을 것이다. 고성능 폭탄이 아무리 많아도 혼자 터지지 않는 법이다. 뇌관을 때려야 폭탄이 터진다. 걷기야말로 뇌관 때리기인 것이다.

함평-무안

병을 무시하는 지혜

그거 전부 꼬사리여?

백수읍 하사리에서 함평 바닷가 쪽으로 향했다. 하사리 염전지대에 정차해 있는 농촌형 버스의 기사에게 길을 물었다. 염전을 지나면 두우리 해변으로 갈 수 있냐고 묻자, 실제로 가 보진 않았지만 틀림없이 있을 거라고 한다. 이 고장 출신이라면서 '틀림없이'를 강조했다.

긴 염전 둑을 걸어 바로 코앞에 보이는 염산면 두우리 쪽으로 갔다. 소금이 산더미처럼 많아 염산면이라 부르는 곳이다. 그런데 아무리 걸어도 염전 둑길만 빙글빙글 돌뿐 두우리로 가는 길은 나오지 않았다. 두어 시간을 헤매다가 제자리에 돌아왔더니 삼국지의 제갈공명이 펼친 팔진도八陳圖에 들어갔다 나온 기분이었다. 바닷가쪽 길을 포기하고 마을로 되돌아 나왔다. 찻길을 따라 염산면으로 향했다.

설도에 도착했다. '눈섬'이라고도 하는 이 섬은 작은 포구지만 여기에서 나오는 백새우 젓갈은 호남 지역에서 꽤 유명하다. 점심으로 이 지역 특산물인 대갱이 구이를 먹은 뒤 설도 방조제를 지나 향화도로 갔다. 향화도 앞에서 보니 무안군 해제면 송석리에 있는 도리포 포구가 손을 벌리면 잡힐 듯 가까이 있다. 함께 걷던 환경운동가 김성종씨는 향화도와 도리포의 거리가 1.5킬로미터인데 정부에서 방조제를 쌓겠다고 했을 때 호남의 환경단체들이 들고 일어나는 바람에 함평만을 살리게 되었다고 설명했다. 함평만의 입구가 막히면 함평만은 영원히 지도에서 사라지게 된다.

주포로 갔다. 함평만 속에서도 우묵 들어간 지형으로 큰 물굽이 속에 들어 있는 작은 물굽이인 아늑한 포구다. 이곳은 예전에 술이 많아 주포 酒浦라 했다. 이곳에서 돌머리 해수욕장을 거쳐 현경면 바닷가 쪽으로 가는 길은 모래밭과 갯벌이라 걷기가 좋았다.

어느덧 날이 저물어 현경면 현화리에서 버스를 기다렸다. 무안읍으로

향화도 포구에서 바라본 도리포. 우측으로 한 귀퉁이가 보인다.

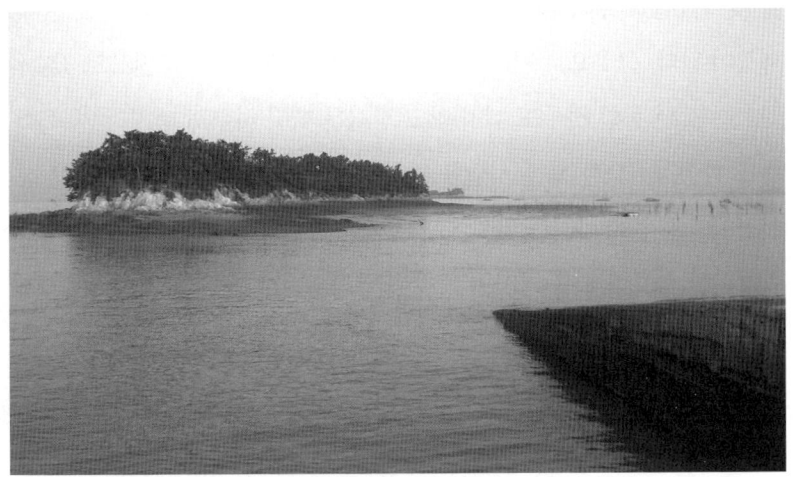

가서 저녁을 먹고 숙소를 찾을 생각이었다. 정류장에 모여 있던 마을 노인들이 내 배낭을 보고는 "전부 꼬사리여?" 하고 묻는다. 배낭의 부피가 커서 그게 다 고사리인줄 안 모양이다. 강원도에서 두릅 철에 큰 배낭을 지고 다니면 마을 사람들이 존경하는 눈빛으로 "그게 다 두릅이요?" 하던 게 떠올랐다. 평생 일만 하는 사람들은 빈둥빈둥 그냥 걸어 다니는 사람이 있다는 것을 이해하지 못한다. 히말라야 트레킹은 깎아지는 산길을 하루에 8시간 이상 악을 쓰고 오르내리는데 네팔인들은 짐을 잔뜩 지고도 이런 길을 두세 시간 만에 다닌다. 내가 만난 그들은 돈이 벌려 고맙기는 하지만 돈 내버리면서 그냥 걸어 다니는 외국인들이 이해하기 어렵다는 눈치였다.

간암 무시하고 평소처럼 사는 노인

함평군은 한우로 유명한 고장이다. 얼마 전 간경화에 복수가 차서 나를 찾아왔던 60대의 환자가 이곳에서 한우고기구이 집을 하고 있는 게 생각이 났다. 그곳으로 가서 저녁을 먹을까 하다가 그냥 무안으로 갔다.

그는 30년 동안 하루도 쉬지 않고 장사를 했고 하루도 빠지지 않고 소주를 마셨다. '술은 모든 사람을 평등하게 만드는 마술사다. 똑똑한 정치인이나 근엄한 목사나 탄광에서 일하는 광부나 길거리의 노숙자나 박학다식한 학자나 술을 마시면 똑같이 주정뱅이가 된다'는 게 그의 술 예찬론이었다. 젊은 시절에는 됫병 소주를 마셨지만 10년 전부터 양을 줄여 매일 2홉들이 소주를 두 병씩 마셨다고 했다. 그러면서 '술은 혈맥을 통하고 걱정을 없앤다. 알맞게 마시면 정신과 육체를 튼튼하게 하지만 많이 마시면 수명을 단축시킨다'고 기록된 동의보감을 들먹이면서 자기에게는 하루 2홉들이 소주 두 병이 건강을 지키는 수호신이라고 했다. 그러나 아무리 깊은 바다라도 바닥이 있듯이 그의 큰소리에도 한계점이 있었다.

어느 날 배가 불편하고 옆구리가 아파 병원에 갔더니 간경화에 복수가 약간 있다고 했다. 알부민 주사를 맞고 이뇨제를 먹었더니 복수가 빠졌다. 그런데 복수가 빠지면서 힘도 같이 다 빠져 버렸다. 병원이나 친지들이 편히 쉬라고 해서 식당 문을 닫았다. 내 집이라 때려치우기가 쉬웠다. 식당 집기를 처분한 후 골프를 치고 여행을 다니고 등산을 했다. 그런데 두 달도 안 돼 그딴 것에 재미가 사라졌다. 여행을 다녀도 재미가 없고 산길을 다녀도 가슴이 답답하고 집에 누워 있으면 지루하기만 했다. 장사할 때는 그렇게 재미있던 골프나 여행이 전혀 재미가 없었다. 일을 걷어치우고 하는 여행이나 등산은 따분하기만 했다. 술을 안 먹었더니 그 많던 친구가 다 떨어져 나가고 세상 사는 재미가 없어졌다. 우울증이 생기더니 다시 복수가 찼다. 이러다가는 얼마 못살고 죽을 것만 같았다. 나를 찾아온 그는 '살길'을 물었다.

한약방에는 별난 환자가 다 찾아온다. 민통선 안에 사는 어느 노인은 대도시 병원에서 간암 말기라는 진단을 받았는데 반년쯤 더 산다고 했다며 담담하게 말했다. 말기 암에 걸려 국내 병원에서 가망 없다고 하면 호들갑을 떨며 미국 병원, 중국 병원을 찾아다니며 살길을 찾는 사람이 적지 않은데 이 노인은 감기 정도에 걸린 듯 대수롭지 않게 행동했다.

나는 노인에게 술 마시기와 농약 뿌리는 것만 빼놓고 모든 생활을 평소대로 하도록 했다. 담배는 그냥 피우라고 했다. 노인은 얼굴이 노랗고

푸석푸석하고 다리가 부어 있었다. 나는 인진오령산茵蔯五苓散을 처방했다. 이 처방은 인진 12그램, 택사 10그램, 적복령, 백출, 저령 각 6그램, 육계 2그램으로 되어 있는데 나는 노인이 사는 지역에서 생산되지 않는 저령, 택사, 육계를 주고 인진, 적복령, 백출은 산에서 캐는 것을 쓰도록 했다. 두 달쯤 지나 찾아온 노인의 신수가 훤해졌기에 "전에 처방해 드린 약이 잘 듣지요?" 했더니 노인은 미안해하는 표정을 지으면서 퉁명스럽게 말했다.

"인진쑥은 소도 안 먹는 풀인데 사람이 먹을 수 있어? 선생이 일러준 처방대로 하지 않고 우리 할멈이 시키는 대로 했어. 인진쑥을 먹으면 정력이 떨어진다고 할멈이 펄쩍펄쩍 뛰어. 이 나이에 무슨 정력 타령이냐고? 정력에 나쁘면 간에도 나쁘잖아. 그동안 작약을 십여 뿌리 삶아 먹었지. 마침 할멈이 산에 가서 캔 20년 이상 묵은 작약들이 있었어."

민통선 안의 오지 마을에서는 약초나 나물이 흔해 익모초나 인진쑥 같은 약초는 거의 먹지를 않는다. 소도 이런 약초들은 거들떠도 안 본다. 간이 나빠진 사람들은 작약이나 복령 또는 세신 따위를 단방單方으로 썼다. 술을 많이 마셔 간을 상한 사람들은 칡뿌리를 삶아 먹는다. 그런데 세신細辛은 독성이 강한 약초라 함부로 써서는 안 된다. 20년 이상 자란 산작약은 요강단지 만하게 큰 것도 있는데 고목나무처럼 속이 비어 있는 수가 많다.

노인은 병을 무시하고 평소대로 생활했다. 간혹 황달이나 부종이 있으면 작약을 삶아 먹었다. 병원에서는 노인이 퇴원할 때 마약성 진통제와 이뇨제를 처방했는데 통증이 올 때마다 진통제를 먹지 않고 그 나름의 '비방'으로 해결했다.

사람마다 통증이 심할 때 대처하는 방법이 다르다. 어느 노인은 아무리 아파도 캬바레에 가서 춤을 한바탕 추고 땀을 흘리고 나면 통증이 사라졌다. 그 노인은 황토사우나보다 캬바레가 더 낫다고 했다. 어느 부인은 집에서 아프다고 하루 종일 누워 있다가도 쇼핑센터에 가서 몇 시간씩 걸어 다니며 물건을 사면 죽을 것 같던 아픔이 없어졌다. 민통선 마을에 사는 노인은 몸이 몹시 아프면 진통제를 먹는 대신 동네 친구들과 화투를 쳤다. 밤새도록 고스톱을 쳐도 피로하지도 않고 아프지도 않았다. 누구나 다 자기가 좋아하는 것을 하면 통증이 없어진다.

그러나 대부분의 사람이 쉽게 할 수 있는 것은 걷기이다. 노인은 약초도 캐고 고스톱도 치면서 편안하게 하루하루를 보냈다. 도시 사람들이 벌벌 떠는 무시무시한 암도 민통선 노인 앞에서는 맥을 못 추었다. 노인은 5년이 지나도 안 죽고 10년이 지난 지금까지도 살아 있다.

변강쇠 체질의 인생삼락

'비방'을 원하는 함평 남자에게 민통선 마을에 사는 노인 이야기를 해주면서 즐겁게 살고 걸으라고 했다. 그는 다시 고기구이 식당을 차렸다. 많은 손님이 몰려오고 바쁘게 하루하루가 지나갔다. 전에는 돈을 벌려고 식당을 했지만 이제는 손님들을 즐겁게 하려고 노력했다. 물론 술은 한 방울도 마시지 않고 과식은 철저히 피했다. 그러자 수입은 더 많아지고 병은 더 멀어져 갔다.

노인을 죽이는 것은 나이가 아니라 무관심이다. 쓸모가 없으면 아무도 쳐다보지 않는다. 환자를 죽이는 것은 질병이 아니라 공포와 지루함이다. 함평 남자처럼 식당 일을 열심히 하는 것이 노동선이다. 즐겁게 노동을 하며 하루하루를 보낸 지 일 년이 지나자 병은 가 버렸다.

일 년 만에 나를 다시 찾아온 그는 식당에 '인생삼락人生三樂'이란 추사의 글씨를 걸어 놓았다고 했다. 추사 김정희는 남자가 할 일로, 첫째 독서, 둘째 여자, 셋째 술을 꼽았다. 추사는 이 세 가지를 열심히 하고 일흔한 살에 세상을 떠났는데 자신은 독서는 않고 술과 여자만 좋아하다가 죽을병에 걸려 죽다 살았다고 했다. 이제부터는 술과 여자는 조심하고 책 읽기에 관심을 두겠다고 했다.

그가 특별히 먹은 것으로 소의 간즙이 있다. 농약이나 항생제 따위의 첨가제가 섞이지 않은 자연생 사료로 키운 소의 신선한 간은 간경변 환자에 도움이 된다. 암 치료로 유명한 막스거슨연구소에서는 신선한 송아지 간즙을 환자에게 먹였는데 지금은 사용하지 않는다. 현재 미국에서는 유기농 사료로 키운 소를 구하기가 어렵기 때문이다. 유기농 간즙을 구할 수 있었던 그는 저온 살균한 간즙에 유기농 당근과 유기농 사과를 갈아서 넣어 백 번 이상 씹어 먹었다.

그는 특이한 체질이었다. 평소에는 보통 남자들만큼 여자 생각을 했는데 술만 먹으면 여자 생각이 커지고 정력이 왕성해졌다. 술이 비아그라와 같았다. 몸속에 알코올만 들어가면 변강쇠가 되었다. 술은 청탁불문淸濁不問으로 소주건 막걸리건 양주건 똑같고 양주를 맥주 잔에 마셨다. 보통 남자의 99퍼센트는 술을 많이 마시면 정력이 줄어드는데 그는 오히려 더 강해졌다. 명리학의 달인인 친구 경규승은 그와 같은 사람은 '목일주木日主에 신강身强 사주'라고 했다. 남자 가운데 1퍼센트쯤 술이 비아그라와 같은 체질이 있다는 것이다.

그러나 아무리 변강쇠 체질이라도 술을 자주 마시면 오십이 못 돼 간경화나 간암에 걸리는 것은 일반인과 마찬가지다. 나는 그에게 가감위령탕과 가열순환제를 처방하고 복수가 많으면 오령산을 같이 처방했다. 가감위령탕은 수세보원에 있는 처방으로 황달과 복수가 있을 때 쓴다. 백복령, 곽향, 대복피, 나복자 각 12그램, 저령, 택사, 반하, 산사 각 8그램, 창출, 진피, 백출 각 6그램, 삼릉, 봉출, 청피 각 4그램, 후박, 감초 각 3.2그램, 생강 3쪽, 대추 2개이다.

무안에 도착하여 터미널 근처에서 저녁식사를 했다. 낙지백반을 주문하자 식당 주인이 낙지 자랑을 늘어놓았다.
"황소에게 낙지는 산삼이여! 기운 없어 암소 보기를 먼 산 보듯 하는 놈에게 주먹만 한 대낙지 세 마리만 날것으로 멕이면 기운이 펄펄 나서 암소만 보면 미쳐버려!"
이곳 황소에게는 낙지가 산삼이지만 강원도 산골에서는 유혈목이라 부르는 꽃뱀이 산삼이다. 화전 밭은 두 마리의 소로 밭을 가는데 기운이 딸려 뒤처지는 소에게 살아 있는 꽃뱀을 칼로 툭툭 잘라 날것으로 두어 마리 먹이면 기운이 펄펄 나고 앞장서서 쟁기를 끈다. 허리힘이 약한 남자에게는 꽃뱀보다는 살모사나 칠점사, 구렁이가 더 쓸모가 있다. 세발낙지는 무안 해변에서 제일 흔한 단백질이고 꽃뱀은 강원도 산골에서 나물처럼 흔하게 널려 있는 단백질이었다. 불과 30년 전만 해도 강원도 산골에는 꽃뱀이 개구리만큼 흔했다.

임자도-도리포-목포
걷고 또 걷고 계속 걷다 보면

점암 포구로 갔다. 아주 아름다운 포구였다. 서해안을 이 잡듯이 다녔지만 이렇게 멋지고 유명하지 않은 곳은 처음 봤다. 대도시에 가까이 있으면 평범한 곳도 명승지가 되고 멀리 떨어져 있으면 그보다 백 배 이상 좋은 곳도 이름 없는 곳인 경우가 흔하다. 미스코리아 출신 여자가 산골 벽촌 여자보다 아름답다고 말할 수 없는 것 아닌가.

노인들이 차를 운전하는 임자도

임자도로 가는 첫 배를 탔다. 철부선鐵浮船이었다. 15분 만에 임자도의 진리 선착장에 도착했다. 선착장을 몇 걸음 나서자 '24번 국도 시발점, 울산까지 453km'라고 쓰인 원표元標 표지석이 보였다. 남해안을 돌아 울산에 가면 이 원표 표지석을 찾아봐야지 했는데 일년 반 뒤 울산 바닷가를 지나면서 잊고 말았다. 원래 점암이 시발점인데 앞으로 임자도까

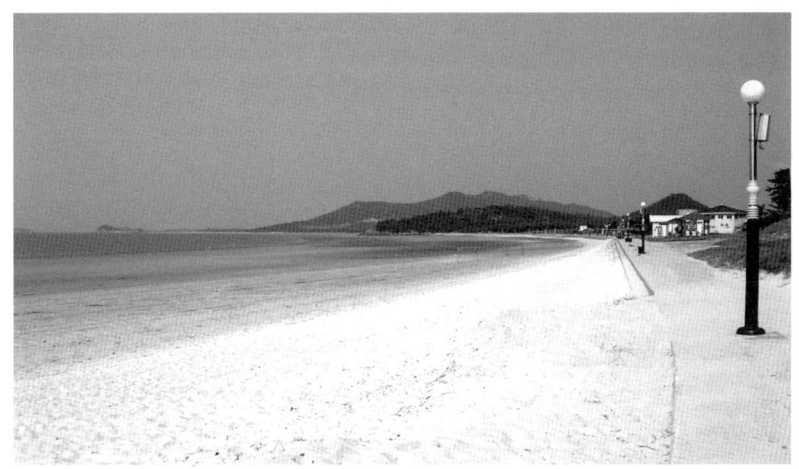
길이 삼십 리, 폭 십 리나 되는 임자도의 대광 해수욕장.

지 다리로 연결되기 때문에 미리 원표 말뚝을 세워 놓았다고 한다. 진리 鎭里는 조선시대 해군기지가 있었음을 나타내는 마을 이름이다. 바닷가나 섬에 '진리'라는 마을이 있으면 다 마찬가지다.

선착장에서 섬을 가로질러 대광 해수욕장까지 걸었다. 대광 해수욕장은 만조 때는 해변 길이가 시오 리쯤 되지만 간조가 되어 바닷물이 다 빠지면 길이 삼십 리, 폭 십 리나 되는 넓고 아름다운 해수욕장이다. 얼마나 큰 지 여름철 성수기에 선착장에서 큰 배들이 쉬지 않고 많은 사람을 실어 날라도 여기에 오면 그들이 다 어디에 있는지 알 수 없을 정도로 한산하다고 한다. 이곳은 비금도의 명사십리, 암태도의 추포, 도초도의 시못 해수욕장과 더불어 신안군이 자랑하는 4대 해수욕장이기도 하다. 이곳은 하와이 와이키키 해변보다 훨씬 좋고 세계에서 손꼽히는 해수욕장일 듯 했다.

해수욕장에서 왼쪽 바닷가로 가자 하우리 선착장이 나왔다. 5~6월에

병어, 7~8월에 민어를 잡는 배들로 북새통을 이루는 곳이다. 포구에서 산길을 따라 걷다 보니 섬의 모습이 한눈에 들어왔다. 작은 산들이 병풍처럼 둘러싼 넓은 밭은 파란색 물감을 칠해놓은 듯 했다. 양파와 파밭이었다. 강원도 방태산 아침가리에서도 보던 분지 모양이었다.

섬을 한 바퀴 둘러보니 유난히 차가 많았다. 인구 4천명에 1000대의 차가 있다고 한다. 지나가는 차를 보니 60대, 70대 할머니와 할아버지들이 젊은이처럼 운전하고 있었다.

도리포 개밥그릇도 국보급?

다음날 아침 6시, 섬 같은 육지인 무안군 해제면의 북쪽 끝에 있는 도리포에서 떠오르는 해를 맞았다. 이곳은 한진 포구, 왜목 마을, 마량 포구처럼 서해안의 일출 명소이다. 한진 포구에서 7시 40분에 해 뜨는 것

도리포 앞바다는 고려청자가 발굴되어 사적지로 지정되어 있다.

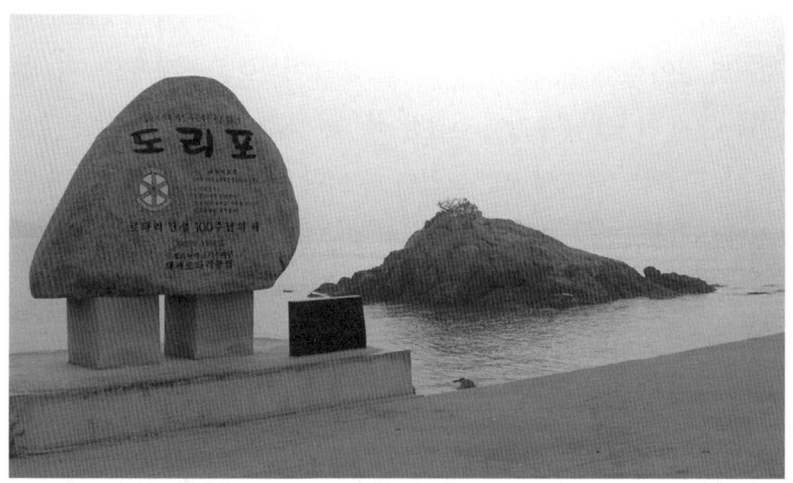

을 보았는데 여기에서는 1시간 40분이나 앞섰다. 100분이 빨라졌으니 거의 100일의 세월이 지난 셈이다.

해제면은 사면이 바다로 둘러싸여 해제海際라 했다. 동쪽은 현경면과 바다 건너 함평군 손불면, 남쪽은 바다 건너 망운면, 서쪽은 바다 건너 신안군 지도면(이제는 제방으로 연결되어 육지가 되었다), 북쪽에는 바다 넘어 영광군 염산면이 있다. 도리포항은 함평만의 자라목이다. 수심이 깊어 삼국시대부터 많은 배들이 드나들었다. 1995년에는 앞바다에서 고려청자 639점을 건져 사적 395호로 지정되었는데 이것이 바로 신안 유물이다. 강진에서 만든 고려청자를 싣고 중국으로 가던 화물선이 여기서 침몰한 것이다. 오래전부터 이곳의 어선들은 생선을 잡은 그물에 심심찮게 도자기들이 같이 걸려들었다. 병마용과 진시황 무덤으로 유명한 서안에서는 아무데나 땅만 파면 국보급 유물이 나와 개밥 그릇까지 이런 도자기를 쓴다는 소문이 났는데 도리포에도 비슷한 이야기가 있었다.

이야기는 대충 이러했다. 어느 날 문인 차림의 나그네가 도리포항에 왔다. 허름한 식당에서 식사를 마치고 식당 문을 나서는데 문 옆에 털이 숭숭 빠진 누런 잡종개가 매어 있고 그 옆에 놓인 개밥 그릇이 눈에 띄었다. 평소 도자기에 일가견이 있던 나그네는 개밥 그릇을 뚫어지게 쳐다본 뒤 밥집 주인에게 말했다.

"개 파시구려."

"안 돼요. 그 개는 정이 많이 들어 식구나 다름없어요."

"비싸게 줄 테니 파세요."

"글쎄, 아무리 돈을 많이 줘도 안 돼요."

여러 차례 흥정 끝에 10만 원짜리 잡종 개는 시가의 열 배인 100만 원에 팔렸다. 노인은 개줄을 풀어 나그네에게 건네면서 말했다.

"누렁아, 이제부터는 저 분이 네 주인이시다."

나그네는 개를 끌고 가면서 어수룩해 보이는 식당 노인에게 말했다.

"기왕 개를 팔았으니 저 쓸모없는 개밥 그릇도 함께 주시오."

노인은 멍청한 표정으로 천천히 말했다.

"안 돼, 그건 국보급 청자여."

그동안 식당 주인은 수십 차례나 잡종 개를 비싼 값에 팔았다.

이 이야기는 중국 서안에서도 들었고 우리나라 신안에서도 들었는데 누가 더 원조인지는 모르겠다.

절개 챙기는 사주의 여인

함평만을 넘어 올라오던 해가 군류산 능선에 걸려 있을 무렵 길을 나섰다. 군류산은 영광군과 함평군의 경계지역에 있는 산으로 고려 태조 왕건이 군사를 몰고 와 머물다 가서 군유산軍有山이라 했다. 해발 403.2미터로 이 지역에서는 제일 높은 산이다. 왼쪽의 함평만을 바라보며 현경면으로 갔다. 오랜만에 바다와 붙어 있는 포장된 해안 길을 걸었다. 근처 황토밭에서는 파와 양파들이 파랗게 자라고 있었다. 방조제 길보다 걷기도 좋고 경치도 좋았다.

마산리에서 점심을 먹고 양 옆에 바다를 보면서 걸었다. 이곳은 해제면의 개미허리에 해당하는 지역으로 왼쪽은 함평만, 오른쪽은 서해 바다였다. 파도가 조금만 쳐도 서해 바다에서 물이 함평만으로 넘어갈 듯했다. 여기저기 바닷가를 돌아다니다 망운면에 도착하니 날이 어두웠다. 망운면에는 무연 스님의 친구인 노 선생이 기다리고 있었다.

　전교조 교사로 활동하다가 해직된 노 선생은 오랫동안 마음고생과 물질 고생을 했다. 민주화운동을 했던 남편은 감옥에 있고 직장을 구할 수 없었기 때문이었다. 남편이 감옥에 갈 때 뱃속에 있던 아이가 열 살이 됐을 무렵 민주화가 되었다. 남편이 출감하고 그녀 또한 복직되어 학교로 돌아갔다.

　생활이 안정되고 긴장이 풀리자 가슴이 뛰고 하루 종일 피곤하고 온몸이 부었다. 여기저기 대상 포진이 생기고 방광염이 심해졌다. 그동안 긴장하고 살 때는 아픈 데가 없더니 복직되고 남편이 옆에 있자 전신이 아팠다. 머리가 아프고 소화가 안 되고 안구건조증이 심하고 조금만 신경 쓰면 눈의 실핏줄이 터졌다. 하루 종일 우울하고 곧 죽을 것 같았다.

　나는 그녀에게 소음인 보중양위탕補中養胃湯을 지어주었다. 이 처방은 동의수세보원에 있는 것으로 보중익기탕과 향사양위탕香砂養胃湯을 합방하고 계지 12그램을 추가한 것이다. 이 보중양위탕을 불쏘시개로 해서 기를 살려준 후 독삼팔물탕獨蔘八物湯으로 기를 키웠다. 독삼팔물탕은 인삼 40그램, 황기 8그램, 백출, 백작약, 당귀, 천궁, 진피, 감초 각 4그램, 생강 3쪽, 대추 2개가 들어간다. 인삼이 다른 처방보다 많이 들어가 독삼팔물탕이라고 한다. 인삼 한 통(300그램)으로 여덟 첩을 짓는다.

　외갓집이 논산인 그녀는 어릴 적부터 인삼을 밥 먹듯 했다. 몸매가 좋고 얼굴이 예뻐 남편 없는 10년 동안 무수히 많은 남자들의 유혹을 받았다. 그러나 그녀는 전혀 흔들리지 않았다. 명리학에 일가견이 있는 무연 스님은 그녀의 사주가 논개와 75퍼센트 정도 같다면서 논개처럼 절개를 겁나게 챙기는 사주라고 했다. 논개의 사주는 '갑술, 갑술, 갑술, 갑술'

로 사주 전체가 갑술甲戌로만 되어 있다. 갑술의 '갑'은 소나무와 같은데 이런 게 네 개나 있으니 절개가 하늘을 찌를 수밖에 없다는 것이다. 논개의 절개는 수절한 과부의 절개와는 그 차원이 다르다. 수절한 과부는 다만 남자를 멀리하는 것으로 절개를 지키지만 논개는 남편과 나라를 위해 목숨을 버림으로써 절개를 지켰다.

무연 스님은 임진왜란 때 수많은 선비들이 이 땅에 있었지만 목숨 걸고 나라를 지킨 사람들은 열 손가락도 안 된다면서 아무리 사서삼경을 천 번씩 읽어도 논개처럼 실천하기는 어렵다고 했다. 노 선생 역시 갑술의 '갑'이 세 개여서 흔들림 없이 절개를 지켰던 것 같다. 무연 스님은 논개나 노 선생이나 소음 체질로 보인다면서 소음 체질로 사주에 갑목이 많은 여자는 절개가 짱짱하다고 했다.

다음날 새벽녘에 망운반도 쪽으로 갔다. 지도를 보니 끝에 가면 압해도로 가는 포구가 있다. 그러나 곰소마을 근처에서 길을 물었더니 압해도에 가려면 목포에 가서 배를 타야 한다고 했다. 할 수 없이 다시 돌아나와 톱머리 해수욕장으로 갔다. 도중에 비가 억수로 내려 걷기가 어려웠다. 지나가는 택시를 타고 청계면으로 갔는데 비가 그치지 않아 이번에는 버스를 타고 목포로 갔다.

걷다 보니 보이는 나의 모습

목포 북항에서 철부선을 타고 압해도에 갔으나 여전히 비가 내려 마을버스를 타고 압해도를 둘러본 다음 다시 목포로 나왔다. 엄청나게 돌아다녔는데도 북항 선착장에서 시계를 보니 12시였다. 오후에도 비가 계속 내렸다. 걷기를 단념하고 근처 숙소에 들어갔다. 오늘은 차를 타고 다녔더니 뭔가 많이 다녔는데 아무것도 한 게 없는 듯 허전했다. 하는 일 없이 바쁜 게 이런 것인 듯 했다.

오늘이 5월 5일이니 금년 초부터 걷기를 시작해서 넉 달이 지났다. 한 걸음 한 걸음 걸어 서해 바닷가를 거의 다 밟고 목포에 온 것이다. '우보천리 붕정만리牛步千里 鵬程萬里'라는 말이 있다. 소처럼 천천히 걷는 한 걸음 한 걸음이 한번 날개 짓에 만 리를 나는 봉황의 큰 뜻을 이룬다는 뜻이다. 그동안 걸으면서 나라를 보고 나 자신을 보았다. 성철 스님은 '너 자신을 똑바로 보라' 했고 소크라테스는 '너 자신을 알라'고 했는데 어떻게 해야 나 자신을 똑바로 보고 나 자신을 알 수 있는가.

마음을 움직이려면 몸을 움직여야 한다. 절망, 불안, 우울, 짜증, 질병 따위는 방랑을 멈추고 머물러 있어서 생기는 현상이다. 일단 걸어라. 걷다 보면 이런 증세는 없어지게 되어 있다. 걷고 또 걷고 계속 걷다 보니 나 자신의 모습이 조금씩 보였다. 서해안 끝, 남해안 시작점에서 내가 걸어온 길을 보고 내가 걸어갈 길을 바라봤다. 그리고 내가 살아온 60년 세월을 돌아봤다.

나는 어떤 사람인가. 친구를 보면 그 사람을 안다고 했는데 나는 어떤 친구를 가졌는가. 그날 저녁 부산에 사는 친구에게 편지를 쓰면서 함석헌의 시 '그 사람은 그대를 가졌는가'를 같이 적었다.

만 리 길 나서는 날
처자를 내맡기며
맘 놓고 갈 만한 사람

그 사람을 그대는 가졌는가

온 세상 다 나를 버려
마음이 외로울 때에도
'저 맘이야' 하고 믿어지는
그 사람을 그대는 가졌는가

탔던 배 꺼지는 시간
구명대 서로 사양하며
'너만은 제발 살아다오' 할
그 사람을 그대는 가졌는가.

불의의 사형장에서
다 죽어도 너희 세상 빛을 위해
'저만은 살려 두거라' 일러 줄
그 사람을 그대는 가졌는가

잊지 못할 이 세상을 놓고
떠나려 할 때
'저 하나 있으니' 하며
빙긋이 웃고 눈을 감을
그 사람을 그대는 가졌는가

온 세상의 찬성보다도
'아니' 하고 가만히 머리 흔들
그 한 얼굴 생각에
알뜰한 유혹을 물리치게 되는
그 사람을 그대는 가졌는가

서로 눈빛만으로도 목숨을 내버릴 준비가 되어 있던 두 사람 – 함석헌과 장준하. 나는 이들을 가까이 하며 산 것이 자랑스럽다. 그리고 나도 역시 이들 같은 친구가 있다.

가거도

물 한 모금도 씹어 먹는 식이요법

우리나라 바다에는 다섯 개의 끝점이 있다. 남쪽은 제주도 아래 마라도, 동쪽은 울릉도 옆 독도, 서쪽은 위에 백령도, 가운데에 어청도, 서남단에 가거도가 있다.

가거도 노인의 따뜻한 인심

아침 8시, 목포항에서 가거도로 가는 여객선을 탔다. 네 시간 걸리는데 뱃삯은 제주도 가는 것보다 비쌌다. 더구나 짝수 날에만 배가 다녀 좋든 싫든 이틀은 섬에 머물러야 했다. 배는 다물도, 대흑산도, 홍도, 상태도, 하태도를 차례차례 들렀다. 얼마 후 안개와 구름뿐인 바다 한가운데서 커다란 돌기둥이 불쑥 솟았다. 가거도의 독실산이다. 서쪽 바다에서 가장 높은 이 산은 높이가 639미터인데 작은 외딴 섬에 우뚝 솟아 있어 실제보다 더 높아 보인다. 가파르고 험하다. 가거도의 옛 이름은 '아

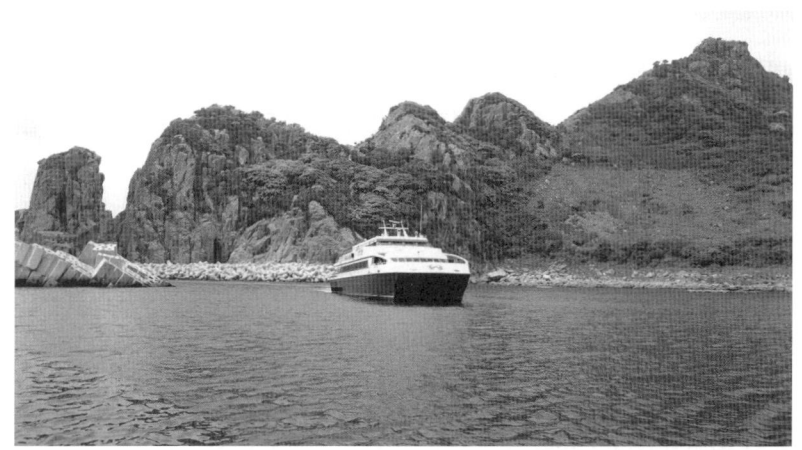

가거도 선착장으로 여객선이 들어오고 있다.

름다운 섬'이란 뜻의 가가도嘉佳島인데 1896년 '사람이 살 만한 섬'인 가거도可居島가 되었다.

포구에서 하룻밤을 묵고 다음날 아침 일찍 경사가 급한 삿갓고개를 넘어 독실산으로 갔다. 정상에는 군사기지가 있어 출입을 통제했다. 대풍리 쪽으로 30분쯤 내려오자 마을이 보이고 염소들이 풀을 뜯어먹는 모습이 보였다. 예전에 방목하던 염소들이 야생이 되면서 숫자가 엄청나게 불어났는데 얼마나 눈치가 빠르고 동작이 날쌘지 사람 손에 잘 잡히지 않는다고 한다. 대풍리에는 해안선 절벽 위에 20여 가구가 있다. 깎아지른 절벽 위에 세운 초등학교 분교는 오래전에 폐교되어 황량한 모습인데 그 뒤쪽으로는 바위산이 병풍처럼 서 있다. 영화 '빠삐용'에서 늙은 더스틴 호프만이 말년에 살던 집 같은 아름다운 곳이다. 우리나라에서 가장 멋진 분교가 아닐까 생각했다.

마을에는 사람은커녕 그 흔한 개 짖는 소리도 들리지 않았다. 가게나 식당도 눈에 띄지 않았다. 두리번거리며 다니다가 김을 매고 있는 한 할머니가 눈에 띄어 2구로 가는 길을 물었다. 길이 없으니 되돌아가든가 배를 타고 가야 한다고 했다. 지도에 길이 있다고 하자 오랫동안 발길이 끊기다 보니 없어졌다는 것이었다. 먹을 것은 없고 계획이 어긋나니 맥이 풀렸다. 되돌아 나오는데 한 집에서 60대로 보이는 노인이 나오면서 들어와서 커피나 한 잔 하고 가라고 한다. 품위 있게 잘 늙은 그 노인은 집사람이 목포에 가고 없다면서 라면이라도 끓여 먹으라고 했다. 다섯 달 동안 바닷가를 다니면서 처음 겪는 따뜻한 인심이었다. 사실 해안가 마을 사람들은 정신없이 바쁘게 일하기 때문에 지나가는 나그네를 배려할 틈이 없다.

 대대로 이 섬에 살아온 노인은 바다에서 고기 잡고 산에서는 약초를 캐며 살아간다고 했다. 6월에는 농어, 참돔, 우럭을 잡고 7월에는 돌돔을 잡는다. 가거도는 96퍼센트가 산림지대로 섬 전체가 험한 산이다. 그

가거도의 위치를 가리키는 안내 표지판.

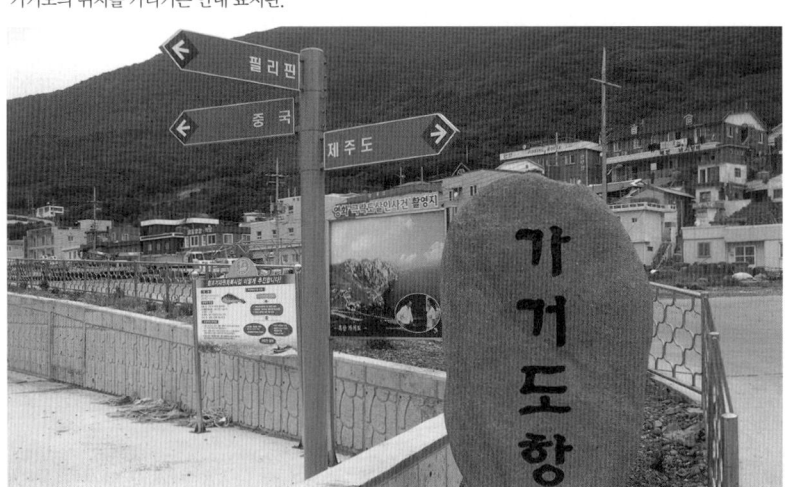

리고 전국에서 생산되는 후박厚朴의 70퍼센트가 이곳에서 나온다. 후박은 교목喬木인 후박나무의 껍질을 말린 것으로 위장약으로 쓴다. 선착장에서 독실산에 올라 이곳 3구 마을까지 오는 산길에는 수십 년에서 수백년 된 후박나무들이 밀림지대처럼 울창하게 자라고 그 나무들 사이에는 동백꽃들이 빨갛게 피어 있었다. 후박나무는 6월 말에 줄기를 잘라 껍질을 벗기는데 나무 한 그루를 자르면 여러 개의 가지가 뿌리에서 올라온다. 껍질은 약재로 쓰고 나무는 땔감으로 사용한다.

외딴 섬에서 많은 인구가 살려면 물, 양식, 땔감 등 세 가지 조건이 갖춰져야 한다. 이 세 가지만 있으면 백 년이건 천 년이건 얼마든지 행복하게 살 수 있다. 인간의 행복조건이 얼마나 소박하고 단순한가. 가거도는 산 높고 물이 넉넉하며 후박나무를 잘 가꿔 땔감이 풍부하고 식량으로 바꿀 수 있는 약재와 물고기가 있어 많은 사람이 살 수 있다. 히말라야 트레킹 역시 '물, 양식, 땔감'이 있어 구성된 마을에서 마을로 다니는

1907년에 세워진 가거도의 등대.

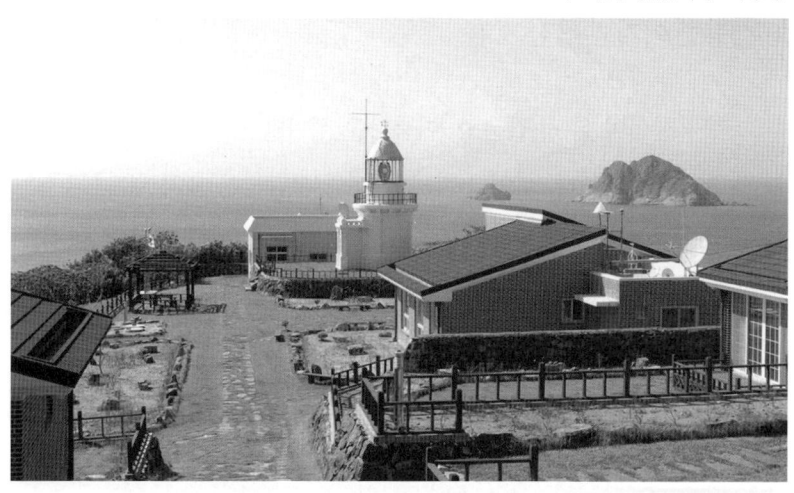

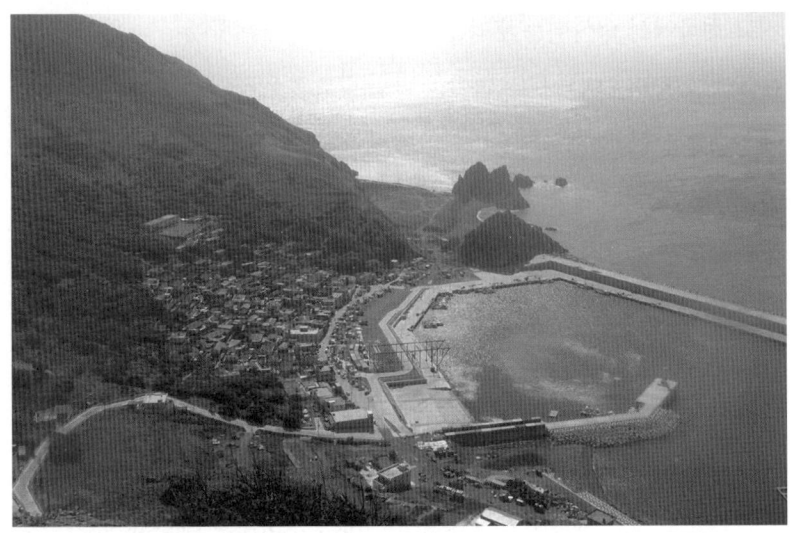

가거도 회룡산(238미터)에서 내려다 본 가거 1구 마을.

여행이다. 이 마을들 또한 몇 백 년, 몇 천 년의 세월을 보냈고 앞으로 또 몇 백 년, 몇 천 년의 시간을 보낼 것이다.

간경변 이겨낸 참선 호흡

그러나 신선이 살 것 같은 이 아름다운 섬마을 남자들의 수명은 의외로 짧다. 다 술 탓이다. 섬이나 바닷가, 산골 사람들은 술이 세다. 그들은 물 좋고 공기 좋고 스트레스가 적어 소주를 다섯 병이나 열 병을 마셔도 끄떡없는 사람이 많은데 날마다 술 속에서 살다 보면 환갑도 못 되어 간경화나 간암, 중풍 등으로 죽거나 폐인이 된다.

노인 역시 기운이 딸려 2년 전부터 술을 끊었다고 했다. 이런저런 이야기를 나누는데 30대 남자가 찾아왔다. 노인 말에 따르면 일년 전에 사

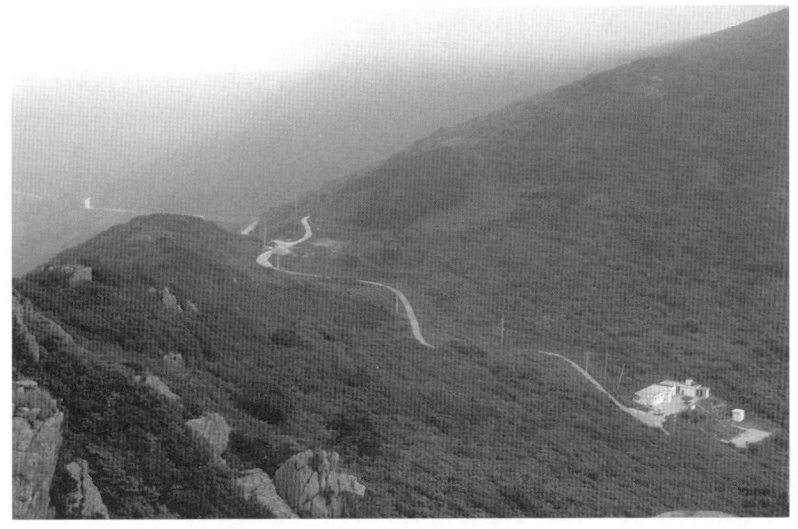
가거도 삿갓고개 삼거리. 왼쪽은 2구 마을, 오른쪽은 독실산, 아래로는 1구 마을로 향한다.

업이 망하고 몸이 아파 이곳에 요양을 하러 온 사람이라고 한다. 빈집을 얻어 혼자 밥을 끓여 먹고 낚시하며 지내는데 술을 마시는 바람에 건강이 더 나빠졌다고 했다.

  몇 년 전, 간경변 때문에 나를 찾아온 50대의 최씨가 생각났다. 사업에 실패한 그는 거제도 해금강 근처에 방을 얻어 놓고 낚시를 하면서 지냈다. 그의 낚시는 강태공의 곧은 낚시보다 더한 참선 낚시였다. 그러나 내게 찾아오기 전에는 멍하니 앉아 낚시를 하면 잡념이 머릿속을 떠나지 않았다. 억울한 일, 속상한 일, 앞으로 살아갈 일, 그리고 부인과 자식 걱정, 의사는 절대 못 고친다는 간경화를 과연 고칠 수 있을지, 살면 얼마나 살지, 집 팔아 중국으로 가서 간이식을 할까 따위의 잡념이 생겨 돌아 버릴 지경이었다. 바닷가 갯바위에 낚싯대를 늘어놓고 신선같이 앉아서 고작 생각하는 게 이따위 잡념뿐이라니….

나는 그에게 참선 낚시를 하라고 권했다. 그는 평평한 갯바위에 앉아 결가부좌를 하고 출장식 호흡을 했다. 그러자 수십억 원을 날린 그가 생선 몇 마리를 잡자고 신경 쓰며 아등바등 대는 게 우스웠다. 고기가 잡히건 말건 새벽마다 일출을 향해 낚싯대를 드리우고 해를 향해 한 시간씩 앉아서 그 기운을 받았다. 낮에는 틈틈이 주위에 있는 산을 오르거나 바닷가를 걷는 걷기 행선을 했다. 낚시를 해도 생선이 잡히거나 말거나 관심을 두지 않았다. 참선호흡을 하자 잡념이 적어지고 술, 담배가 저절로 끊어졌다. 남자들의 90퍼센트는 간경변이나 간암 진단을 받아야 술, 담배를 끊는다. 그가 참선 호흡, 참선 걷기, 참선 낚시를 한 지 일 년쯤 지난 후 병원에 가자 간경변 증세가 거의 없다는 진단이 나왔다.

노인과 헤어지고 다시 산길을 넘어 1구 선착장에 도착하니 저녁식사 때가 되었다. 식당여자는 지금은 농어, 우럭, 참돔이 맛있다면서 자연산임을 강조했다. 청정해역이고 양식장이 없는 여기까지 와서 자연산 생선회를 안 먹으면 평생 후회할 거라고 했다. 생선회를 보자 소주 생각이 났다. 안주와 공기와 경치가 좋으니 술이 달고 물같이 순했다.

왜 물 한 모금도 씹어 먹어야 할까

다음날 선착장에서 목포로 가는 배를 기다렸다. 많은 사람들이 몰려 도회지 시장통을 방불케 했다. 투명한 바다 속 바위에는 자연산 성게가 까맣게 붙어 있었다. 한 할머니가 성게를 가리키며 7월이 돼야 속이 꽉 차서 먹을 만하다고 했다. 대대로 이 섬에서 살아온 할머니는 6·25전쟁 때도 혼란스럽지 않았다고 했다. 전쟁의 영향으로 근처에 있는 흑산도까지 좌익이다, 우익이다 하고 친척, 형제, 이웃 사람들이 서로 죽여 가며 아우성쳤는데 이곳은 평상시처럼 조용했다는 것이다. 일제 말에는 섬 위로 많은 비행기들이 날아다니기에 뭔 일이 있구나 했다는 팔순의 할머니는 또렷하게 왜정시대와 6·25전쟁을 기억하고 있었다. 2차대전 말기에 많은 일본 비행기들이 목포에서 가거도 상공을 지나 상해로 갔던 것이다.

목포로 되돌아가는 배 안에서 꿈처럼 보낸 가거도를 회상하다가 며칠 전에 왔던 환자 생각이 났다.

40대의 이 여사는 모태 감염된 B형간염이 있어 젊은 시절부터 몸 관리를 열심히 했는데 간경화가 왔다. 그녀는 간경화에도 불구하고 마라톤에 출전하고 지리산 종단, 설악산 종단을 했다. 운동 만능 신화에 빠진 탓이었다. 그러자 복수가 찼고 이뇨제를 먹었더니 복수는 거의 다 빠졌지만 온몸의 근육이 다 없어져 버렸다. 근육이 빠지면서 기운도 같이

해안선의 깎아지른 절벽 위에 세워진 초등학교. 오래전에 폐교되었다.

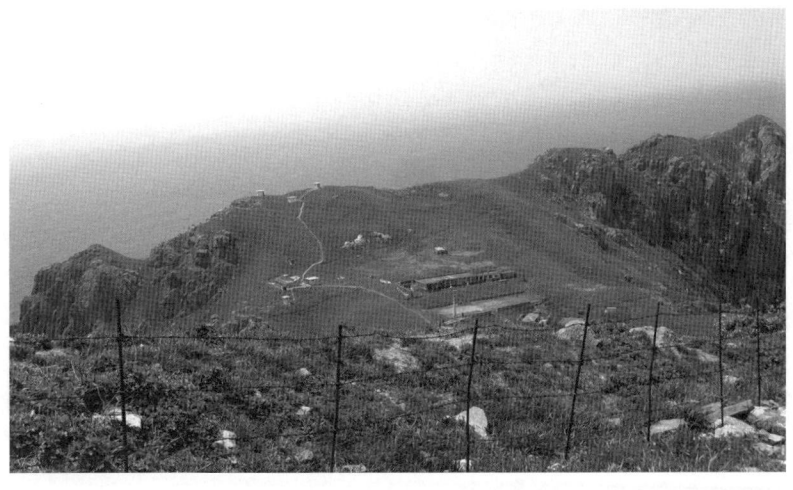

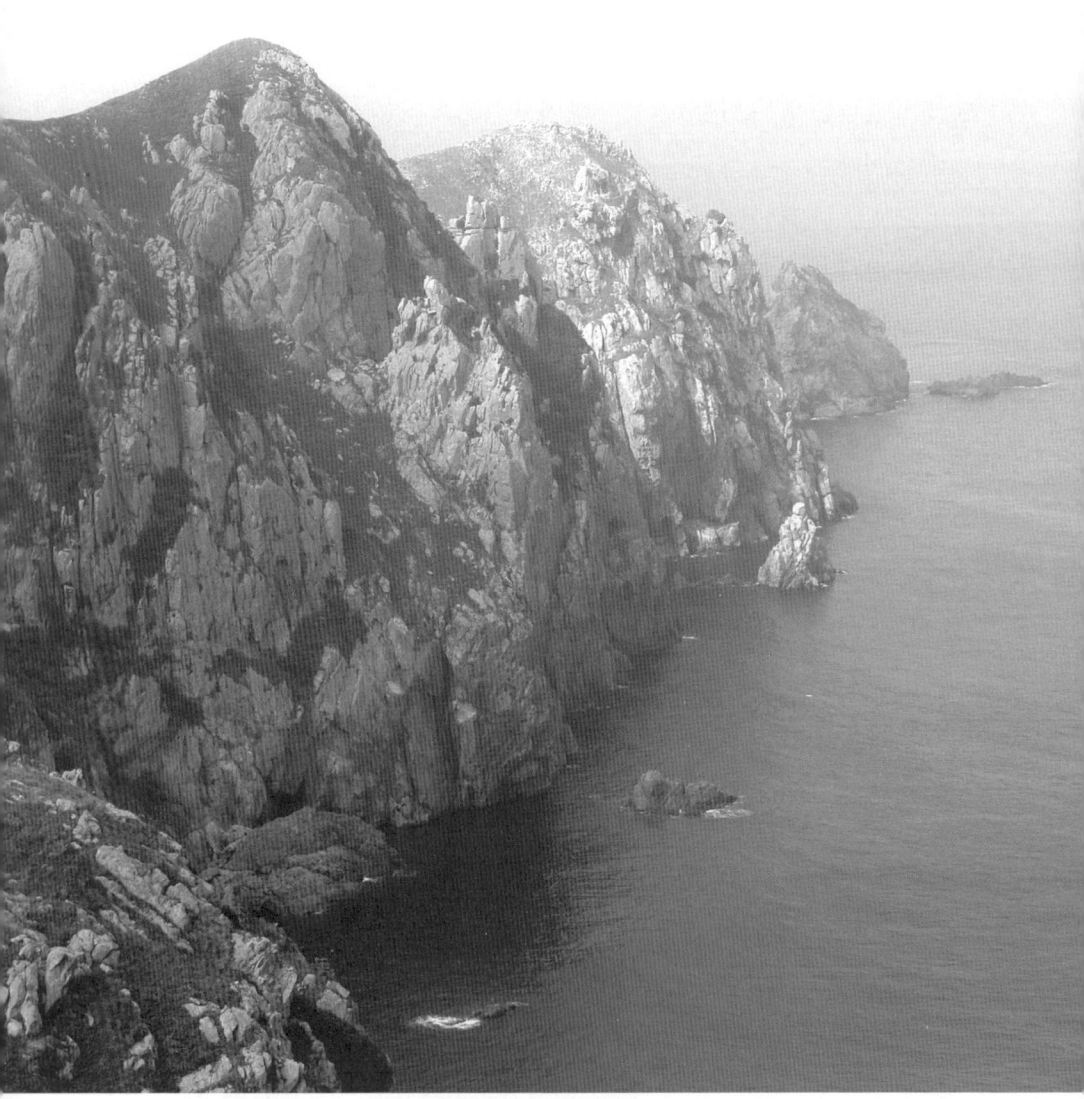

독실산에서 바라본 섬등반도. 병풍바위가 펼쳐져 있다.

빠져나갔다. 음식은커녕 물도 넘기기 힘든 중증 식욕부진 상태가 된 것이다. 이럴 때는 산삼보다 한 술의 밥이나 미음이 더 좋은 약인데 물이나 미음도 목구멍으로 잘 넘기지 못했다. 나를 찾아온 그녀는 열흘 뒤에 중국에 가서 간 이식을 받기로 했다면서 그때까지 죽지 않는 게 소원이라고 했다. 물도 먹으면 토하는 그녀에게 할 처방이란 맨밥을 씹어 먹기와 출장식 호흡과 기도뿐이었다.

그녀는 몇 번을 씹어야 잘 씹어 먹는 것인지, 그리고 씹어 먹으면 암도 없어지는지 궁금해 했다. 음식을 잘 씹어 먹으면 입안에서 소화액이 생겨 제 기능을 못하는 위를 도와준다. 암을 예방하는 효과가 있다는 실험 결과도 있다. 타액에는 발암물질의 독성을 제거하는 효소와 비타민이 있는데 발암물질 중에 가장 독성이 강한 것도 오래 씹으면 독성이 15분의 1로 약해진다고 한다. 간경화로 독소 해독능력이 떨어지면 타액의 신세를 지는 게 현명하다.

그녀는 아침에 눈뜨면 한 컵 정도의 생수를 마셨다. 생수는 냉장고에 있는 찬물이나 끓인 것이 아닌 자연 상태의 광천수나 정수기 물, 상수도 시설이 좋은 지역의 수돗물이면 된다. 이 생수를 한 모금씩 한 모금씩 서른 번 이상을 씹어 먹었다. 그리고 먹고 싶은 과일이나 채소를 반쯤 익혀 오십 번 이상을 씹었다. 밥은 한 숟가락을 백 번 이상 씹어 먹었다. 그리고 앉아 있을 때나 걸을 때나 출장식 호흡을 했다. 저녁밥은 일찍 적게 먹되 무염식無鹽食으로 했다. 며칠이 지나자 약간의 기운이 생기면서 음식을 조금씩 먹기 시작했다. 그녀는 무사히 중국에 가서 간 이식수술을 받을 수 있었다.

어청도
성자가 된 어촌 마을 '조직이'

다방이 유난히 많은 어청도

군산 외항에서 어청도로 가는 여객선을 탔다. 군산에서 북서쪽으로 72킬로미터 떨어진 어청도는 물이 맑아 '맑을 청淸'자를 쓰다가 푸른 산이 우뚝 솟아 있어 '푸를 청靑'자를 쓰는 어청도가 되었다. 행정구역상 전라북도 군산시 옥도면 어청도리인데 500명이 채 안되는 사람들이 살고 있다.

배는 하루에 한 번씩 왕복한다. 운항 시간은 3시간 30분이다. 먼 바다를 다니는 명령항로인 이 정기노선은 바람이 조금만 불어도, 안개가 약간 끼어도 운항을 멈춘다. 그래서 어청도에 가려면 하늘이 도와야 한다. 어젯밤에도 바람이 세차게 불기에 배가 못 뜨겠구나 하며 잠들었는데 다행히 배가 제시간에 출항했다. 여객선인 신어청 페리호는 백여 명의 승객과 수십 대의 자동차를 실을 수 있는 배였다. 가거도행 여객선에 비

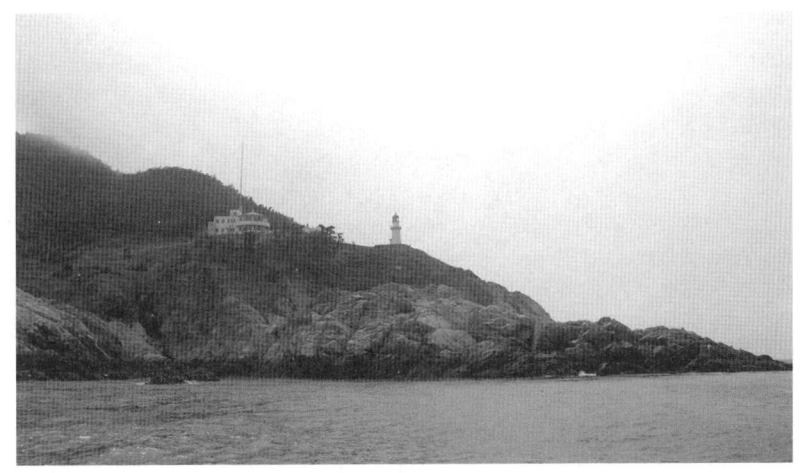

1912년에 세워진 어청도의 등대.

하면 속도도 느리고 크기도 훨씬 작았다. 항구를 벗어나자 약한 바람에도 선체가 몹시 흔들리고 앞 갑판 위로는 파도가 조금씩 넘쳐 들어왔다.

어청도 선착장에 도착하여 점심을 먹고 등대로 갔다. 콘크리트로 포장된 언덕길을 오르다가 길을 가로지르는 커다란 뱀을 만났다. 뱀은 천천히 기어갔다. 길이가 1미터 넘는 회색 빛깔의 밀뱀이었다. 독은 없고 겁 많은 이 뱀은 흘깃흘깃 내 눈치를 보면서 숲속으로 사라졌다.

고개를 넘자 등대가 나왔다. 1912년에 세운 이 등대는 비교적 규모가 컸다. 이곳의 한 직원은 바다 건너 중국에서 닭 울음소리, 개 짖는 소리까지 들린다고 했다. 눈앞에 보이는 격렬비열도는 정기여객선이 다니지 않아 고기잡이배나 낚싯배를 타야 한다고 했다.

다시 포구로 돌아와 여기저기 돌아다녔다. 다방이 유난히 많았다. 인구 500명에 10여 개의 다방은 많은 편이다. 그런데 대부분의 다방은 문이 잠겨 있었다. 예전에는 외지에서 많은 고기잡이배들이 몰려와 성황

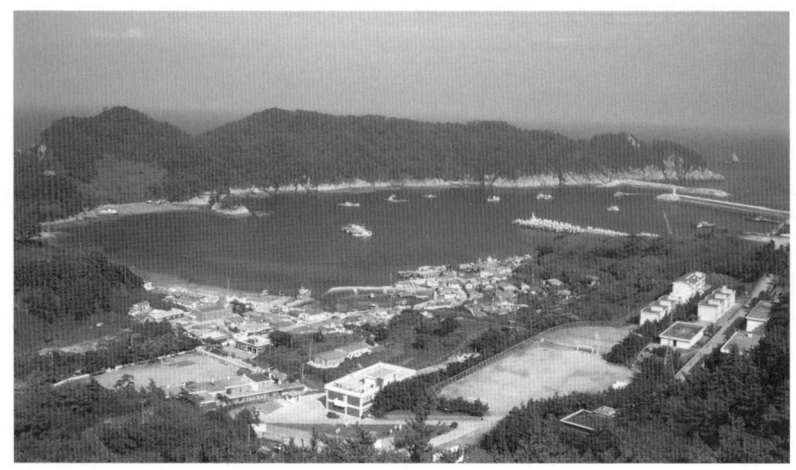

바닷물이 거울처럼 맑고 푸른 어청도의 선착장.

을 이뤘는데 얼마 전 관청에서 자기 구역 이외에는 배를 대지 못하게 하자 포구가 한산해지며 다방도 된서리를 맞았다고 한다.

어촌 마을의 '조직이' 문화

어청도에는 많은 '조직이'들이 있었다. 본인들도 스스로 '조직이'라고 부르고 다른 사람들도 이들을 '조직이'라고 했다. 조직이라니…. 조직폭력배는 먹을 게 많은 대도시에 기생하는데 이 외딴 작은 섬에 무슨 이권이 있단 말인가. '조직이'는 고기잡이를 하는 어부들 중에 있었다. 이들은 한번 출항해서 고기를 잡아 수십만 원에서 수백만 원의 돈이 주머니에 들어오면 곧장 술집에 가서 그 돈이 다 바닥날 때까지 술과 여자에 파묻혀 지낸다. 가진 돈을 다 쓴 다음에는 담뱃값이 없어 쩔쩔매다가 술집 여자들한테 담뱃값을 얻어 쓰기도 한다. 항상 죽음과 맞서면서 사는 어부들은 알뜰하게 돈을 모아 보랏빛 미래를 꾸리기보다는 돈이 생겼을 때 흥청망청 놀고 보자는 운명론에 빠져든다.

'조직이'는 '조져 없앤다, 먹어 조진다'는 자조적인 이름이다. 이 '조직이' 문화는 어느 섬이나 문제가 됐다. 인천 근처에 있는 어느 섬에서는 부녀회에서 들고 일어나 모든 술을 추방했다. 그러자 날마다 술 먹고 소리 지르고 싸우고 술집 여자 때문에 가정이 망가지고 아이들 책값이나 학용품값이 없어 쩔쩔매던 집이 사라지게 되었다. 마을은 평화롭고 즐겁고 부유한 곳이 되었다. 수백 년, 수천 년 동안 대물림해서 가난하던 곳이 '술' 하나를 없애자 천국으로 변했다. 간혹 이 섬에 들어가는 낚시꾼들은 마을 부녀회의 검문을 받아 술이 있으면 압수를 당했다.

어청도에서도 부녀회에서 다방들의 불법행위를 문제 삼자 술집을 겸하던 다방들은 문을 닫았다. 그러나 술까지 없애지는 못했다. 이곳도 가거도처럼 자연산 생선이 자랑거리인데 횟집 간판이 없었다. 그들은 고기를 잡아 싱싱한 것은 산 채로 비싼 값에 도시에 내다 팔고 값이 덜 나가는 생선은 대강대강 썰어 술안주로 했다. 그들은 생선회란 단어를 거의 쓰지 않는다. 그러나 여름철에 관광객이 몰려오면 '자연산 생선회' '청정지역 생선회'란 간판이 집집마다 걸린다. 생선회가 없는 섬, 항상 물이 맑고 산이 푸른 섬, 그러나 자연산 생선이 도시의 순대나 떡볶이만큼 흔한 곳이 어청도다.

다음날 새벽에 민박집 창문으로 밝아 오는 바다가 보였다. 8시쯤 되자 70대의 민박집 주인 할머니가 그물망에 미역과 해물을 잔뜩 채워 갖고 돌아오는 모습이 보였다. 제주도가 고향인 할머니는 새벽녘에 바다 속에 들어가 일하고 퇴근한다. 도시 사람들이 새벽에 헬스클럽이나 수영장에 가서 운동하듯 바다 속에 들어가 자맥질하여 소득을 올리고 집에 돌아오는 할머니의 모습은 인상적이었다. 세상에 저런 생활도 있다니! 헬스클럽에 가서 악을 써 가며 운동하고 옆 사람보다 내가 더 날씬한지, 더 힘이 센지, 근육이 더 나왔는지 경쟁하는 도시인에 비해 깨끗한 바다에 혼자 들어가 알맞게 일하고 먹을 것을 구해 오는 할머니 모습이 아직도 눈에 선하다. 신선이 따로 없고 극락이 따로 없다.

아내의 마지막 소원을 들어주었더니

마을을 여기저기 돌아다니다가 허름한 천주교 공소 앞에서 50대의 한 부인을 만났다. 부인의 남편은 이곳 출신 '조직이'였다. 어청도 토박이인 남편은 열심히 고기를 잡고 쉬지 않고 술을 마시다가 어느 날 쓰러졌다. 평생 처음 간 병원에서 중풍, 간디스토마, 간경변, 간암 판정을 한꺼번에 받았다.

병원에서 죽음을 기다리자 그의 모친이 섬으로 데리고 왔다. 토속 종교의 제사장으로 대물림을 받은 모친은 굿을 해서 아들의 병세를 잡으려 했으나 소용이 없었다. 아들은 점점 죽어만 갔다. 결국 모친은 아들을 포기하고 집안 식구들도 희망을 버렸다. 그러나 부인만은 포기하지 않았다. 천주교 신자인 부인은 송장이나 다름없는 남편을 익산에 있는 종합병원으로 데리고 갔다. 그러나 간경변, 간암 말기인 남편은 링거 호스로 영양 공급을 받으며 죽는 날만 손꼽을 뿐이었다. 부인은 남편에게 종부성사를 받을 것을 권했다. 평소 서양에서 온 종교를 악귀 보듯 하던 남편은 아내의 마지막 소원을 들어주었다.

신부님이 와서 종부성사를 주었다. 그날 밤 그는 무수히 많은 피를 쏟았다. 입, 소변, 대변을 통해 피가 쉬지 않고 나왔다. 구규출혈九竅出血이란 말 그대로였다. 구규출혈이란 우리 몸에 있는 아홉 개의 구멍(귀 두 곳, 코 두 곳, 입, 항문, 소변, 눈 두 곳)에서 모두 피가 나오는 것을 말하는데 죽음 직전에 이런 현상을 나타내는 사람들이 있다. 밤새 토혈吐血과 하혈下血을 반복하는 남편을 보고 부인은 오늘밤을 넘기기 힘들겠다고 생각했다. 그런데 새벽녘이 되자 푸르죽죽하고 부어 있던 남편의 얼굴에 밝은 색이 돌면서 물과 미음을 찾았다. 반조返照 현상인 듯 했다.

반조 현상이란 죽을병을 앓던 사람이 죽음 직전에 기력이 회복된 듯 보이는 현상을 말한다. 이 시기가 되면 음식을 못 먹던 사람이 음식을 먹고 얼굴은 환해지며 기운이 없어 말 한마디 못하던 사람은 말도 또렷하게 잘한다. 그리고 그동안 잘못한 것을 사과하고 반성한다. 마지막 기름 한방울을 태우며 환하게 빛나는 등잔불과 같다고 할까. 그날 밤 부인은 꿈에 남편이 신부 옷을 입고 성경책을 든 모습을 보았다.

해가 지면서 포구로 돌아오는 어선.

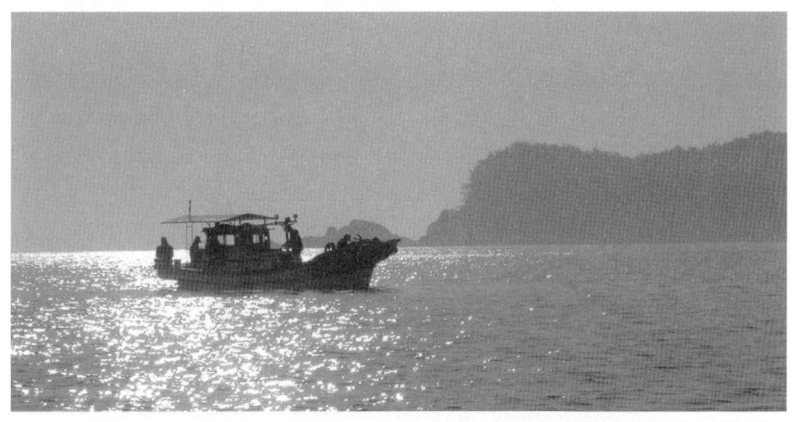

"신부님 옷은 신성함의 상징이에요. 아무리 장난이라도 이러면 못써요. 얼른 벗어요."

부인은 옷을 벗기려 했지만 남편은 한사코 거부했다. 밤새 벗어라, 안 된다 하며 옥신각신하다가 꿈을 깼다. 대대로 무속 신앙에서 자라서 신부라면 악귀처럼 여기던 '조직이'가 사제복에 성경이라니…. 부인은 기이한 꿈에 머리가 혼란스러웠다. 반조 현상이 생긴 후 하루나 이틀이 지나면 거의 다 세상을 떠나는데 열흘이 지나도 죽지 않았다. 남편은 죽더라도 고향에 가서 죽겠다고 했다. 그러면서 아내를 위해 얼마 남지 않은 마지막 인생을 살고 싶다고 했다. 독실한 가톨릭 신자인 아내를 기쁘게 하는 일은 아내의 종교를 존중하고 믿는 일이었다.

죽음을 기쁘게 받아들여 생긴 기적

그는 부모와 병원의 만류에도 퇴원하여 고향인 어청도로 돌아왔다. 돌아와서는 공소에 드나들기 시작했다. 어청도에는 수십 년 전에 지은 천주교 공소가 있는데 처음에는 신도가 꽤 많았으나 신부가 오지를 않자 사람들이 옆에 있던 개신교 교회로 가 버리는 바람에 폐허가 되고 말았다. 마을 사람들은 비어 있는 공소를 보고 귀신이 나오겠다고 했고 아이들은 '귀곡 산장'이라 부르며 근처에 오기를 꺼렸다. 근처에서 조업을 하던 어선들은 태풍이 심하게 불면 이 섬으로 피신을 했는데 이때 어부들은 선주 몰래 공소에 와서 술을 먹고 술병을 깨고 공소 유리창들을 깨뜨리는 바람에 공소는 더욱 폐허가 되었다.

남편은 죽는 날까지 공소를 돌보며 살기로 했다. 매일 공소에 가서 청소하고 수리를 했다. 처음에는 집에서 5분 거리에 있는 공소까지 가는데 30분 이상 걸렸다. 빗자루를 드는 것도 힘들어 천천히 걷고 천천히 일을 했다.

어느덧 25년의 세월이 흘렀다. 놀랍게도 며칠 못 살 거라던 그는 지금도 살아 있다. 익산의 병원에서 나온 이후 한번도 병원에 가지 않았고 한약이건 양약이건 아무것도 입에 대지 않았다. 몸에 좋다는 음식에도 관심을 두지 않았다. 힘들면 힘든 대로, 아프면 아픈 대로 그냥 지냈다. 힘들면 힘든 게 당연하고 아프면 아픈 게 당연하다고 생각하니 약을 먹을 필요가 없었다. 인도의 자이나 교도들은 죽을 날을 기쁘게 기다리는 바람에 건강하게 오래 산다고 한다. 그도 죽음을 기쁘게 맞다 보니 죽기는커녕 기적이 일어난 것이다. 나는 바다가 보이는 그의 작은 방에서 손때 묻은 수백 권의 기독교 관련 책들을 볼 수 있었다. 집에 돌아온 후 나는 그에게 김수환 추기경이 쓴 책을 보냈다.

공소에서 내려와 여객선 매표소로 갔다. 대천 가는 배편을 물으니 군산 가는 배 하나뿐이라고 한다. 책에는 대천 가는 배가 있다고 했지만 매표소 직원은 이곳에서 10여 년간 표를 팔았지만 대천 가는 배는 없다면서 혹시 20년 전에 쓴 책을 본 것이 아니냐고 반문했다. 글을 쓰는 사람들은 항상 조심해야 한다. 방안에 앉아서 글을 쓰다 보니 20년 전에 쓴 글을 15년 전에 베끼고 그 글을 또 다른 사람이 베껴 쓰다 보면 오래 전에 없어진 배가 지금도 책을 통해 돌아다니게 된다. 앉아 있는 영웅보다 돌아다니는 거지가 낫다고 했다. 돌아다니는 거지가 제대로 마음을 쓰고 정신을 닦으면 큰 인물이 된다. 석가나 공자도 여기저기 돌아다니면서 여러 사람과 만나고 얻어먹으면서 산 사람들이다.

진도

볼 것도 없는 섬엔 왜 왔소?

자물쇠 잠그는 외딴 섬의 빈집들

이번에도 섬으로 갔다. 진도읍에서 자고 아침 일찍 운림산방으로 갔다. 안내 책자에는 진도읍에서 운림산방까지 8킬로미터 또는 6킬로미터로 적혀 있었다. 길가 밭에서 일하는 노인에게 물었다.

"이 길이 운림산방 가는 길인가요?"

"길은 맞지만 거기까지 걸어가려면 뼈칠 거여."

가파른 고개가 있어 노인의 말대로 다리가 뼈쳤다. 고갯마루에는 삼별초에서 내세운 왕이 정부군과 싸우다 죽었다는 알림판이 서 있었다. 정부군은 세계 최강인 몽고군에 속한 군대인데 이런 군대와 맞서 싸운 삼별초의 정신은 대단한 것이다. 5·18민주혁명 때 전두환 군대와 맞서 싸운 광주시민군이 이들의 후예인 것이다.

운림산방은 한산했다. 소치 선생이 이 외진 섬에서 초의선사와 추사

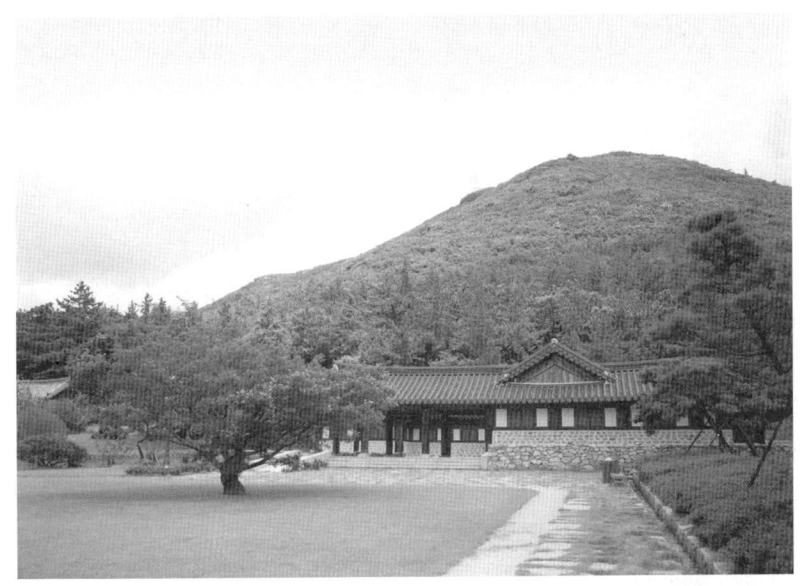

조선 후기 남종화의 대가였던 소치 허유가 만년을 보낸 운림산방.

김정희를 스승으로 모시고 시詩, 서書, 화畵에서 조선의 최고 수준으로 될 수 있었던 게 놀라웠다.

  팽목항으로 가서 조도면으로 떠나는 여객선을 탔다. 예전에는 조도면을 군도면이라 했다. 조도면은 119개의 무인도와 35개의 유인도가 있는데 섬이 많다 하여 군도群島라 했다가 새떼처럼 보인다 하여 조도鳥島가 됐다. 여객선을 타고 이렇게 많은 섬을 보기는 이번 여행 중에 처음이었다. 하조도 창유리 어유포항에 도착하여 잠시 머물다가 관매도에 가는 여객선을 탔다. 배는 상조도와 하조도를 연결하는 조도대교 아래를 지나 천천히 섬 사이를 빠져나갔다. 2층 갑판에서 바라보는 수십 개의 섬들은 무척 아름다웠다. 이런 모습은 서해 바다를 몽땅 뒤져도 찾을 수가 없었다. 경치가 세계 자연문화유산 급이었다. 그러고 보니 이곳은 1981

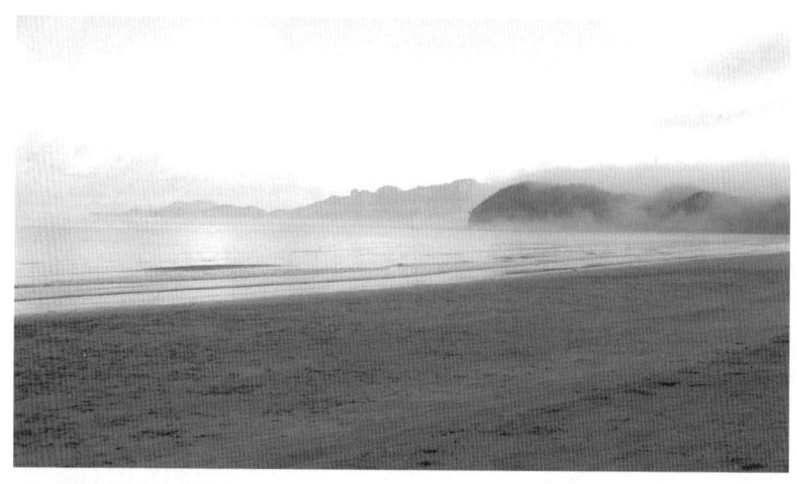
안개에 휩싸인 관매도 해수욕장.

년에 다도해 해상국립공원으로 지정되었다.

관매도에 도착했다. 조도면 일대가 거의 다 경치가 좋지만 그 중에서도 관매도가 가장 뛰어나다고 한다. 관매도는 가거도나 어청도보다 사람이 많이 사는데 포구에는 술집이나 다방 같은 것이 하나도 보이지 않았다. 민박집은 많지만 대부분 자물쇠를 잠가 놓은 빈집이 많았다. 민박집은 여름 휴가철에만 장사를 했다.

노인 부부나 혼자 사는 집도 많아 보였다. 이런 외딴 섬도 자물쇠로 문을 잠그고 외출하는 세상이 되었다. 내가 예전에 있던 강원도 화전 마을에서는 80년대 초만 해도 집에 담이 없고 방문을 열어 놓은 채 사람들이 나들이를 했는데 지금은 집집마다 대문을 만들고 자물쇠를 채워 놓았다.

마을 사람들은 창문처럼 생긴 그물망에 미역을 손질해서 바닷가에 널어놓느라 바빴다. 바쁘게 일하는 그들에게 민박집을 물어보기가 미안해

우물쭈물 바닷가를 걸어가는데 미역을 다듬던 한 노인이 "볼 것도 없는 섬엔 왜 왔소?" 한다. 빈둥빈둥 걸어 다니는 외지인이 눈꼴사납다는 눈치였다. 뼈 빠지게 하루 종일, 일 년 내내, 평생을 일해도 가난한 사람들이 많다. 그들에겐 한가하게 다니는 여행객이 예뻐 보일 리 없을 것이다.

관매도는 인심 좋은 데여!

숙소를 정하고 바닷가를 걸었다. 수십 개의 섬 사이로 해가 지고 있는데 여느 곳보다 더 붉고 아름다웠다. 다음날 일찍 일어나 어제 갔던 곳으로 갔다. 같은 장소에서 일출과 일몰을 보기란 흔하지 않다. 더구나 수십 개의 섬 사이로 뜨는 해와 지는 해를 보기란 더욱 소중한 체험이었다. 해수욕장에서 마을을 지나 10분쯤 동쪽으로 가니 방아섬이 보이는 바닷가가 나왔다. 멀리 조도면 섬들 사이로 붉은 해가 올라오고 있었다.

관매도의 8경 중 하나인 방아섬.

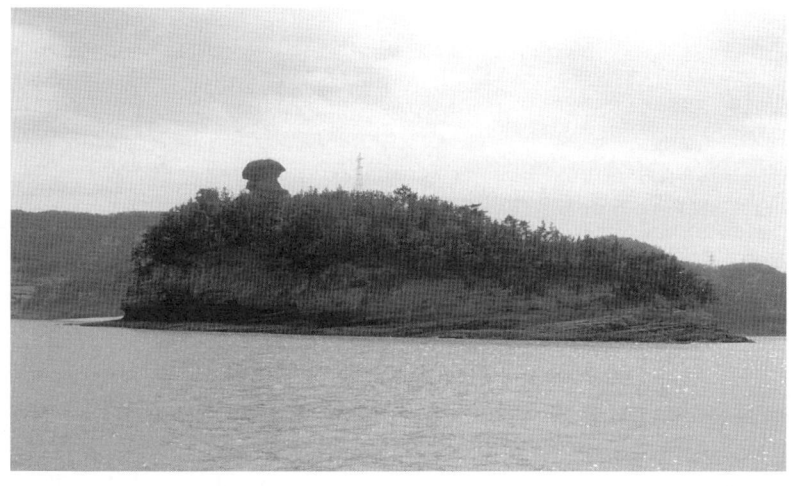

선창가로 나가 하조도로 가는 배를 탔다. 정기여객선은 낮에 오기 때문 비정기 여객선을 탔다. 마을 주민들이 면사무소에 갈 때 이용하는 도선渡船이라 부르는 작은 어선이었다. 예전에는 노 젓는 배였는데 지금은 엔진이 있는 통통배였다. 배가 아무리 작아도 사고 한번 없었다고 한다. 조도면 바다는 많은 섬들이 서로 방파제 역할을 해서 큰 태풍이 오지 않는 한 항상 호수처럼 잔잔했기 때문이다.

선창가에는 몇 사람이 서성거리고 있는데 한눈에 외지로 나들이하는 모습임을 알 수 있었다. 다리를 절뚝거리는 70대 할머니, 허리는 새우등처럼 완전히 굽어 있고 몸은 바짝 말라 살이라고는 주름살뿐인 80대 할머니, 검은색 양복에 금테 안경을 쓴 60대 중반의 남자, 그리고 꼽추 등을 한 70대 노인, 그보다 10년쯤 젊은 잠바 차림의 남자와 60대 여자들 몇 명이 배를 기다렸다. 잠시 후 작고 낡은 어선이 파란 바다풀이 잔뜩

하조도의 돈대봉 전망대에서 바라본 다도해 해상국립공원.

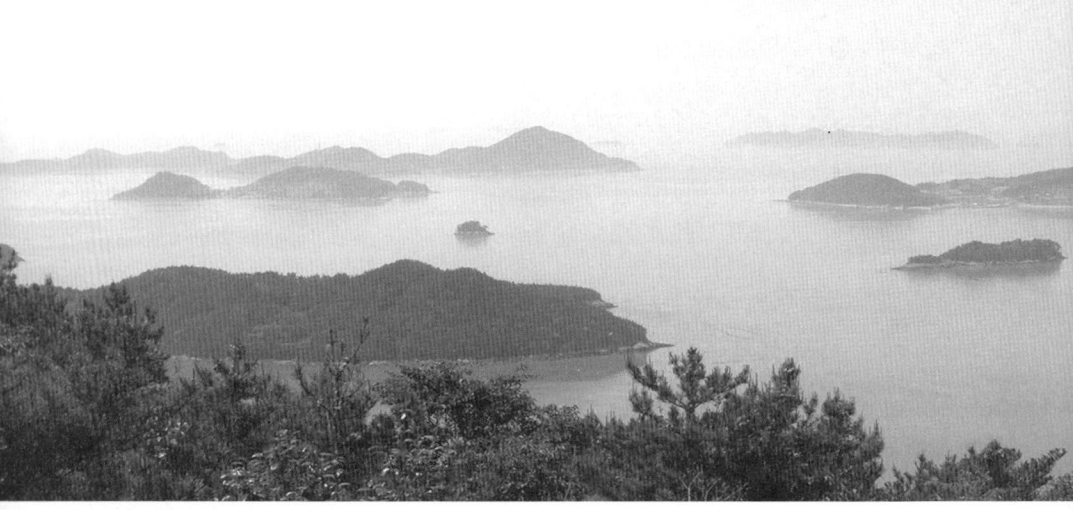

낀 돌계단에 댔다. 일흔 살 가량 된 선원 겸 선장이 혼자서 배를 관리하고 몰았다. 승객 중 한 명이 뱃삯을 걷어 선장에게 주었다.

"관매도는 인심 좋은 데여. 다른 섬은 외지인에게 뱃삯을 더 받는데 여긴 똑같이 받아."

다리를 절뚝거리는 할머니가 몇 개 안 남은 이를 보이며 말했다. 할머니는 배에 두른 주머니에서 돈을 꺼냈다. 주머니에는 100만 원으로 보이는 만 원짜리 묶음 한 다발, 만 원짜리 몇 장, 천 원짜리가 몇 장 있었다. 행색에 비해 엄청나게 많은 돈을 가지고 있었다. 미역 값 받은 건데 농협에 예금하러 간다고 했다.

배가 통통거리고 30분쯤 가자 하조도 입구 선착장에 도착했다. 여기서도 파란 바다풀이 잔뜩 붙은 돌계단을 올라갔다. 바다풀은 생각보다 미끄럽지 않았다. 선착장에는 마을버스가 기다리고 있었다. 마을버스를 탄 사람들은 금테 안경을 쓴 남자 2명을 빼고는 다 면사무소 앞에서 내렸다. 그들은 보건소에 들러 치료도 받고 농협에 가서 돈을 예금하고 자식들에게 필요한 돈을 보낸다고 했다.

다시 팽목항으로 가는 정기여객선을 탔다. 너무 크고 화려한 배를 타니 딴 세상에 온 듯 했다. 선실 바닥은 온돌방처럼 따뜻했다. 배낭을 베고 누우니 잠이 저절로 왔다. 아무리 아름다운 경치도 두 번째 보니 잠자는 게 더 좋았다.

진도로 돌아와서는 오른쪽 바닷길을 걸으면서 삼별초의 마지막 항쟁지인 남도석성을 둘러보았다. 남도석상은 성 같지 않은 손바닥만 한 작은 성인데 이런 허름한 곳에서 세계 최강인 몽고 군사와 싸우다니 삼별초의 용기가 놀랍기만 했다.

4

아프면 아픈대로 오직 걸었을 뿐인데

교동도
철종과 연산군이 일찍 죽은 이유

내가 우리나라 해안선을 걷는 일은 극기 훈련도 아니고 기록의 도전도 아니다. 그저 천천히 즐겁게 둘러볼 뿐이다. 사람들은 왜 걷느냐고 묻는다. "즐거우라고, 기분 좋으라고 걷는다"고 답하면 "걸으면 왜 즐겁냐?"고 되묻는다.

"인생은 길이고 걷기는 삶이다. 아무리 해도 충족시킬 수 없는 게 사람의 소유욕이다. 걷기 수행을 통해 스스로 만족하는 힘을 길러야 한다. 걸을 때는 가진 게 모두 짐이 된다. 가진 걸 놓을수록 삶이 경쾌해진다."

걷기 수행에 관한 한 세계적인 달인인 원공 스님의 말이다. 스님은 30년 가까이 걸었다. 자동차는 물론 엘리베이터조차 타지 않았다. 거리를 따지는 게 유치한 짓이지만 그동안 우리나라를 스물아홉 바퀴쯤 돈 셈이라고 했다.

인간이 침팬지에서 사람 꼴로 갈려 나온 지 500만 년이 되었다. 그동안 인간은 걸으면서 진화했다. 그래서 걷다 보면 저절로 즐거워진다. 걷다 보면 인간의 본성에 접근한다. 그 본성은 인간이 500만 년 동안 쌓은 지혜인 DNA에 들어 있다. 걷기란 각자 자기 안에 있는 DNA의 진리를 찾아 자기에 맞는 행복을 얻는 것이다. 일단 걸어 보라. 걷다 보면 얼마나 즐겁고 행복해지는지 알 수 있다.

병보다 무서운 좌절, 절망감

이번에는 교동도에 가기로 했다. 강화도 서쪽에 있는 창후리 선착장에서 여객선을 기다렸다. 이곳에서 교동도 월선포 선착장까지는 3.2킬로미터로 여객선이 25분 또는 45분이 걸린다고 한다. 무슨 거리가 고무줄거리인가. 알고 보니 물이 많이 빠질 때는 바다 가운데에 모래톱이 길게 나타나 이것을 피해 석모도 쪽으로 빙 돌아 다녀서 45분이 걸리고 보통 때는 직진을 하여 25분이면 된다는 것이다. 다행히 25분 만에 월선포 선착장에 도착했다. 대부분 섬의 선착장은 배 도착 시간에 맞춰 마을버스가 기다리는데 여기서는 그런 모습을 볼 수가 없었다. 사람들이 차를 갖고 배에 타거나 차 없이 배를 탄 사람들은 선착장에 자동차가 기다리고 있었다. 차들이 떠나자 선착장은 조용해졌다.

교동도는 임진강, 한강, 예성강 등 세 개의 강이 모이는 곳에 있다. 그래서 땅이 기름지고 넓어 오랜 옛날부터 많은 사람들이 살았다. 고려 때는 개성으로 들어가는 길목이고 조선시대에는 한양으로 들어가는 입구라 국내외의 많은 물산들이 모여들었고 외국의 문물이 처음으로 닿는 곳이라 지정학적으로 중요한 위치였다. 그래서 강화유수는 육군과 수군을 같이 통제하는 권한을 가진 도지사급 지위에 있었다.

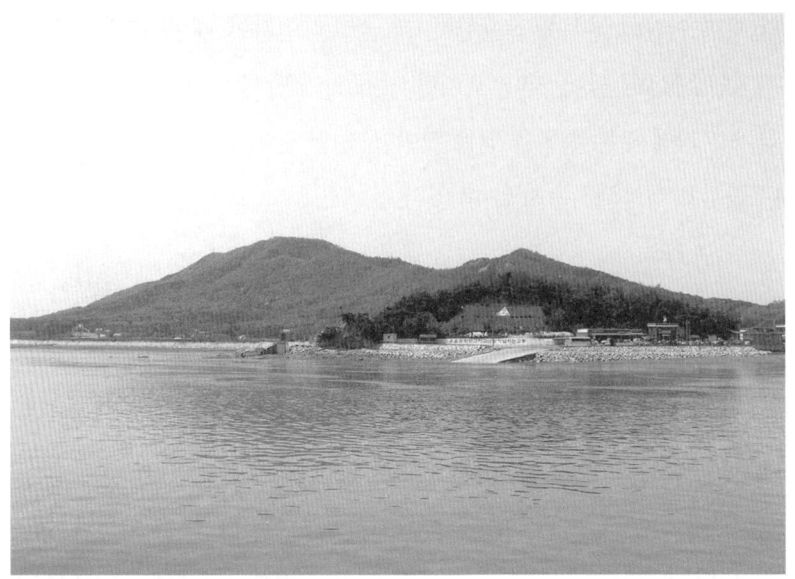
교동도의 월선포 선착장. 왼쪽으로 해발 269미터의 화개산이 보인다.

 교동도에는 4천여 명의 주민이 사는데 농토가 넓어 한 가구에 적게는 2천 평, 많게는 3만 평의 땅을 갖고 있다고 한다. 38선에 의해 남북으로 갈리기 전에는 강화장이 아닌 개성 옆에 있는 연백으로 장을 보러 다녔다고 한다.
 이 지역 사람들은 독특한 말꼬리를 갖고 있었다. 아무리 허름하고 나이가 적은 상대에게도 존댓말에 가까운 말투를 썼다. 이곳에서는 양반과 상놈의 구별이 애매했던 모양이었다. 찢어지게 가난하고 멍청해 보이던 사람이 어느 날 갑자기 왕이 되고 정승이 되고 판서가 되었는가 하면 한양에서 날리던 세도가가 순식간에 이곳에 귀양 와서 거렁뱅이 노릇을 했으니 어느 놈이 귀한 놈이고 어느 놈이 쌍놈인지 알 수가 없었을 것이다. 한마디로 왕후장상王侯將相의 씨가 따로 없었다. 훌륭한 인물이

가계나 혈통에 있는 것도 아니었고 노력에 달린 것도 아니었다. 그때 그 시절 운수소관에 따라 귀인도 됐다가 노비도 되었으니 일단 존댓말을 쓰고 보는 게 신상에 좋았을 것이다.

교동도와 관련된 유명한 역사적 인물로는 강화도령이라 부르는 철종과 폭군으로 알려진 연산군이 있다. 두 남자는 독서는 멀리하고 술과 계집과 벼슬아치를 잘 다루지 못해 30세, 31세라는 젊은 나이에 죽었다. 철종은 교동도에서 농사짓다가 한양 가서 임금이 되었고 연산군은 중종반정으로 쫓겨나 교동도에 유배된 지 두 달 만에 역질疫疾로 죽었다. 역질은 학질인 말라리아를 말하는데 학질모기가 왕성한 활동을 하는 여름철에만 걸린다. 연산군은 추운 겨울인 12월에 죽었으니 그의 죽음은 역질이 아닌 독살설이 더 옳을 듯하다.

그러나 역질이나 독살보다 더 확실한 원인이 있다. 탈영脫營이다. 탈영은 귀한 신분에 있던 사람이 갑자기 지위를 잃으면 정신적 충격과 갈등으로 몸의 기운이 다 빠져 나가는 병증이다. 이런 상태가 되면 아무리 뛰어난 명의가 와도 소용없다. 오직 죽음뿐이다. 비슷한 것으로 실정失精이 있는데 부자가 망하면 실의와 좌절로 기운이 빠져 나가 죽음에 이른다. 암이나 간경변 같은 난치병을 선고받으면 탈영이나 실정 같은 심한 정신적 충격을 받는다. 이 충격을 극복하지 못하면 탈영이나 실정에 걸려든 사람처럼 백약이 소용없다. 병이 무서운 게 아니라 좌절, 절망감이 더 무서운 것이다.

철종은 19세까지 하루 종일 뼈 빠지게 농사일을 하던 건강한 청년이었다. 그런데 왕이 되자 내의원에서 지어 올린 산삼, 녹용, 사향이 든 귀한 보약과 비싼 재료로 만든 진수성찬을 매일 먹고 무수히 많은 여인들

속에 파묻혀 살았는데 허약한 딸만 하나 남기고 젊은 나이에 죽었다. 그러니까 높은 지위, 진수성찬, 많은 여인, 귀한 보약이 합동작전을 펴서 그를 죽인 것이다.

황희 정승의 관기제도 존치론

인생삼락으로 독서, 여자, 술을 꼽은 추사 김정희에 앞서 인생삼락을 실천한 인물로 황희 정승이 있다.

조선시대 초기에 고려시대부터 내려 온 관기官妓제도를 없애자는 주장이 있었다. 그때 이를 적극 반대한 사람이 청백리의 상징인 황희 정승이었다. 관기는 정부 산하기관의 공창公娼으로 벼슬아치들이 독점하고 있었는데 고고한 유학자들 중에는 사서삼경을 공부한 선비가 공공연히 창녀와 어울려 논다는 것은 말이 안 된다면서 관기제도를 없애자고 주장했다. 대부분의 선비들은 이론상 맞기도 한 이 말에 꿀 먹은 벙어리처럼 가만히 눈치만 볼 때 황희 정승이 반대하고 나섰다.

"관기제도를 없애면 절대 권력을 가진 벼슬아치들이 더 큰 문제를 일으킬 공산이 크다. 원님은 자기 고을 안의 여자라면 양갓집 처녀건 가정부인이건 누운 소 타듯 쉽게 올라가는데 이렇게 공권력을 함부로 휘두르다가는 심각한 사회문제가 생긴다."

남자들의 속성은 학문의 깊이나 벼슬의 크기에 관계없이 다 비슷하니 그냥 관기제도를 두어 마을의 평화를 유지하는 게 현명하다는 주장이었다. 책과 술을 사랑한 그는 오래오래 살았고 술맛 나는 시를 여러 편 지었다.

대조大棗 볼 붉은 골에 밤은 어이 듯들으며
벼 벤 그루에 게는 어이 내리는고
술 익자 체 장사 돌아가니 아니 먹고 어이리

면사무소가 있는 마을에 묵고 다음날 여객선을 타고 창후리 선착장으로 돌아왔다. 이번에는 길고 긴 모래톱을 만나 30분쯤 시간이 더 걸렸다. 충청도나 전라도에서는 이런 모래톱을 돈이 많이 파묻혀 있는 돈 사구砂丘라 불렀다. 이런 곳에는 조개, 게, 굴, 해삼 따위의 해산물이 많이 있는데 강화도의 모래톱은 아무 쓸모가 없었다. 한강, 임진강, 예성강에서 흘러나오는 오염된 물로 생명이 살기 어렵기 때문이다. 더구나 장마철에는 휴전선에서 떠내려 온 지뢰들이 모래톱에 걸리곤 한다.

창후리 선착장에서 강화도 북쪽 바닷가를 걸어 양사면 북부리에 갔다. 바다 쪽에는 안개가 잔뜩 끼어 있었다. 날씨가 좋으면 북한이 코앞에 보이고 그곳 개들이 짖어 대는 소리가 옆집 개소리처럼 들리는데 안개 때문에 아무것도 보이지 않았다. 그리고 조용했다.

임진각-적성
암을 이긴 신념

여름 휴가철을 맞았다. 남쪽 해안선까지 가는 길이 혼잡해서 당분간 덜 붐비는 휴전선 길을 걷기로 했다. 임진각에서 동해안 쪽으로 방향을 잡았다.

씁쓸한 역사의 현장 임진나루

경의선 열차를 탄지 한 시간도 안 돼 임진강역에 도착했다. 임진각을 둘러보고 기념품 가게에서 엽서 몇 장을 샀다. 녹슨 채 서 있는 기관차, 철책선에 걸려 있는 색 바랜 철모, 부서진 탱크 따위가 들어 있는 사진엽서였다. 날씨가 더워 임진각 광장이 이글이글 타올랐다. 몇 발자국만 걸어도 온몸에 땀이 비 오듯 솟았다. 그늘 한 점 없어 걷는 게 겁났다. 걷다가 쓰러질 것 같았다. 그러나 50도가 넘은 타클라마칸 사막도 걸었는데 이까짓 35도쯤이야 하고 생각을 바꿔 먹었더니 선선해졌다.

임진각에서 고성군 명파리까지는 248킬로미터지만 실제로 걷는 거리는 400킬로미터가 훨씬 넘는다. 곳곳이 군부대와 산과 강으로 막혀 있어 들쑥날쑥 걸어야 하기 때문이다. 더운 날씨에 임진강변을 따라 걸으면 시원하련만 철책과 군부대가 길을 막아 놓았다. 지나가는 군인에게 화석정으로 가는 길을 묻자 강가는 민간인 출입금지라면서 찻길을 따라가라고 한다. 왼쪽 마을 길로 들어섰다. 예전에 손수레가 다니던 좁은 길을 콘크리트로 포장만 한 길이었다. 구멍가게에 들러 주인 할머니에게 물었다.

"임진나루, 어디로 가나요?"

"이 더운데 걸어가게요?"

"밭에서 하루 종일 일하는 사람도 많던데 걸어 다니는 거야 힘들 게 없지요."

할머니는 앞에 있는 우물을 손으로 가리키면서 목욕하고 가라고 했다. 예전에 공동우물, 공동빨래터, 여름용 공동목욕탕이었던 우물에는 맑고 차가운 물이 흘러나왔다. 우물물을 몇 잔 마시고 세수를 했다. 꼬불꼬불 산길을 넘어 마정리, 장산리를 지나 임진나루에 도착했다.

1592년 임진왜란 때 선조 임금은 가족과 신하들과 같이 북쪽으로 피난길을 가면서 이 임진나루에 도착했다. 그러나 날이 어두워 강을 건널 수 없었다. 이때 조금 떨어진 화석정에서 불이 크게 일어나 임진나루를 횃불처럼 환하게 비추었다. 선조 일행은 무사히 강나루를 건넜다. 휴전협정 이후 임진나루에는 군부대가 들어서고 큰 철책 문을 만들어 일반인의 접근을 막았다. 그러고 보니 우리나라 지도자는 전쟁만 나면 수도를 버리고 도망가는 전통이 있다. 고려시대 몽고가 쳐들어오자 왕은 강화도로 도망가고, 조선왕조 때 일본이 쳐들어오자 선조는 의주로 도망치고, 청나라가 침범하자 인조는 강화도로 가려다가 시간이 늦어 남한산성으로 도망가고, 6·25전쟁이 터지자 이승만 대통령은 잽싸게 부산으로 도망치고…. 싸울 궁리는 안 하고 전쟁만 나면 시궁쥐처럼 도망가기만 했으니 무슨 나라가 이 모양인가. 안시성을 지켜 당나라 대군을 물리친 고구려의 기상은 어디로 갔단 말인가.

화석정에 올라갔다. 수백 년 된 당산나무 아래에서 임진강을 바라보니 시원한 바람이 불었다. 화석정은 경기도 파주군 율곡리에 있는 정자인데 율곡 이이李珥 선생의 조상이 세웠다. 정자에는 '화석정에서'라는 현판이 걸려 있다. 율곡이 여덟 살 때인 1543년 이곳에 왔다가 쓴 시다.

숲 속 정자에 가을이 깊어 (林亭秋已晩)
시인의 생각은 끝이 없네 (騷客意無窮)
먼 강물은 하늘에 이어 푸르고 (遠水連天碧)
서리 맞은 단풍은 햇빛 속에 붉어라 (霜楓向日紅)
산에서 외로운 달무리가 나오고 (山吐孤輪月)
강은 멀리서 온 바람을 품었는데 (江含萬里風)
변방 기러기가 어디로 가는지 (塞鴻何處去)
저녁 구름 속으로 소리가 사라지네 (聲斷暮雲中)

여덟 살이면 초등학교 1~2학년인데 이런 시를 짓다니 놀랍다. 율곡이 아무리 천재로 태어났어도 교육을 올바로 받지 못했다면 이런 글을 쓰는 것은 불가능했을 것이다. 일본이 쳐들어올 것을 짐작한 율곡은 십만 양병설을 주장했고 선조가 임진나루를 건너 도망갈 것으로 내다봤기에 후손들에게 화석정에 기름칠을 해서 비상사태에 대비토록 했다.

기적을 만든 50대 안씨 부인의 신념

적성읍에 도착하여 가월천 근처에다가 숙소를 정했다. 적성읍 하면 제일 먼저 떠오르는 사람이 있다. 몇 년 전 나를 찾아왔던 50대의 안씨 부인이다. 열여덟 살 때 가난한 집에 시집을 와서 30년 동안 알코올 중독자인 남편과 못된 시어머니의 구박에 힘들게 살면서 육남매를 바르게 키웠지만 간암에 걸린 비련의 여인이다.

그녀는 첫 아이 때 임신 중독이 심해 고생은 했지만 건강한 딸을 낳았다. 출산 후 몹시 피곤하고 눈이 잘 안 보여 병원에 갔더니 임신 중독 후유증으로 간과 신장이 많이 상했는데 잘못하면 눈이 멀 수도 있다고 했다. 여러 달 병원 치료를 해도 차도가 없어 한약방에 가 한약 몇 첩을 지어 왔다. 집에서 한약을 끓였더니 시어머니가 "늙은 시어미도 평생 안 먹어본 보약인데 젊은 년이 몸보신하려고 보약을 처먹어?" 하면서 역정을 내더니 약탕기를 발로 걷어찼다. 날마다 술에 절어 사는 남편은 어머니를 편들어 그녀에게 욕을 퍼부었다. 남편은 유복자였다. 시어머니가 결혼하여 임신한지 한 달 정도 되었을 때 6·25전쟁이 터졌고 국군 군복을 입고 밭에서 일하던 시아버지가 인민군의 총에 맞아 죽었다.

어느 날 부인은 배가 아파 동네 보건소에 갔더니 큰 병원으로 가라고 했다. 간암 진단이 나와 수술하기로 했는데 배를 열었더니 간경화가 심하고 다른 곳으로도 암세포가 전이되었다. 수술을 할 수 없어 도로 배를 닮았다. 평생 돈벌이를 안 하고 놀기만 하는 술주정뱅이 남편, 이해심이 라고는 눈곱만치도 없는 청상과부 시어머니를 모시고 30년을 살아온 그녀에게는 너무도 불공평한 세상이었다. 그래도 육남매를 제대로 키우겠다는 굳센 마음 하나로 힘든 것을 버텨 왔는데 전신 암이라니…. 교회를 열심히 다니던 그녀지만 하느님을 원망하기까지 했다.

   네팔 사람들은 에베레스트를 여러 번 오른 셰르파보다 티베트의 라사에서 카트만두까지 오체투지五體投地를 한 순례자를 훨씬 대단하게 치는데 그 오체투지보다 어려웠던 게 부인의 시집살이였다. 그녀는 힘들 때마다 "독한 최씨 열 명이 강씨 하나 못 당하고 독한 강씨 열 명이 안씨 하나 못 이긴다"면서 안씨 자랑을 하던 친정아버지의 말씀을 떠올렸다. 그러면서 그 어떤 어려움도 이길 수 있다고 다짐했는데 그런 의지가 있어 육남매를 올곧게 키울 수 있었다. 그것은 알렉산더나 이순신 장군에 뒤지지 않는 위대한 신념과 굳센 의지였다.

   "부인은 에베레스트를 백 번 올라간 사람보다 백 배로 강한 의지와 신념이 있습니다. 하느님을 원망하지 마세요. 하느님은 뭔가 인간이 헤아릴 수 없는 큰 뜻이 있는 분입니다. 하느님은 부인에게 세상에서 가장 강한 의지를 주었습니다. 세상에서 제일 큰 의지를 가지고 역경을 헤쳐 온 사람이 보통 사람도 이겨 내는 이 병을 이기지 못해서야 말이 됩니까? 아무리 죽을병에 걸려도 1퍼센트의 면역력만 있으면 살 수 있는 게 사람입니다. 1퍼센트의 면역력이 생명을 살리는 불씨가 됩니다. 한 숟가락의 밥이라도 먹을 수 있고 열 발자국이라도 걸을 수 있고 신념만 있다면 누구나 기적을 만들 수 있습니다. 하느님을 원망마세요. 하느님의 신비한 힘을 받으세요. 암은 교통사고와 같아서 누가 당할 지 아무도 모릅니다. 좋은 사람은 고통사고를 안 당하고 나쁜 사람만 교통사고를 당하는 게 아닙니다. 암은 좋은 사람, 나쁜 사람 가리지 않고 아무렇게나 오는 정신 나간 병입니다."

나는 그녀에게 신념을 뒷받침하는 호흡법과 식이요법을 가르쳐주었다. 그리고 몸의 독소를 제거하고 기운 나게 하는 한약을 지어주었다. 황달이 있고 부종이 있을 때는 인진오령산을, 기운이 너무 없을 때는 인진오령산에 사군자탕四君子湯을 합방한 군령탕君笭湯을 지어주었다. 그녀는 몸이 부었다 빠졌다를 반복하고, 황달이 심했다 없어졌다를 거듭했다. 반년쯤 지나자 황달이나 부종이 거의 생기지 않았다. 사군자탕은 인삼, 백출, 백복령, 감초 각 5그램씩 되어 있는 처방인데 그녀는 민통선 근처에서 백출과 복령을 캐고 인삼은 근처 인삼밭에서 구했다.

내가 명의가 돼야 불치병 고친다

신념은 모든 것을 넘어선다. 이태준은 『무서록』에서 신념의 위대성을 다음과 같이 적고 있다.

나는 이번 병이 몹시 겁났다. 건강의 상징으로 여기던 그가 바로 이 병으로 잠깐 동안에 죽는 것을 생각했다. 그의 죽음 옆에서 밤샘을 하고 화장한 게 불과 20일 전이다. 꿈에 자꾸 그 광경이 보였다. 그런데다 병상에 누울 무렵 본 책이 『종교적 인간』인데 그 저자가 같은 병으로 죽은 청년이었다. 이런 불길한 기억들의 묶음이 나를 조였다. 내 마음이 약해진 것을 눈치 챈 의사는 나에게 약보다 신념을 권했다. 콜레라균을 발명한 독일의 의학자 고호와 맞선 사람이 있었다. 그는 콜레라균의 위험성을 업신여기고 그 배양균을 한 컵이나 마셨다. 그는 죽거나 앓기는커녕 아무 일도 없었다. 그는 고호의 이론을 이기려는 승부욕 때문에 그런 일을 한 게 아니었다. 그는 인체에 아무리 많은 균이 들어가도 그것을 이겨낼 저항력이 있다는 신념을 가졌다. 그래서 몇 억 마리의 병균을 마셔도 괜찮았다.

"오냐, 아무리 많은 병균이 내 몸속에서 들끓어도 내 정신력으로 몽땅 살균시키마."

그러자 자정 무렵 나는 최악의 반 혼수 상태가 되었다. 며칠 후 나는 그 많은 배설물이 전부 피였음을 알았다. 의사에게 말하려고 해도 혀가 무거워 말이 안 나오고 손이 시려 들어보면 백지장처럼 희다. 얼마 안 있어 손을 들 수도 없고 손가락은 꼼지락거릴 수도 없다. 다 마비된 듯하다. 아내와 의사가 복도에서 뭐라고 수군거린다. 한참 수군거리다 들어온 의사는 외투를, 아내는 두루마기를 벗겨 들고 모두 나간다. 대문소리만 들린다. 모두 구급약을 사러 가는 듯 했다. 나는 어렵게 혼자 죽는구나 했다. 그 죽나 보다 생각이 들자 벌써 의식이 희미해졌다. 그래서 유언 한 마디 생각을 못했다. 캄캄한 터널 속으로 들어가는 의식을 잠시라도 밝은 곳으로 끌고 가려고 싸웠다. 그런데 그 안개 속 같은 싸움터에서 의사의 목소리가 또렷이 들렸다.

"신념을 가지십시오. 병은 죄악이나 형벌이 아니고 하느님의 시련입니다."

나는 별안간 힘이 생겼다. 나는 악한 일을 한 적이 없다. 단순하게 굳센 정신력이 어디선가 솟아올랐다. 그 힘으로 나는 달무리 속 같은 흐릿한 의식이나마 놓치지 않으려고 싸워 갔다. 그 싸우는 동안이 몇 달 같이 느껴졌다. 시간은 30분이 흘렀다. 그런데 그 흐릿한 의식이 가사 상태의 혼백이었다. 의사에게 주사를 맞자 혼백은 가고 의식이 찾아왔다. 어둠 속 의식세계에서 평소에 귀에 박혔던 의사의 소리가 들리지 않았다면 나의 의식은 완전히 지워졌을 것이다. 그 어두워져 지워지는 게 죽음인지 모르겠다. 의사의 신념설은 이 위기뿐만 아니라 내 모든 투병기간 중 최고의 저항력, 면역력이 됐을 것이다. 완전히 회복된 지금, 그분의 신념설은 유효한가? 병만을 고치는 것은 보통 의사이고 신념까지 고치는 것이 명의이다.

질병은 그 사람이 가진 개성의 일부다. 개성은 내 신념이 만든다. 신념을 만드는 것은 다름아닌 나 자신이다. 내가 명의가 돼야 불치병을 이긴다. 안씨 부인처럼 힘들게 세상을 살다 불치병을 만난 사람에게는 어떤 위로의 말도 도움이 안 된다. 우리가 심한 아픔을 겪을 때,
　불교에서는 '놓아 버려라!'
　힌두교에서는 '그것 다 환상이야!'
　기독교와 유대교에서는 '신의 뜻!'
이라고 하지만 이런 말로 슬픔이 줄어들거나 아픔이 없어지지 않는다. 이밖에 세상에는 다양한 지혜의 말이 있다.
　'털어 버려라!'
　'잊어버려라!'
　'신에게 바쳐라!'
　'그로부터 배우고 성장하는 거야!'

'세월이 약이야!'

'그렇다고 죽진 않아, 다만 강해질 뿐이야!'

등 다양한 지혜의 말이 있는데 그 어떤 말로도 고통이 가시질 않는다. 거짓말은 아니지만 가장 입에 바른 상투적인 말도 있다.

'전화위복이야!'

'한쪽 문이 닫히면 다른 쪽 문이 열리는 법이야!'

불치병을 선고받은 사람에게는 정치인의 상투적인 말이나 종교인, 철학자의 공허한 말 따위가 도움이 되지않는다. 오히려 그런 말을 하는 사람이 밉살스럽고 한 대 때려 주고 싶을 뿐이다.

삶의 아픈 상처, 비극, 재난, 부당, 배신, 충격, 학대, 실패, 질병, 죽음 중에서 가장 으뜸인 상처는 죽음을 동반한 질병, 즉 불치병이다. 중국인들이 복을 빌거나 기도를 할 때 제일 많이 원하는 것은 명예나 권력, 돈이 아니라 장수와 건강이라고 한다.

암세포와 싸워 이기려면

엄청난 시련을 겪은 그녀에게는 남보다 천 배가 넘는 큰 신념과 의지가 있었다. 그녀는 아침저녁으로 교회에 나가 열심히 기도하고 호흡하고 걸으며 식이요법을 했다. 그동안 남편과 시어머니는 교통사고로 한꺼번에 죽었다. 그들의 죽음으로 위자료가 생기는 바람에 그녀는 병치레와 생활에 도움을 받았다. 시어머니 친구들은 '독한 년' '남편과 시어미 위자료를 몽땅 처먹은 복 받은 년' 하며 수군거렸다.

더 나빠지지도, 더 좋아지지도 않은 상태로 일 년을 보냈다. 병원에서 예상한 수명을 훨씬 넘어섰다. 처음에 의사는 반년을 살 거라고 했다. 다시 일 년이 지났다. 병세가 조금씩 호전되어 밥도 보통 사람처럼 먹고 걷거나 일을 해도 숨차거나 힘들지 않았다. 혈색도 보통 사람 같아 누가 봐도 환자인 줄 몰랐다. 그녀는 더 이상 병원에 가서 암세포가 더 커졌는지 줄어들었는지 검사하지를 않았다. '누구나 몸속에는 대장균이 있듯 암세포가 있다. 내가 약하면 암세포가 나를 잡아먹지만 내가 강하면 암세포가 순한 양이 된다'가 부인의 생각이었다.

파주에 LG전자가 들어섰다. 파주에는 그녀가 시집 올 때 친정아버지가 준 쓸모없는 임야가 만여 평 있었다. 친정아버지가 주면서 지금은 쓸모가 없지만 통일이 되면 큰돈이 될 거라고 한 땅이었다. 그런데 통일이 되기 전에 공장부지가 되었고 파주시청에서 보상금을 찾아가라는 연락을 받았다.

그녀는 오랜만에 나를 찾아왔다. 화려한 옷차림을 해서 처음에는 알아보지 못했다. 가난에 찌든 전형적인 시골 부인이 명품으로 휘감은 40대 탤런트 같은 모습이 되었기 때문이다. 체격이 좋은 젊은 남자를 두 명이나 데리고 왔다.

"별안간 큰돈이 생기니 불안하고 걱정돼서 경호원을 두 명 뒀어요. 돈은 얼마든지 낼 테니 비싼 약을 처방해 주세요."

부인은 교만을 억누르고 겸손하게 말했다. 그러나 내 답을 듣자 예전의 순박한 모습으로 돌아오며 착하게 웃었다.

"부인, 아무리 많은 돈을 내도 전에 지은 약보다 더 잘 지을 수는 없습니다."

백학–철원
욕심 부리면 몸과 마음이 상할 수밖에

평생 처음 걸어서 건넌 임진강

새벽에 개천을 흐르는 요란한 물소리에 잠이 깼다. 설마천雪馬川이라 부르는 이 개천은 적성면 설마리에 있는 감악산 남쪽에서 발원하여 마지리를 지나 임진강으로 들어간다. 창밖을 보니 안개가 잔뜩 끼었다.

적성 삼거리에서 왼쪽으로 걸었다. 전곡, 백학으로 가는 길인데 백학 쪽으로 길을 잡았다. 학생들이 휴전선 도보여행을 할 때는 백학 쪽으로 다니지 못하고 전곡 쪽으로 일정을 잡는다. 백학면은 민통선 안에 있는 마을로 몇 해 전까지만 해도 이 지역을 다니려면 일일이 근처 부대장의 허가를 받아야 했다.

조금 걸어가자 임진강 다리가 나왔다. 다리 건너편이 연천군이다. 평생 처음 임진강 다리를 걸어서 건넜다. 다리 중간에 서서 임진강을 바라봤다. 북한 쪽에서 내려오는 임진강 물과 철원의 한탄강에서 오는 강물

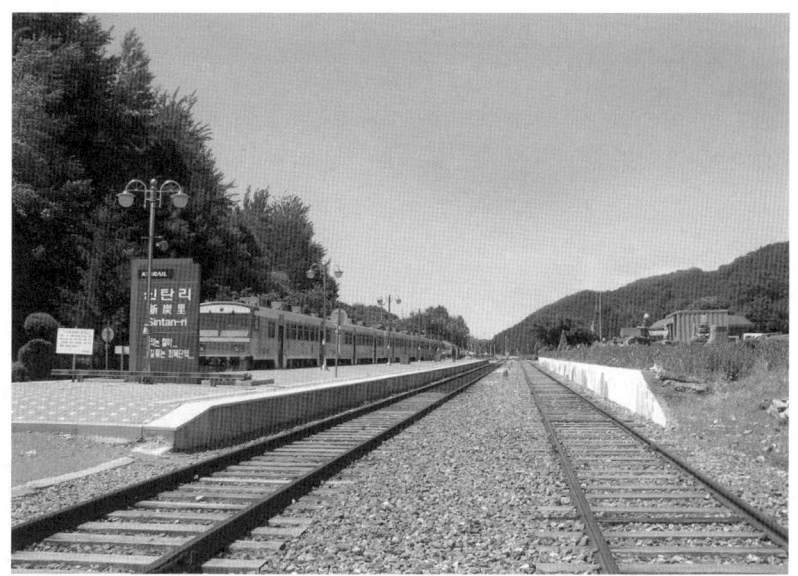

경원선 최북단의 마지막 역인 신탄리역.

이 섞여 흘렀다. 안개에 싸인 강은 수심이 얕아 바닥이 거의 다 보였다.

백학면 면소재지인 두일리에 도착했다. 날씨가 무더워 땀이 비 오듯 하고 정신이 몽롱해서 더 이상 걷기가 힘들었다. 계속 무리를 해서 걷다가는 일사병에 걸려 쓰러질 것 같았다. 할 수 없이 버스를 타고 연천으로 갔다. 버스는 냉방 장치가 잘 돼 있었다. 죽을 것 같던 몸이 찬바람을 조금 쐬자 기운이 나고 기분이 좋아지고 다시 살 것 같았다. 버스에서 내려 다시 걷고 싶었지만 참았다.

연천역에서 금강산 가는 기차를 탔더니 20분 만에 멈췄다. 종점인 신탄리에 도착한 것이다. 역사 근처에는 '이곳은 경원선의 마지막 역입니다'라는 간판이 여기저기 붙어 있다. 신탄리에서 버스를 타고 철원 고석정에 갔다. 고석정 강가도 여전히 더웠다. 뉴스를 들으니 거창이 36도,

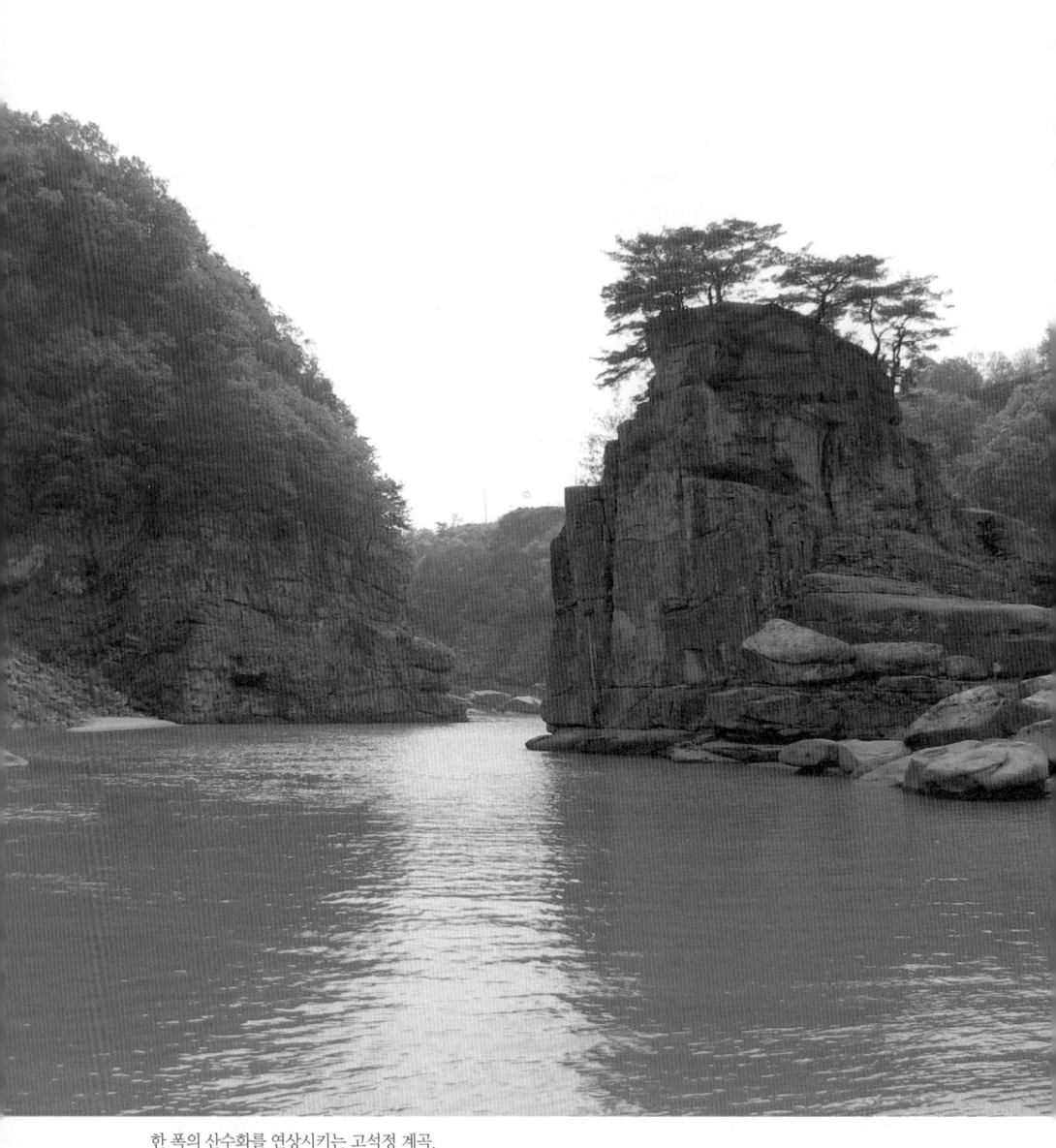

한 폭의 산수화를 연상시키는 고석정 계곡.

춘천이 34도라 했다. 거의 체온에 가까운 날씨였다. 풀밭에서 재는 온도가 이 정도면 실제로 아스팔트 위의 온도는 50도가 넘는다. 이런 날 미련하게 포장길을 걷다가는 사고가 나기 십상이다.

고석정은 한탄강이 흐르는 높은 절벽 아래에 있다. 임꺽정이 이곳에 도둑놈 소굴을 만들어 한동안 활동을 했다니 얼마나 외지고 험한 곳인지 짐작할 수 있었다. 물살이 빠르게 흘러 래프팅을 즐기는 젊은이들로 바글바글 했다. 강변은 많은 숙소와 가게와 목욕탕이 있는 관광지가 되었다. 다음날 새벽에 숙소에 있는 목욕탕에 갔다. 넓은 실내 탕과 수영복을 입고 나갈 수 있는 노천탕이 있었다. 노천탕에서 보니 웅장한 순담계곡과 급하게 흐르는 강물이 한눈에 들어왔다. 그랜드캐니언을 자그마하게 줄여 놓은 듯 했다.

월하리 노동당사로 갔다. 고석정에서 노동당사까지는 11킬로미터였다. 6·25전쟁 전에 2만 명 이상이 살던 철원읍이 폭격으로 다 부서지고 노동당사의 기둥들만 남았다. 여기서 대마리로 가는 길은 양 옆이 지뢰밭이라 사람들이 들어가지 못하도록 철조망이 쳐 있었다.

주먹만 한 삽주뿌리 나오는 민통선

지뢰 지역은 오랫동안 사람이 다니지 않아 원시림이었다. 원시림 속에는 많은 약초들이 자라고 있다. 소화제로 널리 쓰는 백출白朮은 삽주뿌리라 하는데 우리나라 전국의 산이나 들 어디서나 다 잘 자란다. 그런데 너무 많이 캐는 바람에 거의 멸종 상태가 되었다. 이제는 엄지손가락 정도 크기의 삽주뿌리만 나오는데 휴전선 일대에서는 아직도 주먹만 한 삽주뿌리가 나온다. 사람들은 지뢰밭에 별로 겁내지 않고 들어가 약초를 캔다. 위험한 곳에 갈수록 소득이 크기 때문이다.

한참 걷자 대마리가 나왔다. 백마고지로 유명해진 마을이다. 해방 당시 삼팔선 이북 지역이었는데 휴전선이 위로 올라가는 바람에 남쪽 땅이 되었다. 백마고지는 6·25전쟁 당시 격전지였다. 보름 동안 수십만 발의 포탄이 떨어지면서 고지의 주인이 스물네 번이나 바뀌었다. 마지막에 남쪽이 차지했는데 이 고지를 점령하면 철원평야의 주인이 된다. 김일성은 백마고지를 뺏겨 강원도 쌀의 25퍼센트를 생산하는 철원평야를 잃게 되자 속이 상해 사흘 동안 밥도 안 먹고 술만 퍼마셨다고 한다. 대마리 마을이 포탄으로 폐허가 된 것은 당연하다.

그 뒤 1967년 민통선 안에 포함된 이 버려진 땅을 150세대의 제대 군인들이 개척했다. 그들은 지뢰가 터져 죽어도 아무도 원망하지 않겠다는 서약서를 쓰고 이 지뢰밭을 개간했다. 몇 년이 지나자 지뢰밭은 옥토가 되고 풍요로운 마을이 되었다. 비슷한 소득, 비슷한 가옥, 비슷한 의식으로 가꾼 마을이라 평화스러운 마을이 되었다. 목숨을 걸고 세워 집성촌보다 더 끈끈한 유대가 있고 활기가 넘치는 지역이 되었다.

산골에서 쉬고 싶어 하는 이들에게

대마리를 걷다 보니 며칠 전 나를 찾아왔던 목사님이 생각나고 구례 화엄사 근처에 머물던 스님을 찾아갔던 기억이 떠올랐다.

항상 피로한 그 목사님은 조용한 산골에 가고 싶어 했다. 산골에 가서 목회를 하는 게 아니라 그냥 쉬고 싶다고 했다. 그리고 구례로 찾아갔던 스님의 동료 스님은 계戒를 받은 지 꼭 25년이 되었는데 어느 날 갑자기 몸이 아프더니 절도 싫고 스님도 보기 싫고 목탁 소리도 듣기가 싫어졌다고 했다. 말과 행동이 다른 사람들, 특히 스님들을 보는 게 너무 메스꺼워 당분간 혼자 지내면서 자기 반성을 하기로 했다는 것이다.

생각과 말과 행동이 같은 사람을 우리는 성자라 부른다. 그러나 아무나 성자가 되는 게 아니다. 보통 사람이 성자가 되려고 욕심 부리다가는 크게 몸과 마음을 상한다. 자기 분수를 아는 게 행복의 시작이다. 내가 만난 목사님과 스님은 산속에서 무작정 푹 쉬고 싶다고 했다. 깊은 산속에서 평정을 찾으려 했던 것이다.

환갑이 지난 공자는 여러 제자를 거느리고 이 나라 저 나라를 찾아다녔다. 산속에서 빈들빈들 놀며 유유자적하던 노자나 장자는 늙은 나이에 벼슬을 찾아 쏘다니는 공자를 비웃었다. 장자는 늙은 공자를 '상갓집 개'라고 헐뜯었다. 그러나 공자 일행은 힘들고 어렵게 세상과 부딪치면서 진리를 구한 것이다. 산속에 앉아서는 절대 얻을 수 없는 소중한 보물을 찾아 풍찬노숙風餐露宿을 하며 여기저기 돌아다닌 것이다.

소설가 김훈이 퇴계 이황에 대해 쓴 글을 보면 퇴계는 평생을 산이 가까운 고향 마을에서 살았다. 산 가까이 살기 위해서 그는 무려 40여 차례나 임금에게 사직서를 보냈다. 봉화의 청량산을 즐겨 찾았고 멀리 갈 때는 풍기의 소

대마리의 백마고지 입구 표지판.

백산까지 다녔다. 제자들을 데리고 다니면서 산수의 의미를 가르쳤는데 한번 산행에 며칠씩 걸렸다.

그는 도피와 일탈의 산행을 나무랐다. 산속에서 '청학동'을 묻는 자들의 몽환을 꾸짖었다. 산에 가서 '안개와 노을을 마시고 햇빛을 먹으려는 자들'을 가까이 하지 않았다. 산에 속아 넘어가서 결국 자신을 속이게 되는 인간들을 가엽게 여겼다. '스스로 속이지 않는다'는 것이 산을 대하는 그의 마음이었다. 산이 인간의 마음을 정화하고 그 정화된 마음으로 다시 현실을 정화할 수 있을 때 산은 아름답다. 산에 관한 퇴계의 글은 그렇게 말하고 있었다.

퇴계의 산은 이 세상의 한복판에서 구현돼야 할 조화의 산이었다. 퇴계의 산행은 돌아서서 산과 함께, 산을 데리고 마을로 내려오기 위한 산행이고 인간의 마음을 새롭게 하기 위한 산행이었던 것이다. 천하의 무릉도원은 없다. 그러나 무릉도원은 있다. 목숨을 걸고 지뢰밭을 가꾼 대마리 마을 사람들과 대마리 마을, 거기에 무릉도원이 있다.

집중 잘 되는 참선

백마고지 입구에 있는 초소 그늘에서 쉬었다. 젊은 군인들이 물끄러미 나를 쳐다보는데 '이렇게 더운 날 아스팔트 길을 걷다니 세상에는 별스런 늙은이가 다 있구나' 하는 표정이었다.

날씨가 더워 아스팔트가 녹는 듯 했다. 짧은 팔 티셔츠를 입고 걸었더니 살이 햇볕에 익어 따가웠다. 선 블록 크림도 소용없었다. 그늘도 없고 쉴 곳도 없는데 날씨는 더 뜨거워졌다. 지나가는 버스를 타고 신탄리역으로 왔다. 역 근처에서 콩국수를 먹었다. 아무리 찬물을 마셔도 갈증과 어지럼증이 멈추지 않더니 콩 국물에 소금을 한주먹 넣어 마시니까 갈증과 어지럼증이 순식간에 없어졌다. 다섯 시간 동안 땀을 흘리면서 걸어 염분이 많이 빠져나갔는데 그만 물만 보충하고 소금 먹는 것을 잊어버렸던 것이다.

며칠 후 다시 고석정을 찾아갔다. 이번에는 고석정에서 와수리를 지나 화천 쪽으로 갈 작정이었다. 장마철이라 순담계곡의 물소리가 요란했다. 능엄경에는 계곡이나 폭포의 물소리를 들으면서 하는 참선이 가장 집중력이 높다고 했다. 그래서 유명한 참선 도량은 낙산사의 홍련암이나 여수의 향일암, 남해의 보리암처럼 바닷가 절벽에 있다. 파도소리를 들으면서 참선 삼매경에 들어가는 게 좋은 참선법이라는 것이다. 나 역시 순담계곡의 물소리를 들으면서 출장식 호흡을 했다. 결가부좌를 하고 물소리를 들으면서 4초간 내쉬고 2초간 들이쉬면서 호흡 수를 헤아렸다. 능엄경에 쓰여 있는 대로 집중이 됐다.

갑자기 장맛비가 쏟아졌다. 호우경보까지 내렸다. 어젯밤부터 큰비가 내린 것을 모르고 비가 퍼붓는 지역을 찾아 여정을 잡은 꼴이었다. 일정을 취소할 수밖에 없었다.

어느 날 집에서
들을 수 있다는 게 얼마나 행복한가

무더운 장마철이 계속됐다. 아침에 일어나 보니 주위가 산속처럼 조용했다. 10여 년 전, 강원도 산속의 백세터에서 자다 깬 느낌이 들었다. 가만히 보니 귀가 전혀 안 들리는 게 아닌가. 어젯밤에 귀가 조금 들려 반욕을 하고 한 시간 동안 참선을 했는데 오히려 더 나빠졌다. TV의 음량을 100에 올려도 희미한 소리가 약간만 들렸다. 이 정도 소리면 온 동네가 시끄러워 잠이 깰 상태. 정상인은 '25'면 다 듣는데 그 네 배인 '100'에도 안 들리니 문제가 심각했다.

환자들에게 희망과 용기를 줘야 하는데

답답해서 집 밖으로 나와 걸었다. 밤 12시가 넘었지만 많은 차들이 다니고 있었다. 그런데 자동차 소음이 거의 들리지 않았다. 마치 눈 내리는 산속을 혼자 걷는 느낌이었다. 큰 화물차가 지나가도 시끄러운 줄 모르고 다만 땅을 울리는 작은 진동만 느낄 수 있었다. 24시간 영업하는 할인 매장으로 갔다. 늦은 시간에도 많은 사람들이 있었지만 무성영화를 보는 듯 조용하게 움직였다. 세 시간을 걷고 집에 와도 여전히 귀는 나아지지 않았다. 잠을 자려 해도 잠이 오지 않았다. 샤워를 해도 물소리가 들리지 않고 방문을 열고 닫아도 문소리가 나지 않았다. 케이블 방송으로 영화를 보자 '무성영화'를 보는 것 같았다.

내일 당장 환자들을 진료하는 게 문제였다. 환자의 이야기를 들어야 말을 하고 말을 해야 환자와 교감을 하는데 들을 수 없다면 의사소통에 문제가 생긴다. 사람이 사람을 평가하는 데는 똑똑한 논리보다 외모와 음성이 더 큰 비중을 차지한다는데 음성이 없으면 평가 자체가 어려워진다. 듣지 못해 마음을 전달하기 힘든 사람에게 불치병을 내맡길 환자는 아무도 없다.

올바로 말을 듣고 '이제 죽었구나' 하고 꽁꽁 얼어붙었던 마음이 녹아야 한다. 절망과 불안에 싸여 있던 마음이 희망과 용기로 타올라야 한다. 희망과 용기-이것이 불치병 치료의 시작이다. 말이 생각이고 사상이다. 말이 사람들의 감성을 움직여야 감동이 생기는데 말없이 어떻게 한단 말인가. 어떻게 말을 안 하고 사람의 마음을 움직일 수 있을까. 내가 펴낸 책을 본 사람들은 나에게 와서 말을 원한다. 그들은 약을 구하는 게 아니라 꿈과 희망과 용기와 감동을 찾는 것이다.

앞으로 5년 간만 귀가 들렸으면 좋겠다. 아직 봐야 할 책이 있고 써야 할 글이 있다. 그래서 도움을 줘야 할 사람들이 많이 있다. 임상체험 없이 책을 보고 글을 써 봤자 껍데기 글이고 소나 개가 금강산 갔다 오기다. 알맹이가 있는 글, 실제로 사람들에게 도움이 되고 감동을 주는 글이 되려면 임상체험의 토대가 없으면 안 된다. 삶은 영화나 소설보다 백 배, 천 배 치열하다.

영화 '시네마천국'에서 평생 영화만 보고 살아온 영화기사 알프레도 노인은 젊은 토토에게 "아무리 영화를 많이 봐도 세상은 알 수 없는 거야. 겪어봐야 해"라고 말한다. 축구 시합을 천 번 이상 봤다고 데이비드 베컴이나 박지성이 되지는 않는다. 보청기를 껴서 상대방의 소리만 들을 수 있으면 좋겠다. '600만 불의 사나이'처럼 기계라도 써서 소리가 들렸으면 좋겠다.

의사는 마술사였다

왜 갑자기 귀가 안 들리게 됐을까. 평소에 귓병을 앓은 적이 없고 귀에 이명이 생긴 적도 없는데 별안간 소리가 안 들리니 마음이 혼란스러웠다. 귀는 신장에 연결된 장기라 신장이 나빠지면 귀가 안 들리는데 신장에도 별다른 이상이 없으니 더 답답했다.

다섯 시간 이상을 걷고 다섯 시간 이상 참선을 했지만 전혀 소용이 없었다. 또 부리나케 신장을 도와 귓병을 고쳐 주는 한약을 끓여 먹었으나 차도가 없었다. 한쪽 눈도 시원치 않은데 이제는 소리까지 들리지 않으니 마음이 심란하고 착잡했다.

몇 년 전, 별안간 귀가 잘 들리지 않는다는 70대의 할머니가 찾아온 적이 있었다. 큰아들인 이비인후과 의사가 귀를 검사했지만 아무 이상이 없었다. 귀에 이상이 없다면 뇌의 이상으로 귀가 안 들릴 수 있어 뇌 검사를 했는데 뇌에도 아무런 이상이 없었다. 귀에도 이상이 없고 뇌에도 이상이 없다니 큰일이 난 것이다. 남은 것은 몸 전체를 검사하는 것이었다. 정밀 종합검사를 해도 역시 이상이 없었다.

전신암 환자만큼 절망감에 빠진 할머니와 이야기하면서 젊은 시절에도 비슷한 증세를 겪은 적이 있었다는 것을 알았다. 첫아이를 낳은 후 귀가 거의 들리지 않아 고생했는데 친정어머니가 보내 준 소뼈 사골四骨을 고아 먹자 귀가 정상으로 돌아왔던 것이다. 나는 '사골' 대신 약을 두 첩 지어 주었다. 약 두 첩을 먹자 소리가 들리기 시작했다. 내가 지어 준 약은 보중익기탕이었다. 그녀는 기운이 없어 귀가 들리지 않은 것이었다. 젊은 시절에는 먹지 못해 생긴 영양실조가 원인이었고 지금은 먹을 것은 산더미처럼 많지만 이것을 기운으로 돌려줄 '뇌관'이 없어 귀가 들리지 않았던 것이다. 보중익기탕이 그 뇌관이었다.

10시경 이비인후과를 찾아갔다. 평생 처음 보는 이비인후과 의사가 평생 처음 보는 기계가 달린 의자에 앉으라고 한다. "보청기를 끼면 소리를 들을 수 있을까요?" 하고 성급하게 굴자 젊은 의사는 빙그레 웃더니 기계를 내 오른쪽 귀에 대고 컴퓨터 화면에 연결한 후 귓속에 얇은 막대기를 집어넣었다. 막대기가 귓속에 들어간 지 1분쯤 지나자 약간의 소리가 들리고 다시 1분쯤 지나자 정상의 절반 정도의 소리가 들렸다. 왼쪽 귀에도 막대기가 들어가자 오른쪽 귀에서와 같은 일이 일어났다. 병원 의자에 앉은 지 채 5분이 안 돼 정상적으로 소리가 들렸다. 기적이 일어난 것이다. 귀가 정상으로 돌아온 것이다.

젊은 의사는 마술사요 하느님이었다. 의사는 귀에 이물질이 쌓여 귓구멍을 막은 것이라면서 귀에서 나온 물건을 보여준다. 샤워할 때 이물질에 물이 들어가는 바람에 더 커지고 단단해져 귓구멍을 차단해 소리가 안 들렸던 것이다. 매년 한번씩 이비인후과에 와서 귀 청소를 해 주는 게 좋다고 했다. 의사가 귀이개로 귀를 파서 황소만 한 귀지를 몇 개 꺼내자 내 귀는 정상이 되었다. 이럴 줄 알았으면 집에서 마누라에게 귀를 파라고 할 걸. 콜럼버스 달걀이었다.

객기 부린 암 환자의 유언

귀가 꽉 막히니 기가 막혔다. 소리가 들리는 아름다운 세상, 천국이 바로 귀 옆에 있었다. 소리가 들리는게 얼마나 행복한 것인지 환갑이 지나 처음 알았다. 귀가 좀 안 들려도 이렇게 심란해지는데 암에 걸려 죽음 직전에 있는 사람들의 심사는 어떨까.

간암과 폐암으로 6개월쯤 살 거라는 진단을 받은 어느 50대 환자의 이야기다. 의사는 술, 담배를 끊고 항암 치료를 받으면 좀 더 살 거라고 했지만 그는 병원 치료를 거부하고 여전히 술 마시고 담배를 피웠다. 항암 치료를 받아 폐인처럼 살면서 시간을 끄느니 그대로 술, 담배를 하면서, 음식도 마음대로 먹으면서 살다가 죽겠다고 마음먹었다.

죽기 전에 친구들을 집으로 불러서는 "내가 에이즈로 얼마 못사니 죽더라도 아내와 자식들을 잘 보살펴 주게" 하고 부탁했다. 아내가 왜 암으로 죽지 않고 에이즈로 죽는다고 거짓말을 했느냐고 묻자 그는 "에이즈로 죽는다고 해야 그놈들이 당신한테 껄떡대지 않을 거 아냐"라고 말했다.

어느 날 아내와 자식들을 불러 모아 자신이 죽으면 재산은 법대로 나누라고 유언을 했다. 그리고 아내에게는 "나 죽은 다음에 캬바레 같은

데 가서 남자들과 시시덕거리면 내가 무덤에서 벌떡 일어나 당신 몫을 없앨 거야"라고 말했다. 장례식을 치르기 무섭게 어머니가 부지런히 캬바레에 다니자 아들이 조심스럽게 물었다.

"어머니, 아버지가 벌떡 일어나 무덤에서 나오면 어떡해요?"

그러자 어머니는 자랑스런 미소를 지으며 말했다.

"걱정 없단다. 내가 잘 아는 점쟁이한테 비방을 얻었났단다."

"그게 뭔데요?"

"너희 아버지를 엎어서 관에 넣었지."

5

얼어붙은 가슴을 따뜻하게 하자

목포-우수영
항암 치료로 흑염소 키우는 노부부

그동안 섬과 휴전선을 여행하느라 못 다닌 해안선을 다시 찾았다. 이제부터는 남쪽으로 내려가는 게 아니라 부산을 향해 동쪽으로 간다. 목포에서 영산강 하굿둑을 향해 바닷가 길을 걸었다. 갓바위터널을 지나다가 개 목걸이를 염소 목에 걸어 개 끌듯 염소를 끌고 가는 한 노인을 만났다. 노인은 몸이 편찮은 아내에게 먹이려고 염소를 기르는데 빨리 크지 않는다고 투덜거렸다.

자연산 염소 열 마리를 고아 먹으면

노인의 아내는 유방암 말기 판정을 받았다. 암세포가 전신에 퍼졌고 병원에서 항암 치료를 받으라고 했지만 돈이 없어 그냥 나왔다. 부부는 수십 년간 연탄 배달 일을 했다. 작은 체구인데도 각자 스무 개의 연탄을 지게에 지고 산동네를 다녔다. 연탄 한 개의 무게가 3.75킬로그램이니까

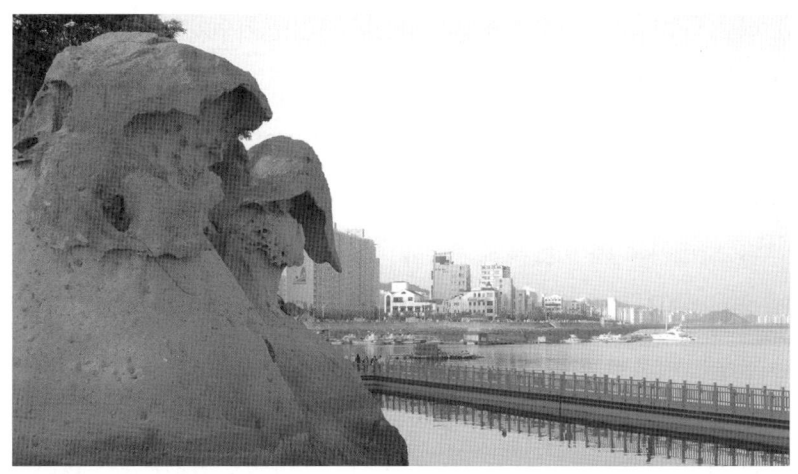
목포 갓바위터널 근처에 있는 갓바위.

거의 80킬로그램의 짐을 지고 하루 종일 산길을 다닌 셈이다. 영국군에 입대했던 네팔인들은 세계에서 가장 강인한 체력이 있는 것으로 정평이 나 있는데 그들이 입대하려면 70킬로그램의 짐을 지고 하루 종일 산길을 뛰는 시험에 통과해야 한다. 그러니 이 작은 체구의 늙은 부부는 외인부대 군인들보다 더 고된 훈련을 평생 한 셈이다.

부부는 새벽별을 보고 출근하고 밤에 다시 나온 별을 보면서 퇴근했다. 하루도 쉬는 날이 없었다. 그렇게 해서 아들 삼형제를 고등학교까지 보낼 수 있었다. 그러나 60대가 되자 체력도 달리고 연탄 수요도 없어져 더 이상 일을 할 수가 없었다. 저축해 놓은 돈이 거의 없는 그들은 당장 먹고 사는 게 문제였다. 그동안 부인이 밭일을 해 받은 품삯으로 근근이 살아왔는데 중병에 걸리는 바람에 이제는 그 수입마저 끊어졌다. 장성한 아들이 셋이나 있어 정부가 주는 혜택도 받지 못했다. 자식들이 연락을 끊은 지는 10년이 넘었다.

어느 날 부부는 전신 암에 걸린 사람이 사료로 키우지 않은 자연산 염소 열 마리를 고아 먹고 완치됐다는 이야기를 들었다. 당장 염소를 살 만한 목돈이 없는 노인은 시장에 가서 토종 새끼 염소 한 마리를 사 왔다. 그리고 시장에서 암에 좋다는 약초를 사다가 사료에 섞여 먹였다. 주로 부자附子를 사다가 먹였는데 처음에는 하루에 20그램을 먹이다가 석 달이 지나면서는 40그램의 부자를 먹였다.

부부는 염소가 빨리 클 날만을 기다렸다. 토종 흑염소는 반년쯤 키워도 20킬로그램이 채 나가지 않을 만큼 발육도 더디고 덩치도 작았다. 그래도 염소탕을 할 만큼은 되었다. 부자염소탕을 먹은 부인은 더 이상 병이 악화되지는 않았다.

부부는 반년마다 한 번씩 새끼 염소를 사서 키워 염소탕을 만들었다. 4년 동안 그들은 여덟 마리의 새끼 염소를 사고 키운 다음 염소탕을 만들었다. 6개월을 넘기기 힘들 거라는 의사의 말과 달리 부인은 여전히 살아 있었다. 노인은 앞으로 두 마리만 더 키워 먹으면 아내의 병은 완쾌될 것이라고 했다. 그동안 병원에 가서 검사 한번 안했다. 아픈 데 없고 밥 잘 먹고 일 잘하면 되는 거지 언제 병원 검사를 받으면서 살았냐고 했다.

훌륭한 사람이란 모든 것을 다 잃어도 희망만은 잃지 않는 사람이다. 희망이란 내 능력에 대한 믿음이다. 지금 처한 상황을 내 맘대로 끌고 갈 수 있는 능력이 나에게 있다는 믿음이 희망이다. 이런 희망이 있어야 외부 상황에 흔들리지 않는다. 기氣란 희망의 딴 이름이다. 기는 꿈이고 용기다. 기가 꺾이면 꿈도 꺾이고 희망도 꺾이고 용기도 꺾인다.

이 노부부의 기는 염소 열 마리였다. 평생 가난하지만 꿋꿋하게 살아온 노부부는 아무리 현대 의학이 부인의 병을 불치병이라 해도 끄덕도 하지 않았다. '감기도 못 고치는 현대 의학이 알기는 뭘 알아!'가 그들의 소신이었다.

노인이 말기 암 치료로 쓴 부자염소는 부자의 열熱을 약으로 쓰는 것인데 나라마다 비슷한 것들이 있다. 국내의 어느 암 치료기관에서는 옻의 추출물을 쓰는데 뜨거운 옻의 성분을 암 치료로 쓴다. 북한에서는 복어알 추출물을 쓰는데 이 역시 복어알의 뜨거운 성분을 취한 것이다. 러시아에서는 민간방으로 바곳을 보드카에 담가 먹는데 바곳은 사형수에게 내리는 사약의 주성분인 부자를 말한다. 이것 역시 부자의 열 성분을 취한 것이다. 그러나 보드카 부자보다는 이 노인의 부자염소가 백 배 이

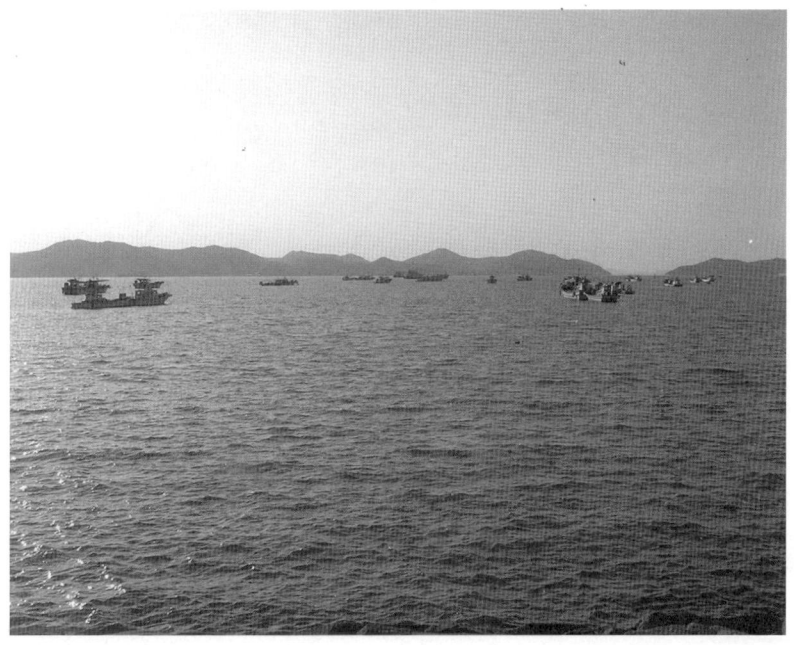

방조제에서 바라본 영암호의 고깃배들.

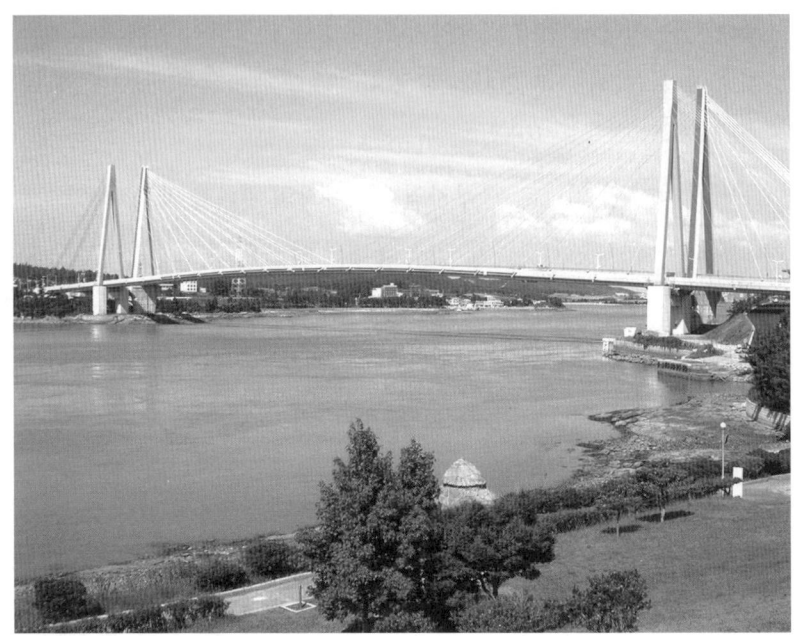
울돌목 해협에 세워진 진도대교.

상 더 안전하고 약효가 높다.

영웅호걸과 멍청이는 백지 한 장 차이

영산강 하굿둑 근처에서 하룻밤을 묵고 다음날 영암방조제, 금호방조제를 지나 우수영 앞 울돌목에 섰다. 진도대교 아래로 울돌목의 물결이 으르렁대며 사납게 흘러갔다.

이곳에서 이순신 장군이 열두 척의 배로 133척의 일본 배를 물리쳤다. 세계 해전사상 유례없는 사건이었다. 영국의 넬슨 제독은 스페인의 무적함대를 깨뜨려 영국이 지구상의 최강자가 되게 하고 세계적인 영웅이 됐지만 넬슨보다 더 큰 업적을 남긴 이순신은 모함을 받아 감옥에 들어갔다. 둘 다 전쟁터에서 적탄에 맞아 죽었는데 이순신은 죽을 때 "나 죽은 것을 적에게 알리지 말고 싸워라" 했고 넬슨은 "해밀톤 부인에게 안부를…" 했다. 해밀톤 부인은 넬슨의 애인이었다.

일본 배들이 울돌목을 지나면 얼마 안 가 서해 바다가 나온다. 그들은 거침없이 강화도와 김포 사이에 있는 염하강을 지나 보구곶리를 거쳐 한강 마포나루에 도착할 수 있었다.

전쟁은 장기와 같아 '궁宮'을 먹으면 이긴다. 마포나루에서 임금이 있는 경복궁은 지척이고 일본군을 막을 병력이 조선에는 없었다. 경복궁에 있는 '궁'인 임금을 잡으면 전쟁은 끝이었다. 일본 해군은 인천에서 숨을 고르고 중국으로 들어갈 수 있었다. 일본보다 훨씬 군사력이 약한 만주족이 명나라를 먹었으니 일본이 중국에 가기만 하면 중국을 수중에 넣는 것은 어린애 팔 비틀기였다.

이순신 장군은 배 같지 않은 배 열두 척으로 무적함대 일본의 야망을 거덜냈다. 말벌에 쏘여 도망가는 코끼리 꼴이 되었다. 그런 이순신 장군은 엄청나게 바쁜 생활 속에서도 서자를 만들었고 다산 정약용은 많은 저술을 하고 고민을 하는 틈에서도 서녀를 두었다.

영웅이건 대학자건 다 같은 사람이다. 『품인록』을 쓴 중국의 이중톈易中天은 "영웅은 보통 사람보다 조금 난 사람이고 바보 멍청이는 보통사람보다 조금 처지는 사람이다" 했다. 영웅호걸은 잘났다고 건방 떨 거 없고 멍청이 소리를 듣는 사람은 모자란다고 기죽을 것 없다.

보길도
비아그라보다 백 배 효과 있는 비방

윤선도의 진면목

땅끝 마을에서 여객선을 타고 1시간 30분 만에 보길도 선착장에 도착했다. 고산 윤선도가 세우고 머물던 세연정으로 갔다. 깜짝 놀랐다. 우리나라에서 가장 아름답다는 창덕궁의 부용정과 연못을 그대로 옮겨 놓은 듯 했다. 잠시 쉬고 있는데 50대의 한 남자가 혼잣말로 중얼거렸다.

"나라가 망하는 판에 저만 재미 보자고 이 작은 섬에 이 큰 놀이터를 짓고 계집들 끼고 놀다니, 참 몹쓸 사람이었네."

고산 윤선도가 무능하고 부패하고 무책임한 지도층 인사여서 못마땅하다는 투였다. 공자는 나라가 망하면 선비가 취할 태도로 세 가지를 꼽았다. 첫째 자살, 둘째 의병을 일으켜 싸우기, 셋째 조용히 작은 섬에 들어가 사람을 키우기다.

조선 인조 14년(1636년) 12월 병자호란이 일어났다. 청나라 장수가 군대를 이끌고 조선에 쳐들어왔다. 청나라 군사는 100미터를 달리는 육상 선수처럼 빠르게 한양으로 쳐들어왔다. 사태가 급하게 되자 왕은 남한산성으로 도망가고 그의 가족들은 강화도로 몸을 숨겼다.

난리가 나자 해남에 있던 50세의 윤선도는 나라를 구하기 위해 집안 사람들과 노비 수백 명을 모아 배에 태우고 강화도로 향했다. 윤선도 일행은 도중에 강화도가 청나라에 함락되고 남한산성에 숨어 있던 인조가 청 태종에게 무릎을 꿇고 항복했다는 소식을 들었다. 윤선도는 뱃머리를 남쪽으로 돌렸다. 제주도로 가는 길에 그는 조용하고 작은 섬을 발견하고 거기에 배를 세웠다. 보길도였다.

보리밥 풋나물을 알마초 먹은 후에
바위 끝 물가에 슬카지 노니노라

고산 윤선도가 거처하던 세연정.

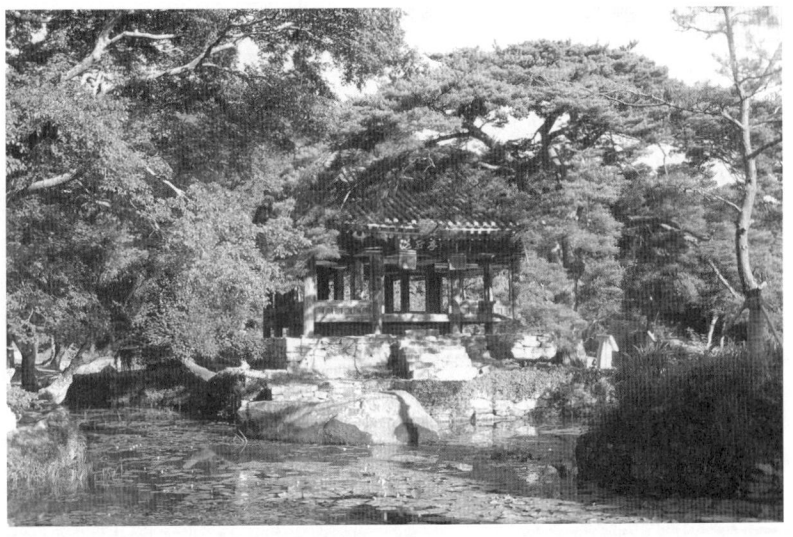

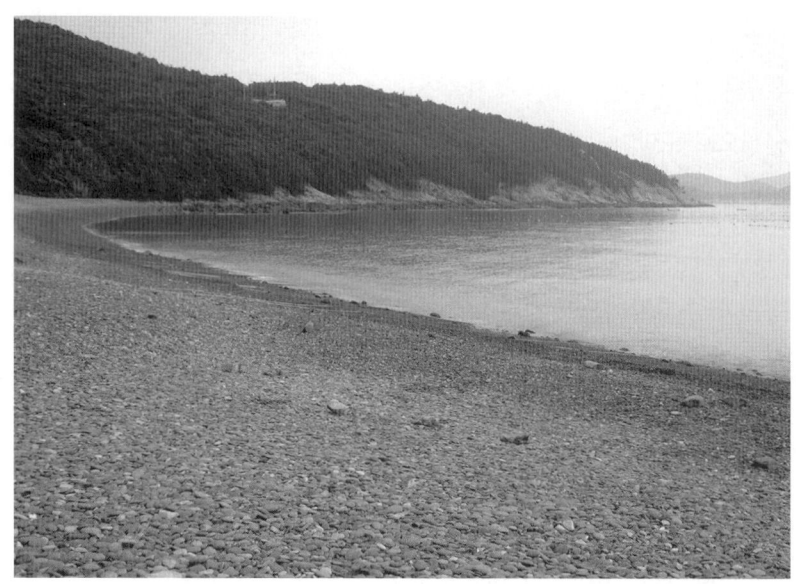
깻돌로 뒤덮힌 예송 해수욕장.

그나믄 녀나믄 일이야 부럴 줄이 있으랴 (만흥漫興에서)

바람 분다 지게 닫아라 밤 들거다 불 앗아라
벼개예 히즈려 슬카지 쉬여 보쟈
아희야 새야 오거든 내 잠와 깨와스라 (야심요夜深謠)

한국 최고의 시인 고산 윤선도는 부귀나 영화를 가볍게 여기고 자연 속에서 살았다. 그는 서민의 삶을 사랑하고 큰 자유인으로 유유자적했다. 그래서 당시로는 보기 드문 나이인 여든다섯까지 살았다.

세연정과 근처 마을을 둘러본 후 다시 선착장으로 나와 예송 해수욕장으로 갔다. 날씨가 30도를 넘어 조금만 걸어도 온몸에 땀이 비 오듯 했다. 해수욕장 뒤에는 천연기념물로 지정된 상록수림이 우거져 있고 해변에는 모래가 아닌 깻돌이 가지런히 깔려 있다. 여기저기 깻돌 위에 미역이 널려 있다. 자갈인 깻돌이 햇살에 뜨겁게 달구어져 빨리 마르는 모양이다. 나무 그늘 아래 자갈밭에 누우니 군불을 잔뜩 지핀 온돌방 아랫목에 있는 것 같았다. 아지랑이 사이로 바다에 떠 있는 섬들이 가물가물 춤을 췄다. 시원한 바람이 불어오자 저절로 잠이 들었다.

걷는 게 아무리 힘들고 고되더라도

해가 질 무렵 땅끝 마을로 되돌아오는 배를 탔다. 갑판에서 부인과 함께 도보여행을 다닌다는 40대의 남자를 만났다. 고성 통일전망대에서 이곳까지 한 달 반 동안 걸어왔다고 했다. 비 오는 날 며칠 쉬고 아내가 몹시 아픈 날 며칠 쉬고 하루 20~30킬로미터씩 거의 800킬로미터를 걸었다는 것이다.

하루도 쉬지 않고 10여 년간 포클레인 기사로 일한 그는 집도 장만하고 결혼하여 아이 둘도 키우면서 살았는데 어느 날부터 사는 게 재미없고 답답하고 우울했다. 당연히 부부관계도 소홀해져 부부끼리 소가 닭 보듯 했다. 사소한 일로 자주 싸우더니 이혼하자는 말까지 나왔다. 그는 저녁마다 술을 마셨다. 돈을 모으려고 젊은 시절부터 술, 담배를 입에 대지 않았는데 마흔이 넘어 술을 시작했다.

한 해가 지나자 현대병이라고 하는 병은 몽땅 그의 몸속에 자리를 잡았다. 우울증, 고혈압, 당뇨, 지방간, 고지혈증, 비만, 전립선…. 이제는 이혼이 문제가 아니었다. 극심한 피로로 직장 일을 하는 게 힘들었다. 이

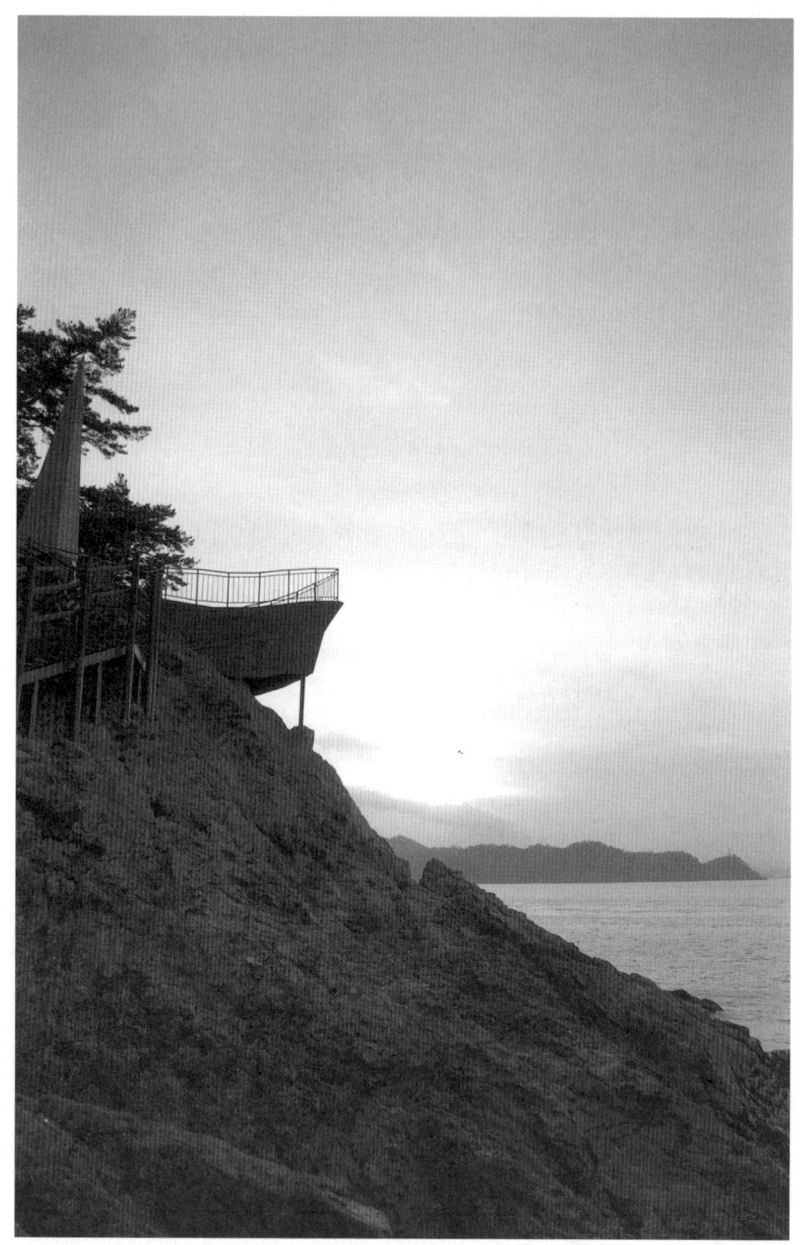

해남 땅끝 마을의 땅끝탑.

러다가는 얼마 못살고 죽을 것 같았다. 어느 날 우연히 한비야의 『바람의 딸, 우리 땅에 서다』를 읽고는 걷기로 했다. 한비야는 해남에서 통일전망대로 갔는데 그는 통일전망대에서 해남의 땅끝 마을까지 걷기로 했다. 기왕 죽을 거, 내 나라나 실컷 걸어 보고 죽어야겠다는 마음이었다. 무조건 직장을 쉬고 국토 종단을 결심했다. 장비를 갖추고 집을 나서는데 웬일인지 아내도 따라 나서겠다고 했다. 몇 년 동안 잠자리는커녕 말도 거의 하지 않았던 아내였는데 따라나서겠다는 것이었다.

포클레인 속에서 갇혀 있다가 걸으려니 처음에는 죽을 지경이었다. 경치고 뭐고 보이질 않았다. 숨은 차고 허리는 아프고 무릎도 아프고 발가락에 물집이 생기고 피가 나고 찢어졌다. 아침마다 눈 뜨면 비가 오지 않나 하고 밖을 내다보기 일쑤였다. 꿈에서도 비오는 걸 꾸곤 했다. 비가 오는 날은 걷지 않고 쉬었기 때문이었다. 쉬고 있으면 행복했다. 몇 년 만에 느끼는 행복이었다.

그런데 걷지 않으면 행복해진다는 게 말이 되는가? 정말 웃기는 일이었다. 그러다가 문득 광부인 형님이 '땅속에서 일하다가 땅 위에 나오면 천국에 온 것 같다'면서 매일매일 극락을 보고 열반을 보고 해탈을 느낀다는 말이 떠올랐다. 그의 형님은 올해 환갑을 맞는데 어느 철학자, 성직자보다 환한 미소를 갖고 있는 분이었다.

걷는 게 힘들어 중간에 때려치우고 집에 가고 싶을 때마다 석공 일을 하는 친구를 떠올렸다. 그 친구는 돌 공장에 취직해 하루 종일 망치질을 한 지 얼마 되지 않아 팔이 마비되는 증상을 겪었다. 망치를 들 수 없을 만큼 팔이 아프고 힘들었다. 그렇지만 속으로 울면서 계속 망치질을 했다. 약국에 가서 진통제를 사 먹고 파스를 어깨에 붙이고 계속 일했다.

통증이 하도 심해 잠도 제대로 못 잘 지경이었다. 그러자 40년간 이곳에서 일했다는 한 노인이 진통제나 파스를 쓰지 말고 참고 버텨 보라고 했다. 진통제같은 걸 쓰면 평생 아프지만 참고 버티면 보름 안에 적응된다는 것이다. 노인의 말대로 그는 이를 악물고 진통제도 안 먹고 파스도 안 붙이고 계속 망치질을 했다.

보름쯤 되자 하루 종일 망치질을 해도 아프지 않은 무쇠 어깨, 무쇠팔이 되었다. '아무리 힘들어도 보름만 참으면 된다'는 노인의 말씀이 현실로 나타난 것이다. 평소 팔의 힘이 약해 팔씨름을 할때마다 꼴찌를 했던 그 친구는 불과 한 달 만에 친구들 중에서 팔씨름을 제일 잘하는 사람이 되었다.

포클레인 기사는 석공 일을 하는 친구를 생각하면서 이를 악물고 끙끙 앓으면서 계속 걸었다. 걷는 게 아무리 힘들다 해도 석공 일이나 광부 일에 비하면 아이들 무용체조가 아닌가 생각했다. 연습실에 광부들이 일하는 그림을 걸어 놓고 힘들 때마다 광부들을 떠올리며 하루 열다섯 시간씩 피아노를 쳤던 어느 유명한 피아니스트도 떠올렸다. 그 피아니스트는 크게 성공했다고 축하하는 주위 사람들에게 '광부 일에 비하면 내 노력은 물탄 맥주'라고 했다. 그의 부인은 그보다 더 힘들어 했다. 심한 몸살과 고열로 몇 번이나 걷기를 포기하려고 했다. 그러나 중도에 그만두고 집에 가면 남편과 영원히 작별할 거라는 생각이 들어 절뚝거리면서도 따라왔다.

보름이 지나자 모든 아픔이 사라지고 몸이 깃털처럼 가벼워졌다. 오직 즐거움만 생겼다. 하늘, 구름, 나무, 풀, 산, 자동차, 사람, 집, 음식…. 눈에 보이는 모든 게 아름답고 먹는 게 모두 맛있고 걸어가는 게 즐거웠다. 자연도 아름답고 문명도 아름다웠다. 산속을 걸어도 즐겁고 도시 한복판을 걸어도 신이 났다. 단지 보름 동안의 걷기를 통해 그들은 지옥에서 천국으로 들어갔다. 덧없고 고통스러운 삶속에 '걷기'라는 인생의 기쁨이, 인생의 보석이 있었다. 사시사철 꽃 피고 새 우는 고통 없는 천국은 천국이 아니라 지옥일 것 같았다. 보름 만에 상전桑田이 벽해碧海가 된 것이다.

변강쇠, 옹녀가 되고 싶은 이들에게

그들 부부는 산길을 넘으면서 오랜만에 서로 소중함을 느끼고 젊은 시절의 사랑을 되찾았다. 그들은 숲에 들어가 야합野合을 했다. 대낮에 숲이나 산속에 들어가 제일 멋있는 부부관계를 가졌다. 흔히 섹스 장소로 자동차 안, 엘리베이터 속, 노 젖는 보트, 케이블카 따위가 좋다고 하지만 들에서 하는 야합과는 비교할 수 없었다.

평소에 여승이나 수녀님처럼 얌전하던 아내는 야합을 하자 산천초목이 떠나갈 정도로 요란한 감창 소리를 냈다. 노루처럼 수줍어하던 아내가 호랑이로 변했다. 처녀 때부터 고드름 여인이던 아내가 훨훨 타오르는 숯불이 된 것이다. 그들은 걷다가 산길이나 들길을 만나면 산속이나 들숲으로 들어갔다.

그는 걷기와 섹스를 이야기하면서 그에 관한 묘사로 조정래의 소설 『아리랑』에 나오는 다음과 같은 대목이 최고라고 했다.

남자 연장이 질로 짱짱허니 참나무 토막이 되는 때가 언제인지 알어? 오륙십 리 질얼 똥줄타게 걸은 담이여. 어쨰그냐? 똥구녁 살허고 좃뿌랑구 허고넌 한통속으로 고리가 쩨여 있는디, 사람이 싸게싸게 걸을수록 똥구 년언 저절로 옴죽옴죽 힘스로 심얼 받고 그 옴죽옴죽 허는 심이 좃뿌리 랑구로 살짝살짝 전혀진다 그말이여. 오륙십리럴 걸음서 그리 모라진 심 이 걸음얼 딱 끝내면 어찌되냐? 볼것없이 하늘로 뻗침서 좃대감지가 나 여깄다하고 소리질르게 맨들제. 아, 나 말이 안 믿기면 니덜 당장 용두질 쳐갖고 똥구녁이 옴죽기리게 심덜 써봐. 좃대감지가 더 짱짱해 짐스로 디딜방어럴 찧나 안 찧나, 헌디 그 이치가 남자만 그러는 것이 아니여. 여 자 그것이 짠득짠득 힘스로 넉글넉글허고 축축험서 따땃허니 질로 만나 는 것이 언젠지 알어? 여자도 사오십리 싸게 걸은 담이여. 여자 똥구녕 허고 거그도 문고리가 두 개가 붙은 것 맨치로 살이 서로 꿰어 있는디 여 자덜이 큰 방뎅이를 흔들어 댐서 걸어가면 심받은 똥구녕이 어찌되겠어. 보나마나 옴죽옴죽 아니겠어. 근디 서로 살이 꿰어있으니 똥구녕이 옴죽 거리면 거그넌 어찌되제? 그려 거그도 옴죽옴죽이제 머. 앞옴죽 뒷옴죽, 앞옴죽 뒷옴죽, 이리장단 맞침서 사오십리럴 걸어대면 어찌 되겠어? 꼰 꼰허니 땀뱀서 땃땃해졌겄다, 속살이 서로 심겨댐서 축축허니 젖었겄다, 앞뒤로 옴죽기림서 찰져 졌겄다. 지 아무리 큰소리로 나 여깄다고 소리 질르는 좃대감지도 거그 물리면 꼼지락 달싹 못혀. 근디 각시가 남정네 럴 몸 깨끔허니 히서 대허겄다고 거그럴 찬물로 씻겨불면 도로아미타불 이여. 긍게로 내우간에 서로가 구름 위에 붕붕뜨는 진짜배기 맛얼 보자 면 어찌허면 되냐! 장날 마동 서방각시가 장얼 보러 댕긴다 그것이여. 왔 다갔다 몇십리럴 걷고 그날밤에 붙으면 판이 어찌 되겄어? 그집 구들장 이 다 내려앉을 것이제.

"그동안 왜 이런 즐거움을 모르고 살았는지 이해가 되지 않아요. 불과 한 달 만의 걷기가 내 인생을 지옥에서 천국으로 바꾸어 놓았지요. 밥을 먹을 수 있고 걸을 수 있는 한 나는 죽는 날까지 건강하고 행복할 자신이 있어요."

그는 추운 날 새벽 공사장에서 처음 만나는 남녀들이 눈 덮인 야적장 근처에서 섹스를 하고 흐뭇한 표정을 짓는 모습을 보고 속으로 '미친 년놈들!' 하고 욕하면서도 한편으로는 부러워했는데 이제는 자기도 그렇게 할 자신이 생겼다고 했다.

스트레스를 많이 받으면 교감신경이 과민해진다. 교감신경이 과민해지면 발기력과 사정에 영향을 준다. 발기가 잘되려면 적절한 이완과 부교감신경의 활성화가 필요하다. 평소 교감신경이 예민한 사람은 발기에 필요한 이완, 즉 부교감신경의 활성화가 잘 이루어지지 않는다. 또한 교감신경이 예민하면 사정 현상이 빠른 조루가 된다. 이 조루를 해결하려고 조루 수술인 신경차단 수술을 하는데 이는 두통이 난다고 머리통을 부수거나 허리가 아프다고 허리뼈를 자르는 것과 같은 어리석은 짓이다. 걸어라. 걸으면 된다. 하루 오십 리씩 한 달 만 걸어 보라. 그러면 누구나 변강쇠, 옹녀가 된다. 비아그라를 백 개 먹는 것보다 백 배의 효과가 있다.

해남
갓김치가 만병통치약이라니!

땅끝 마을에서 송호리 쪽으로 갔다. 송호리 바닷가에서 오랜만에 비구니 스님을 만났다. 스님은 산속에서 5년간 수행을 하면서 날마다 삼천배를 했다. 어떤 날은 하루에 두 번씩 삼천배를 했다. 그리고 수시로 용맹정진을 하고 단식을 했다. 용맹정진이란 일주일 동안 꼼짝도 하지 않고 결가부좌를 한 채 수행하는 것을 말한다. 물론 잠도 자지 않는다. 대소변을 볼 때와 물 마실 때만 움직인다.

물 한 모금도 못 삼키는 스님

그런데 오랫동안 삼천배를 하다 보니 탈진이 되고 무릎 관절이 상해 걷기가 힘들었다. 5년 동안의 산중 수행을 마치자 곧 죽을 것처럼 몸이 아팠다. 학질에 걸린 듯 추웠다 더웠다를 반복하더니 정신이 혼미해지고 물 한 잔도 마실 수 없는 중증 식욕부진증에 빠졌다. 미음은커녕 물

한 모금도 목구멍에 걸려 넘어가지 않았다. 물 마시는 게 모래알을 삼키는 듯 했다. 물이나 미음을 조금만 먹어도 곧 토해 버렸다. 먹는 것보다 토하는 게 더 많은 듯했다.

의사가 왕진을 와서 영양주사를 놓고 갔지만 증세는 마찬가지였다. 병이 있거나 말거나 음식을 먹지 못하면 죽는다. 암이나 간경변 같은 병이 불치병이 아니라 먹을 수 없는 병이 불치병이다. 앰뷸런스에 실려 병원에 가서 각종 검사를 해도 아무런 이상이 없었다. 몸은 곧 죽을 것 같은데 간, 심장, 폐, 위, 대장, 신장 따위가 정상이고 혈압도 이상 없고 당뇨도 없었다. 뇌 검사를 했으나 아무 이상이 없었다. 죽어 가는 사람보고 건강한 사람이라는 게 그 종합검사의 결과였다.

각종 영양제를 맞았지만 식욕은 돌아오지 않았다. 기력이 자꾸만 떨어져 갔다. 체중이 20킬로그램 이상 줄어 40킬로그램 이하가 되었다. 큰스님이 서울에서 가장 유명하다는 한의원에서 보약을 지어 왔는데 한 첩도 못 먹고 다 토해 버렸다. 아무리 좋고 비싼 보약이라도 먹어서 소화가 돼야 보약이지 토하게 되면 개똥만도 못하다. 그가 내게 전화를 해서 어떻게 해야 되느냐고 물었다.

소화는 위 속에 소화효소가 있어야 된다. 소화효소가 부족하면 물도 소화가 안 되고 소화제도 소화가 안 된다. 그러니 보약이 독약이 될 수가 있고 진수성찬을 먹다가 죽을 수도 있다. 이럴 때는 우선 맨밥에 백김치를 입에 물고 이백 번이나 삼백 번씩 오래오래 씹고 물도 백 번 이상 씹어 먹어야 한다.

며칠 후 스님은 맨밥에 백김치를 오랫동안 씹어 먹었더니 이제는 미음이 조금씩 소화가 된다면서 이제 또 어떻게 해야 되느냐고 물었다. 나는 가장 먹고 싶은 것을 머릿속에 그리며 생각하라고 했다. 스님은 비몽사몽 속에서 음식을 생각하다 어릴 적 고향에서 먹던 갓김치가 떠올랐다. 고향인 해남에서 나오는 자연산 붉은 갓은 다른 지역의 갓에 비해 톡톡 쏘는 맛이 강했다. 이 붉은 갓에 젓갈을 버무려 익힌 고향의 갓김치가 먹고 싶었다. 이 김치에 밥을 한 그릇 먹으면 기운이 파릇파릇 돋아날 것 같았다.

주위의 만류를 뿌리치고 병원을 나와 고향인 땅끝 마을로 갔다. 송호리 해수욕장 근처 바닷가에 빈 집을 발견하고 그 집에 들어가 정신없이 잠을 잤다. 잠에서 깨어나 보니 만 사흘 72시간이 지나갔다. 스님은 예전에 알던 동네 할머니에게 연락해 갓김치와 밥을 가져다 달라고 했다. 물도 잘 넘기지 못하고 모든 음식 냄새가 역했지만 할머니가 가져온 갓김치의 냄새를 맡자 입안에 군침이 돌았다. 식도와 위장이 꿈틀거렸다. 갓김치 한 그릇과 밥 한 공기를 뚝딱 먹어 치우고는 혹 과식을 해서 죽는 게 아닌가 걱정이 되었다. 예전에는 상상도 할 수 없는 일이었다. 그러자 죽기는커녕 눈앞이 환해지고 기운이 났다.

이제 얼마든지 밥을 먹을 수 있다는 스님에게 약을 보냈다. 스님은 어릴 때부터 손발이 차고 조금만 과식을 하거나 찬 음식을 먹으면 배가 아프고 설사를 했다. 전형적인 소음 체질이었다. 이런 증세에는 수세보원에 있는 부자이중탕附子理中湯이 잘 듣는다. 처방 내용은 백복령 12그램, 인삼 8그램, 백출, 창출 각 6그램, 공사인 4그램, 건강, 후박, 부자, 감초 각 3.2그램, 생강 3쪽이다. 부자는 독성이 강한 약으로 전문 업소에서 만든 경포부자京炮附子를 써야 한다. 스님은 부자이중탕을 갓난아이가 미음 먹듯 조금씩 먹었다.

참된 수행은 즐겁게 사는 것

며칠 후, 마을 노총각이 생선을 잡아 왔다. 잠시 망설이던 스님은 노총각이 썰어 준 생선회를 맛있게 먹었다. 오랫동안 육식을 멀리 했던 스님은 고기를 먹은 게 아니라 노총각의 정성을 먹은 것이었다. 마을 사람들이 갓김치와 밥을 가져오고 노총각은 날마다 생선을 잡아 왔다. 스님은 노총각이 장가 가도록 매일 불공을 드렸다.

붓다가 처음으로 수행 길에 나섰을 당시 탁발 수행자는 깊은 명상과 극단적인 고행에 삶을 바쳤다. 붓다도 역시 며칠씩, 몇 주일씩 굶어 가며 고행을 했다. 마침내 몸이 약해져 거의 죽기 직전이 되었다. 너무나 야위어 강에서 몸을 씻다가 빠져 죽을 뻔 했던 적도 있었다. 어느 젊은 여자가 붓다에게 쌀 우유죽 한 그릇을 주어 다시 살아났는데 동료 수행자들은 붓다가 고행과 단식을 포기했다면서 실망하여 떠나 버렸다. 죽을 지경이었던 붓다는 극단적인 고행은 미친 짓이라면서 더 좋은 방법이 있을 거라고 생각했다. 결국 붓다는 어떤 방향이든 지나친 것은 건강하고 원만한 정신 수행에 도움이 되지 않는다는 것을 깨달았다. 그래서 균형, 절제, 중용을 존중하고 그것을 실천했다.

스님 역시 힘든 결혼 생활을 청산하고 불가에 입문했다. 지겨웠던 세속 생활을 잊고 마음의 평정을 얻기 위해 악을 쓰는 고행을 하다가 죽음의 문턱까지 간 것이다. 바닷가 사람들의 도움으로 다시 생명을 얻은 그는 자신이 즐겁게 살아야 세상도 즐겁게 다가온다는 것을 깨달았다.

종교의 본질은 무엇인가. 따뜻한 가슴이다. 사람들의 마음을 따뜻하게 감싸주려면 먼저 내 마음이 따뜻해야 한다. 우울한 종교인은 참 종교인이 아니다. 그녀는 즐겁게 걷고 즐겁게 음식을 먹으면서 즐겁게 사람들 속에서 살았다. 그 즐거움 속에서 수행을 찾았다. 그녀의 수행은 즐거움이었다.

속상하고 뒤엉킨 마음을 풀려면

젊은 시절, 민주화 운동에 참여했던 그녀는 같은 길을 가던 남자를 만나 사랑을 하고 결혼을 했다. 어느 날 정보기관에 끌려가 심하게 얻어맞고 많은 피를 흘려 반죽음 상태에서 병원에 실려 갔다. 간신히 목숨은 건졌지만 앞으로는 임신을 할 수 없다고 했다. 그들 부부는 임신 따위에는 관심이 없었다. 오직 국가와 민족을 위해 민주화 투쟁을 하는 게 꿈이요 희망이요 즐거움이었다. 그녀는 달동네를 전전하는 생활 속에서 온갖 궂은일을 하며 남편과 홀시어머니를 정성껏 모셨다. '니꺼 내꺼 없는 사회, 모든 사람이 평등하게 사는 사회'를 만들기 위해 몸을 던진 남편은 돈 안 되는 일에만 열심히 매달렸다. 그러나 아무리 귀한 쌀도 남아돌게 되면 가치가 없고 천덕꾸러기가 된다. 남편의 일도 남아도는 쌀처럼 사회나 가정에 별로 도움이 되지 않았다.

어느 날 세상이 바뀌자 남편은 정부의 고위직에 취직을 했다. 그는 날마다 술에 취해 밤 12시가 넘어서야 집에 들어왔다. 일 년이 채 안 돼 큰돈을 모은 그들은 큰집으로 이사를 했다. '전국의 골프장을 뒤엎어 밭으로 만들어야 한다'고 주장하던 남편은 어느덧 골프 마니아가 되었다. 수십 년간 시장 바닥에서 노점상을 하던 시어머니는 일 년 사이에 대갓집 마님의 풍모와 감성이 되었다.

어느 날 시어머니는 양반 가문의 집임을 내세우면서 자손이 필요하다고 했다. 항상 하층민의 자식으로 태어나 자랐음을 자랑하던 남편은 시어머니 말씀이 지당하다는 듯 조용히 앉아 두꺼비처럼 눈만 껌뻑거렸다. 그녀는 숨이 탁 막혔다. 그러나 눈물도 나오지 않았다. 가슴도 쓰리지 않았다. 덜 서러워야 눈물이 나고 덜 속상해야 가슴이 쓰리다고 했다. 조용히 집을 나온 그녀는 인도와 네팔, 티베트를 일 년간 여행한 후 불가에 들었다. 그리고 남들보다 훨씬 강도 높은 수행을 했다. 그러나 아무리 힘든 고행을 해도 뒤엉킨 마음, 속상한 마음이 풀리지 않았다. 특히 남편이 고위직에 취직한 후부터 심하게 앓았던 편두통과 불면증이 줄어들지 않았다.

스님이 땅끝 마을에 머문 지 반년이 지났다. 언제부터인지 스님의 마음속에는 노총각이 들어와 있었다. 논밭에서 열심히 일하고 틈만 나면 바다에 가서 고기를 잡는 등 쉴 틈 없이 힘들게 일하지만 그의 얼굴에는 항상 웃음이 떠나지 않았다. 그 따뜻한 가슴이 스님의 꽁꽁 언 가슴을 녹인 것이다. 어느 날 두 사람은 뜨거운 관계를 맺었다. 놀라웠다. 그동안 입만 가지고 머리만 쓰고 살아온 남편의 잠자리와는 하늘과 땅 차이였다. 그 오래된 두통과 불면증도 하룻밤 만에 햇빛에 눈 녹듯 단숨에 사라져 버렸다. 뜨거운 섹스가 고질병의 특효약이 된 것이다. 송호리 해수욕장에서 만난 스님은 건강하고 환한 웃음을 가진 여인으로 환골탈태 換骨奪胎되어 있었다.

청산도

결핵의 올바른 치료법

날씨는 30도를 웃도는데 흐리고 습도가 높았다. 대구의 기온이 35도로 금년 들어 최고의 불쾌지수를 기록한 날에 청산도로 갔다. 영등포에서 기차를 타고 나주에 도착한 뒤 다시 버스를 타고 완도로 갔다. 기차에서는 폴 오스터의 『나는 아버지가 하느님인 줄 알았다』를 읽었다. 이 책은 소재를 수집한 방법이 삼국지와 더불어 중국의 8대 기서에 속하는 포송공의 『요재지이聊齋志異』와 비슷했다. 포송공은 시장 바닥에 앉아 지나가는 사람들의 삶을 들으며 글을 썼고 폴 오스터는 방송국에서 미국 전역의 사람들이 보낸 삶의 기록을 모았다.

삶은 소설이나 영화보다 더 치열하다. 우리가 이 세상을 더 많이 알려고 하면 할수록 이 세상은 더욱 더 멀리 날아가고 이해하기 어렵다. 우리는 현실이 무엇인지 제대로 모르면서 현실을 살고 있다. 우리는 노망난 정치 지도자나 사이비 종교인처럼 모든 해결책을 갖고 있다거나 말해선 안 된다. 그따위 터무니없는 황당과 자만 속에 빠져 있는 한 어떤

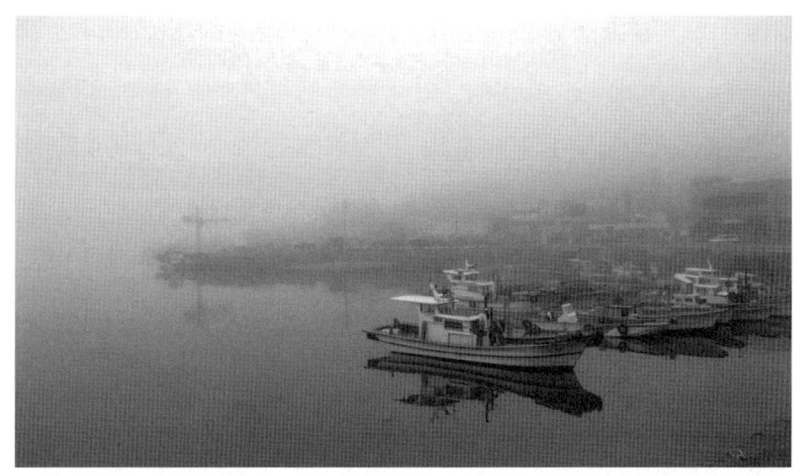

안개 낀 완도항.

중요하고 진지하고 의미 있는 이야기도 나오기 어렵다. "나도 돈을 많이 벌어 보고 인기도 얻어 보고 여자도 많이 알았지만 인생은 별 거 아니야"하고 말하는 게 제일 유치하고 너절한 수작이다. 그래서 예수나 석가나 소크라테스는 한 줄의 글도 남기지 않았다. 인도의 바라나시에 가면 인생이 무엇인지, 삶이 뭔지 다시 한 번 생각하게 된다. 시체가 둥둥 떠다니는 갠지스강에 목욕하고 그 물을 마시면서 즐거워하는 수백만 명의 사람들을 보면 영화로 봐서는 상상할 수 없는 큰 충격을 받는다.

영화 서편제와 한방 이야기

아침 7시 30분 완도항 터미널에서 청산도 가는 첫 배를 탔다. 안개가 짙게 끼어서 바다도, 하늘도 잿빛이라 바다와 하늘의 경계선이 없었다. 청산도는 완도항에서 뱃길로 40분 거리였다. 하늘도 푸르고 바다도 푸르고 산도 푸르러 섬에 들어가면 누구나 푸른색으로 물들 듯 하다고 했다. 예전에 청산도는 '신선의 섬'이라 했고 경치가 아름다워서 '청산여수'라 했는데 청산도와 그 아래 있는 여서도는 '청산여수'에서 유래한 이름이다.

청산도에 도착하여 청산 선착장에서 당리 쪽으로 갔다. 도락리 바닷가를 돌아 30분쯤 걸어가자 임권택 감독의 영화 '서편제'의 무대가 나왔다. 돌담길과 다랑이 논, 밭, 초가집, 그리고 유봉 일가가 진도아리랑을 부르며 구불구불한 황토 길을 걷던 장소가 있다. 소리꾼 유봉이 딸 송화와 아들 동호를 데리고 춤추며 노래하던 돌담길을 걸었다.

작품에서 유봉은 한약에 두 돈(8그램)쯤 되는 부자를 넣고 끓인 약물을 소화에게 먹인다. 그 바람에 소화는 장님이 되고 만다. 예전에 부자는 사람을 죽이는 사약賜藥에 들어가는 독약인데 정말 이 정도의 부자 양

한 폭의 그림을 연상케 하는 청산도의 도락리 마을.

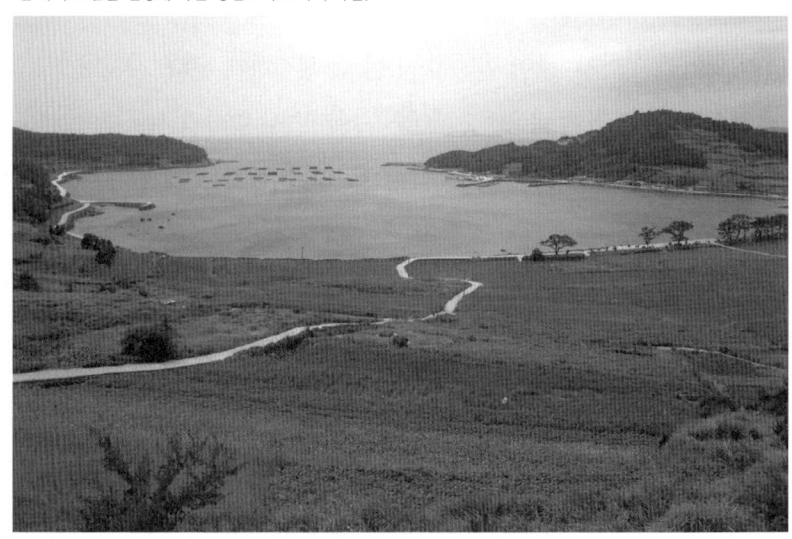

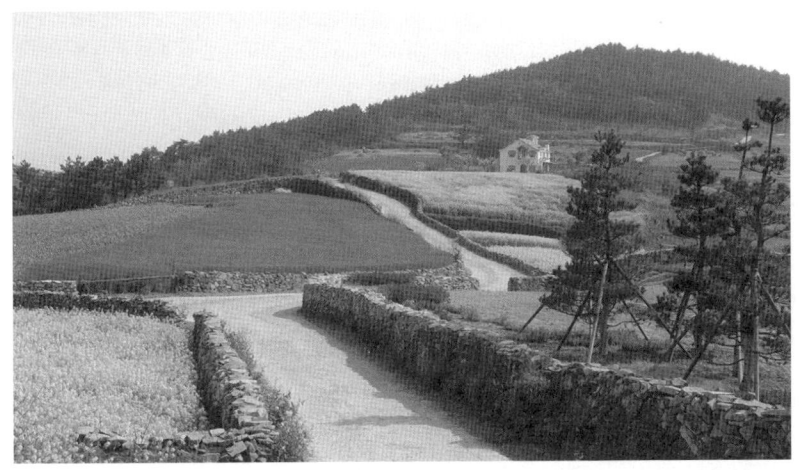

영화 '서편제'에서 유봉 일가가 진도아리랑을 부르며 내려오던 황톳길.

으로 맹인이 될 수 있을까. 솔제니친의 소설 『암병동』을 보면 암 환자들이 소화가 먹은 양의 다섯 배 분량인 40그램 상당의 부자, 즉 바곳 덩어리를 보드카에 담아 마시면서 암을 치료하는데 아무도 눈이 멀지 않는다. 말기 암에 걸린 러시아인들은 간혹 민간처방으로 부자를 넣은 보드카를 마셨다. 우리가 뱀술이나 솔술을 신경통 약으로 마시는 것과 비슷하다. 이런 처방은 불상사가 많이 생겨 권할 게 못 된다. 간혹 몸이 몹시 아픈 사람이 자살하려고 부자탕을 먹었더니 죽기는커녕 몸이 나았는데 암 환자였다는 이야기가 있다. 이런 이야기들은 검증은 안 된 채 소문으로만 돌아다니는데 매우 위험한 것이다.

작품에서 소리꾼 유봉이 만난 친구는 "한약에 해구신을 넣어 먹었더니 정력이 넘쳐 곤란해" 하면서 자신의 힘을 자랑한다. 동의보감에는 "해구신은 올눌제膃肭臍라 하는데 원양元陽을 돕는 뜨거운 약이다. 해구신이 없으면 수캐의 생식기 세 개를 쓰면 물개의 그것과 맞먹는다"고 기

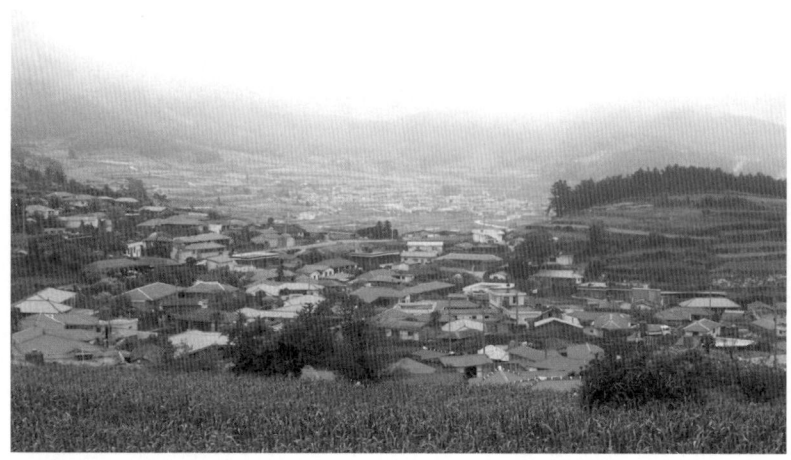
당리 마을의 구들장 논.

록돼 있다. 한번에 개 생식기 세 개를 먹어보면 유봉의 친구의 말이 허풍인지 아닌지를 알 수 있다.

세계에서 가장 아름다운 일출

당리에서는 유명한 '구들장 논'둑을 걸었다. '구들장 논'은 산비탈에 구들장을 놓듯 반듯한 돌을 쌓아 바닥을 만든 후 그 위에 흙을 부어 다져서 일군 논을 말한다. 돌 투성이의 산비탈을 개간하여 쌀이 나오는 논으로 만든 섬사람들의 땀과 피가 배어 있는 삶의 유산인 것이다. 이런 논은 당리 외에 음리, 부흥리, 도락리 등 여러 마을에서 볼 수 있었다. 이곳 사람들은 돌 쌓는 기술이 뛰어나 이 지역의 돌 논두렁, 돌 밭두렁, 돌 담장은 모두 유명 조각가나 건축가의 작품 같았다. 창덕궁, 경주, 만리장성, 피라미드 등이 유네스코가 지정한 세계문화유산이라면 청산도의 구들장 논은 삶이 지정한 생활문화유산이라 할 수 있다. 세계문화유산이 백성들의 피와 땀과 고통으로 만들었다면 생활문화유산은 서민들의 피와 땀과 기쁨으로 생긴 것이다.

네팔에 가면 2천 미터가 넘는 산에 계단식 논과 밭이 빼곡히 들어차 있음을 보고 놀란다. 그러니까 우리나라 한라산이나 백두산, 설악산, 지리산 정도의 산을 모두 논이나 밭으로 만든 셈이다. 그럼 네팔 사람들이 우리 농민들보다 더 부지런하고 억척스럽단 말인가. 아니다. 네팔은 아열대기후라 2천 미터가 넘는 고지에도 곡식이 여물지만 우리나라는 1천 미터 이상 되는 곳에는 곡식이 자라지 못한다. 구들장 논을 만드는 억척스런 생활력이라면, 결실만 맺을 수 있는 기후라면 백두산, 한라산 정상을 포함해 전국의 모든 산이 농토가 되었을 것이다.

진산리 바닷가에 도착했다. 이곳 해수욕장은 보길도의 예송리 해수욕장처럼 예쁜 자갈돌들이 널려 있는 깻돌 밭이었다. 일 년 전 회갑 여행으

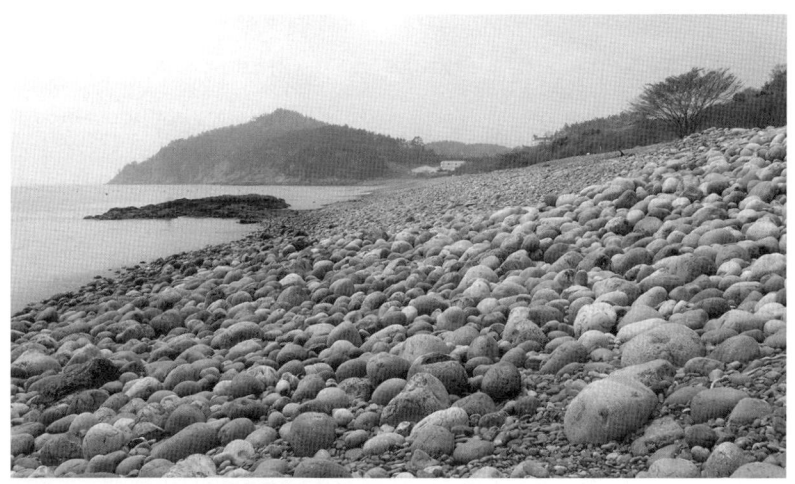

해돋이가 가장 아름다운 진산리 해수욕장.

로 이곳에 왔던 친구가 '세계에서 가장 아름다운 일출'이라면서 꼭 한번 와서 보라고 권했던 곳이다. 세계 일주를 수십 번 해서 어지간한 경치에는 감동을 하지 않은 친구가 감탄했던 곳이니만큼 멋있는 일출을 꿈꾸며 깻돌 밭에 누우니 저절로 잠이 왔다.

잠깐 동안 잠든 것 같은데 한 시간이 지났다. 서둘러 배낭을 짊어지고 길을 나서자 곁에 있던 젊은이들이 "이런 더운 날씨에 노인네가 걷는 것은 무리"라고 말렸다. 진산리는 청산도에서도 제일 시원한 곳인데 오늘은 무척 더웠다. 그래도 나는 금년 초에 걷기를 시작하면서 아무리 아파도 걷고, 아무리 추워도 걷고, 아무리 더워도 걷는다는 세 가지 원칙을 세웠다.

폐결핵의 한약 처방

솔숲이 펼쳐진 진리 해수욕장을 지나 청산항 포구로 돌아와 뒤늦게 도착한 무연 스님을 만났다. 스님은 오전에 세계여성대회에 참석하고 이곳으로 온 것이다. 나를 만나자마자 스님이 말했다.

"청산도는 인간의 업보를 청산하는 곳입니다. 청산도의 푸른 기운이 인간의 고뇌를 씻어 줄 것입니다. 나도 나의 업業을 청산하러 먼 곳에서 왔습니다."

스님을 보자 이 지역 출신인 어느 목사님이 떠올랐다. 그는 몇 년 전부터 당뇨로 고생했다. 내게 와서 치료를 받은 지 일 년쯤 지나자 건강한 몸이 되었다. 튼튼해진 목사님은 미국으로 건너가 공부를 하면서 활발히 목회 활동을 했다. 몇 년 간 무리한 생활을 하자 결핵에 걸렸다. 그곳

요양병원에서 일 년 간 치료를 했으나 상태가 호전되지 않았다. 그는 미국 병원으로 한약을 보내 달라고 했다.

세계보건기구에 의하면 한국은 10만 명당 88명이 결핵에 걸리는데 이는 미국의 스물두 배이다. 10만 명당 사망률은 10명으로 프랑스의 열 배이고 14명이 죽는 북한과는 비슷한 수준이다. 질병관리본부에 의하면 2007년 신규 결핵 환자는 3만 4710명이고 숨진 사람은 2376명이었다. 전년도에 비해 더 많은 사람들이 죽고 있다.

폐결핵은 병원 치료만으로는 완치되기 어렵다. 또한 한방 치료만으로도 고치기 어렵다. 영화 '바람과 함께 사라지다'의 여배우 비비안 리는 폐결핵으로 죽었다. 돈 많고 유명한 그녀는 세계적으로 우수한 의료기관을 다녔지만 죽고 말았다. 동의보감에 "결핵 치료에는 찬 음식이나 찬 약이 금기"라고 기술되어 있다. 서양 약인 항생제는 전부 찬 약이니 몸이 차가운 사람이 이 병에 걸리면 죽기 알맞다. 비비안 리는 소음 체질이다. 그녀가 생맥산이나 독삼탕 같은 한약을 먹으면서 병원 치료를 했다면 목숨을 건졌을 것이다.

나는 목사님에게 생맥산과 독삼탕을 처방했다. 동의보감의 독삼탕은 큰 인삼 80그램을 노두蘆頭를 잘라 내고 대추 5개를 넣어 끓인다. 큰 인삼으로 6년 근 10편짜리를 썼다. 보통 쓰는 4년 근 30편짜리나 50편짜리 인삼보다는 값이 몇 배 비싸지만 약효가 크다.

미국 병원에서 한약을 병용한 목사님은 6개월 후 건강한 모습으로 나를 찾아왔다. 목사님의 당뇨 처방도 인삼을 주제로 한 뜨거운 약인 궁귀총소이중탕芎歸蔥蘇理中湯을 썼다. 목사님은 비비안 리와 몸매와 얼굴이 비슷한 소음 체질이었다.

소록도
자살을 아껴라

고흥읍에서 녹동항으로 갔다. 고흥에서 녹동까지는 오십 리 길이지만 오전에 고흥읍의 여기저기를 돌아다니는 바람에 저녁 무렵이 돼서야 녹동항에 도착할 수 있었다.

다음날 새벽, 어둠 속에서도 고기잡이배들이 포구를 떠났다. 강원도 백두대간 마을에서는 가을철이 되면 새벽 두 시에 사람들이 잠자리에서 일어난다. 그들은 어둠 속에 송이를 캐러 산으로 가서 해 뜰 때까지 몇 시간 동안 손전등을 비추며 산자락을 살피면서 다닌다. 도시의 노동자들도 새벽녘에 출근한다. 바다건, 산이건, 도시건 어디나 가난한 육체노동자들이 제일 부지런하고 바쁘다.

발가락 떨어질 때까지 걸었던 시인

고깃배들이 떠난 후 한참 있다가 날이 밝았다. 녹동항에서 소록도까지는 600미터. 배를 탄 지 5분도 채 안 돼 소록도 선착장에 도착했다. 섬은 깨끗하고 조용하고 아름다웠다. 90년 전부터 가꾼 섬이라 아름드리 나무들이 밀림지대처럼 자라고 있었다. 가장 추운 날에도 영하로 내려가는 때가 별로 없고 날씨가 따뜻해 유자나무도 잘 자라는 곳이다.

마을 길가에 '수탄의 길'이라고 쓴 입간판이 눈길을 끌었다. 1950~60년대에 이곳에서는 환자가 아기를 낳으면 무조건 부모와 격리시켰다. 그래서 아이들은 직원 마을에서 자라면서 한 달에 한 차례씩 이곳에 와서 부모들을 만났다. 이때는 환자가 5천 명이 넘었으니 아이들을 보려는 부모, 부모를 만나려는 아이들과 환자 가족들의 수효가 만 명이 훨씬 넘었다. 남북 이산가족 상봉 같은 장면이 다달이 있었던 것이다. 탄식의 길-당시에는 환자 마을과 직원 마을을 휴전선의 철책처럼 철조망을 쳐서 서로 왕래를 못하게 했다. 이 철조망의 길이는 2킬로미터였다. 철조망을 사이에 두고 쭉 늘어서서 부모들과 아이들이 서로 만났다. 하느님도 용서할 수 없다는 병인 한센병으로 고생하고 있는 환자들은 자기 자식도 마음대로 만날 수 없는 또 다른 고통 속에서 살았다. 아름다운 섬이지만 상상을 넘어선 큰 분노와 큰 절망이 가득 차 있었다.

중앙공원을 둘러봤다. 왜정 때 이곳 식민지 병원에 병원장으로 부임해 못된 짓을 하다가 환자에게 맞아 죽은 일본인의 기록물이 있었다. 병원장을 죽인 환자는 살인죄로 사형을 당했다. 병원장은 이등박문이고 환자는 안중근 의사였다. 못된 짓을 하기는 병원장이나 이등박문이나 별 차이가 없고 불의를 보고 그것을 물리친 의로운 용기는 안중근 의사나 한센병 환자나 같았다. 맞아 죽은 병원장 기록물 옆에는 시인 한하운의 시비가 있었다. 한하운은 한센병 환자였다.

보리 피리 불며
봄 언덕
고향 그리워
피-ㄹ 닐니리

보리 피리 불며
꽃청산 靑山
어린 때 그리워
피-ㄹ 닐니리

보리 피리 불며
인환人寰의 거리
인간사 그리워
피-ㄹ닐니리

보리 피리 불며
방랑의 기산하幾山河
눈물의 언덕을 지나
피-ㄹ닐니리

 일본총독부의 격리정책으로 섬에 갇혀 바깥세상을 그리워하는 환자들의 마음이 보리피리 속에 담겨 있었다. 녹동항으로 돌아와 다시 걷기 시작했다. 한하운의 시 '전라도 길'을 생각하며 걸었다. 그는 허름한 신발을 신고 한 달 내내, 일 년 내내 걸었고 발가락이 다 떨어져 나갈 때까지 계속 걸었던 것이다.

　가도 가도 붉은 황토길
　숨 막히는 더위뿐이더라.

　낯선 친구 만나면
　우리들 문둥이끼리 반갑다.

　천안 삼거리를 지나도
　수세미 같은 해는 서산에 남는데

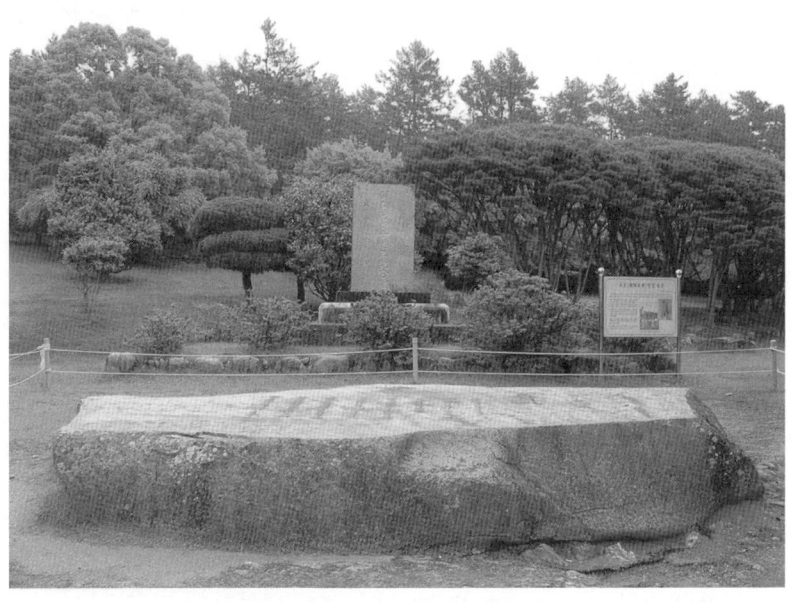

소록도에 있는 한하운의 시비.

가도 가도 붉은 황토길
숨 막히는 더위 속으로 절름거리며
가는 길.
신을 벗으면
버드나무 밑에서 지까다비를 벗으면
발가락이 또 한 개 없어졌다.

앞으로 남은 두 개의 발가락이 잘릴 때까지
가도 가도 천리, 먼 전라도길.

한하운의 삶이 가르쳐주는 것

소록도의 중앙광장을 걷자 생각나는 사람이 있다. 대학 병원에서 담도암 판정을 받았다고 찾아온 마흔 가까이 되는 사람이었다. 그는 의사가 수술이나 방사선 치료, 항암 치료를 받으라고 하면 거절할까 말까 고심했었는데 병원에서는 그냥 퇴원하라고 했다. 항암제를 맞아 머리가 벗겨지고 피골이 상접한 환자들이 거꾸로 부러울 지경이었다. 생존 기간은 6개월 미만이었다.

머리를 쇠망치로 얻어맞은 듯 멍하게 된 그는 전혀 생각지 않던 죽음 앞에서 뭘 해야 할 지 답답하고 황당해 하다가 '아무리 죽을병에 걸려도 죽을 각오로 걷다 보면 절반은 산다'는 말이 생각났다.

병원을 나와 무작정 거리를 걸었다. 대학로에서 젊은이들이 떼를 지어 시끌벅적 몰려다녀도 아무도 없는 황량한 사막에 홀로 있는 듯 했다.

그는 계속 걸었다. 식사 시간이 지났지만 배고픈 줄 몰랐다. 하루 종일 아무것도 먹지 않았지만 시장기가 없었다. 걷고 또 걸었다. 주위에 많은 사람들이 떠들면서 지나가도 소리도 안 들리고 모습도 보이지 않았다. 보고 있어도 보는 게 아니었고 듣고 있어도 듣는 게 아니었다. 많은 차들이 시끄럽게 지나가도 전혀 들리지도 않았고 보이지도 않았다. 넓은 사막을 혼자 걷는 것 같았다.

그는 무의식중에 한강으로 가고 있었다. 직장에서 명예퇴직이란 이름으로 쫓겨 난 후 일 년 동안 자살을 마음먹은 게 수십 번이나 되었는데 설상가상으로 말기 암이란 선고를 받자 저절로 한강 쪽으로 몸이 흘러갔다. 한강 다리의 중간쯤 서자 다리 아래로 지나가는 유람선이 보였다. 그리고 아내와 어린 아들과 딸, 부모님의 얼굴이 차례차례 떠올랐다. '아무리 죽을병에 걸려도 죽을 각오로 걷다 보면 절반은 산다'는 말이 가슴에 다시 메아리쳤다. '안 죽으려고 발버둥 치니 세상이 겁나지 죽을 각오가 되어 있으면 세상에 두려울 게 아무것도 없다. 그래, 죽은 것으로 치고 살자'고 마음을 먹으니 다시 눈이 보이고 귀가 열렸다.

나는 그에게 시인 한하운의 삶을 이야기했다. 한하운은 어느 날 한센병에 걸렸다. 예나 지금이나 한센병은 전신 암 못지않은 무서운 병이다. 마른하늘에 날벼락을 맞은 한하운은 하느님을 원망하고 세상을 탄식하고 자살을 수없이 생각하다 정신이 들었다.

"인생에서 자살은 한 번밖에 할 수 없는 것, 자살을 아끼자. 자살을 아끼고 살아보자. 살다 보면 무슨 수가 나겠지. 죽음은 갑자기 닥친 게 아니야. 죽음은 태어남과 함께 시작된 거지. 내가 이만큼 살았으니 그만큼 죽음을 겪은 셈이야. 내 삶은 죽음과 같이 걸어온 거야. 깊은 절망감에 빠지면 건강한 사람도 죽어. 불치병이 아니라도 죽는 거지. 깊은 절망감은 자살이나 같아. 자살은 인생에서 한 번밖에 없는 것. 아끼자, 아껴야지."

한하운은 썩어 가는 손과 발로 하루 종일, 일 년 내내 국토를 걸었다. 사람들이 손가락질을 하며 돌을 던졌다. 그는 증오심으로 가슴이 막히고 눈에 핏발이 섰지만 그냥 걸었다. 비가 오건 눈이 오건 걸었다. 몇 년 후, 한센병을 극복한 그는 건강한 사람, 건강한 시인으로 다시 태어났다. 살아 있는 성자가 된 것이다.

이 강산 가을 길에
물 마시고 가 보시라.
수정에 서린 이슬 마시는 산뜻한 상쾌이라.

이 강산
도라지꽃 빛 가을 하늘 아래
전원은 풍양豊穰과 결실로 익고
빨래는 기어이 백설처럼 바래지고
고추는 태양을 날마다 닮아간다.

산은 산대로
들은 들대로
빛도 고운 색채 과잉의 축연
그 사이로 가도 가도 붉은 황토길은

하늘과 구름과 가지런히 멀기도 한데

마을 느티나무 아래
옛날이나 오늘이나 흙과 막걸리에
팔자를 묻은 사람들이
세월의 다사로움을
물방아 돌아가듯이
운명을 세월에 띄워 보낸다.

전설이 시름처럼 전해지는
저 느티나무 아래서
나는 살아 왔었다.

저 느티나무 아래서 나를 기르신
선조들이 돌아가셨다.
저 느티나무 아래서 저 사람들과
적자생존의 이치를 배웠다.

이제 나보고 병들었다고
저 느티나무 아래서 성한 사람들이
나를 쫓아내었다.
그날부터 느티나무는 내 마음 속에서
앙상히 울고 있었다.

다 아랑곳 없이 다 잊은 듯이
그 적자생존의 인간의 하나 하나가
애환이 기쁨에 새로와지며
산천초목은 흐흐 느끼는 절통切痛으로
찬란하고 또 찬란하다.

아 가을 길 하늘 끝간 데
가고 싶어라 살고 싶어라.

황톳길 눈물을 뿌리치며
천리 만리 걸식 길이라도
국토 편력 길은 슬기로운 천도天道 길이라.

주문으로 '살 수 있다, 나는' 외우며 걸었더니

나는 그에게 한하운의 시를 가슴에 품고 한하운의 용기를 머리에 담고 계속 걸으라고 했다. 불경이나 성경, 톨스토이의 인생론을 하루 종일 읽어도 마음이 열리지 않던 그는 한하운의 시로 꽁꽁 얼었던 가슴을 열었다.

암세포는 열에 약하다. 그래서 암 치료법은 몸을 뜨겁게 하는 것이 기본이다. 공포, 우울, 절망감은 몸을 차갑게 한다. 얼어붙은 가슴을 따뜻하게 하는 것이 암 치료의 첫 번째이다. 100퍼센트의 치명적인 암은 없다. 최악의 경우라도 1퍼센트의 면역력만 있으면 면역체계가 저항을 해서 완치되는 경우가 많다. 밥을 먹을 수 있고 숨을 쉴 수 있고 걸을 수 있는 한 면역체계가 기적을 일으킨다. 기적의 토대는 걷기에 있다. 걷지 않는 한 기적은 없다. 한하운은 썩어 문드러지는 발로 절뚝거리면서, 돌팔매질을 당하면서 전 국토를 걸었기에 기적이 일어난 것이다.

처음에 그는 산속에 들어가려 했으나 내가 말렸다. 13년 동안 산속 생활을 한 내 경험과 충고를 따른 그에게 나는 가열순환제를 처방하고 한하운의 시와 함께 남한의 해안선 7천 킬로미터를 걸으라고 했다. 반년 동안 해안선 순례를 한 뒤 직장을 구한 그는 집에서 직장까지 두 시간을 걸어서 출근하고 두 시간을 걸어서 퇴근했다. 그리고 걸으면서 주문을 외웠다.

'살 수 있다, 나는!'

네 걸음은 날숨을 쉬면서 '살 수 있다'를, 두 걸음은 들숨을 쉬면서 '나는'을 외웠다. 해안선 걷기를 한 덕에 네 시간의 출퇴근 길이 옆집 가듯 가벼웠다. 그는 사무실에 앉아 있을 때도 쉬지 않고 출장식 호흡을 했다. 석 달쯤 지나자 혈색이 건강한 사람처럼 돌아오고 아무거나 먹어도 되었다. 한하운은 아무거나 먹으면서 걸어 다녔다. 오히려 먹을 게 없을까 봐 걱정하면서 걸었다.

그는 암세포가 있거나 말거나 열심히 일하면서 걷다 보니 일도 즐겁고 걷는 것도 즐거웠다. 사망 예정일을 5년이나 넘긴 그는 여전히 즐겁게 일하고 즐겁게 걷고 있다. 암세포가 커졌는지 줄어들었는지는 그의 관심 밖이다.

외나로도-영남면
류머티즘과 간경변 이겨낸 2관왕 여인

밤늦게 고흥 외나로도 봉래면에 도착했다. 다음날 아침 일찍 축정항에 있는 우체국에 갔다. 8시가 조금 넘었다. 도회지에서는 9시에 우체국이 문을 열지만 섬 지역에서는 주민 편의를 위해 일찍 문을 연다. 엽서 스무 장 가까이 보냈다. 신영식 화백에게는 한해운의 시 '전라도 가는 길'을 함께 적어 보냈다.

출장식 호흡의 원조인 만트라

환경운동가이자 만화가인 신 화백은 간경변에 흑달이 겹쳐 사경을 헤매다가 강원도에서 나와 함께 생활하면서 건강을 되찾았다. 그 뒤 강화도로 옮겨 살고 있었는데 얼마 전에 만났다. 그는 조용히 병실에 누워 있었다. 체중이 40킬로그램이 안 되고 수염이 덥수룩하게 난 게 꼭 100세 된 인도의 요가 고승 같았다. 처녀 같던 그의 부인도 어느 덧 40대에 접어든 중년 부인이 되고 유명 동화 작가가 되었다.

　3년 전, 그는 아이를 낳으려고 정관수술 한 것을 복원시켰다. 그런데 전신 암을 만나 수술하고 항암 치료, 방사선 치료를 받는 바람에 아이 낳을 계획은 물거품이 되었다. 설상가상으로 올 여름에 말라리아에 걸렸다. 가뜩이나 간이 약한데 말라리아균이 간에 달라붙어 간 기능을 극도로 약하게 했다. 말라리아에 걸리면 높은 열이 생기는데 고열이 암세포를 죽인다는 속설이 있으니 제발 그렇게 됐으면 좋겠다고 부인이 말했다. 나는 엽서에 시인 한하운의 투병기를 적으면서 그가 마음속으로 걸으면서 호흡하기를 바랐다.

　'다 죽어 가던 맹인 목사도 출장식 호흡을 해서 일어났어. 신 화백도 할 수 있어.'

　힌두교나 불교가 등장하기 전, 고대 인도에서는 현명한 스승들이 만트라mantra 수행을 하고 제자들에게 전수했는데 그 가운데 함소명상 만트라가 으뜸이었다. 이 만트라는 시대를 넘어 고대 베다 정신의 전통이 되었다. 베다는 사람이 만든 경전 중 가장 오래된 것이다. 만트라는 수백 년간 입에서 입으로 전해졌다. 이것은 불교 명상은 아니지만 붓다가 깨달음을 얻으려고 수행한 것 가운데 하나로 전통 있는 인도 요가에 속했다. 붓다는 이 만트라로 6년간 수행을 했다.

　이 만트라의 핵심은 '코로 숨을 들이쉬고 코로 내쉰다'이다. 명상을 하는 동안 들이쉴 때는 '함' 소리를, 내쉴 때는 '소' 소리를 낸다. 즉, 들숨에는 함, 날숨에는 소이다. 함소호흡 만트라는 출장식 호흡의 원조다. 현재 인도의 불교 신자는 5퍼센트니 불교 명상이라기보다는 힌두교 명상 또는 그냥 인도 명상이라고 하는 게 바른 말이다.

나로대교를 일부러 천천히 걸으면서

　나로도 해수욕장으로 갔다. 오래된 곰솔 숲, 모래사장, 푸른 바닷물이 잘 어울리는 해수욕장이다. 모래사장에 잠시 누워 쉬다가 다시 발걸음을 옮겼다. 외나로도와 내나로도를 연결하는 나로 제2대교를 건너자 아름다운 바다 모습이 나타났다. 많은 섬으로 둘러싸여 바다가 아니라 호수 같았다. 스위스의 호수보다 더 아름다웠다. 내나로도와 고흥반도를 연결하는 나로 제1대교를 건너도 마찬가지였다. 아름다운 해안선 길을 꿈꾸듯 걸었다.

　빨리 걷는 게 아까웠다. 천천히, 천천히 걸었다. 이런 길을 차 타고 휘익 지나가다니…. '인생의 시간을 빨리 돌려 일 년을 한 시간처럼 산다면 백 년을 살든 이백 년을 살든 무슨 의미가 있고 가치가 있을까' 하는 생각을 하며 걷고 있는데 별안간 여자의 통곡 소리가 들렸다. 그리고 수갑을 찬 채 순찰차에 타는 남자와 교통경찰들이 보였다. 길 가운데에는 붉은 핏자국이 선명하게 남아 있다. 어제 교통사고로 사람이 죽어 현장검증을 나온 것이라고 했다. 천국과 죽음이 종이 한 장 차이로 오락가락했다.

　포두면 옥강리에서 두 갈래 길이 나왔다. 한쪽은 고흥읍으로 가는 길이고 다른 한 쪽은 영남면으로 가는 길이다. 옥강리 해안에는 육지에서는 찾아볼 수 없는 삼지닥나무들이 보였다. 이 나무는 중국에서 온 새로운 닥나무인데 종이를 만드는 닥나무와는 달리 나무껍질에서 실을 뽑아 허리띠와 모자를 만든다. 마디마다 세 개의 가지가 나와 삼지닥나무라 하는데 겨울에 엄지손가락만 한 굵기의 가지를 잘라 그 껍질을 일본에 수출한다. 이 껍질을 백피白皮라 하는데 일본 지폐의 13퍼센트는 이 백피가 섞여 있다고 한다.

옥강리 삼거리에서 우측으로 꺾어 해창만방조제 위를 걸었다. '영남 9km'라는 이정표가 보이고 멀리 팔영산의 모습이 금강산처럼 보였다. 방조제의 오른쪽은 바다이고 왼쪽은 해창만 간척지다. 간척지에는 논과 갈대밭과 호수가 시원하게 널려 있다. 새들이 떼를 지어 날아다녔다.

'영남면 5km'라는 이정표가 나왔다. 발이 아팠다. 그러고 보니 아침부터 지금까지 계속 걷기만 했다. 날은 어두워지고 허리와 다리는 점점 더 아프고 배는 고프고 몸은 천근만근 무거웠다. 몸이 피곤하니 해창만 간척지 뒤로 넘어가는 일몰이 전혀 아름답지가 않았다. 지금은 따뜻한 온돌방에서 따뜻한 국밥을 한 그릇 먹는 게 제일 큰 바람이었다. 그때 승용차가 지나가다 멈춰 섰다. 팔영산 휴양림을 관리하는 직원의 차였다.

"오늘 아침에 예약한 손님이 나로도에서 걸어오면 5시 30분쯤 해창만방조제를 지날 것으로 예측했는데 그게 맞아 떨어졌어요."

우리는 다 같이 기뻐했다. 그는 예측한 것이 들어맞아 기뻤고 나는 걷기 힘들었던 차에 차를 타고 갈 수 있어서 기뻤다.

반년 간 통증 참은 환자의 기적

몇 년 전, 고흥에서 나를 찾아온 47세의 부인이 있었다. 그녀는 초등학교에 들어갈 때부터 빈혈이 심하고 두통이 끊이지 않았다. 14년 전에 B형간염 진단을 받았고 그로부터 3년 뒤에는 간경변으로 혈소판이 부족하다는 의사 소견을 들었다. 잇몸에 항상 피가 고여 재생불량성 빈혈이라는 추가 진단이 나오고 류머티즘이 생겨 온몸이 아팠다. 특히 목, 허리, 어깨, 무릎, 손가락이 심하게 아프고 계단을 오르기도 어려웠다.

의사는 꼼짝 말고 집안에 누워 오직 안정만을 취하라고 했다. 그녀는 누워 죽으나 움직이다 죽으나 죽기는 매한가지라 생각하고 열심히 탁구를 쳤다. 처음에는 5분 동안도 치기가 힘들었다. 조금만 움직여도 온몸이 깨질듯이 아파 울면서 탁구를 쳤다. 그러나 아무리 아파도 류머티즘 약이나 면역억제제, 진통제를 먹지 않았다. 일단 류머티즘 치료 약을 먹으면 간이 나쁜 사람에게 치명적이기 때문이다. 그녀의 언니는 류머티즘을 치료하느라 10여 년간 스테로이드 계통의 약과 면역억제제를 먹다가 암에 걸렸다. 면역이 약해져 암에 걸렸는데 암을 고치려면 면역을 높여야 하고 류머티즘을 고치려면 면역억제제를 써야 하기 때문에 이러지도 저러지도 못하고 우왕좌왕하다가 죽었다.

석 달이 지나자 하루 세 시간 운동을 해도 견딜 만했고 아픔도 줄어들었다. 6개월 후에는 계속해서 하루 다섯 시간 운동을 해도 통증이 없고 힘들지 않았다. 병원에 갔더니 류머티즘이 어디로 갔는지 알 수 없다는 진단이 나왔다. 죽을 것 같은 통증을 참을 수 없어 류머티즘 치료제를 썼다면 있을 수 없는 일이 생긴 것이다. 사람들은 기적이라고 했다. 6개월의 인내가 기적을 만든 것이다.

그러나 잇몸에서는 피가 여전히 나오고 비장은 부어 있고 간경변에 설사가 심하고 몸이 자주 부었다. 항상 뱃속이 더부룩하고 소화가 되지를 않았다. 나는 여인에게 방약합편에 있는 대화중음大和中飮을 처방했다. 이 처방은 식체食滯, 적취積聚를 치료하는데 산사, 맥아 각 8그램, 진피, 후박, 택사 각 6그램, 지실 4그램, 공사인 2그램으로 되어 있다. 위가 차갑고 아파서 건강, 목향, 오약, 향부자를 추가하여 처방했다. 부종이 심할 때는 중간에 오령산을 썼다. 잇몸에 피가 심하게 날 때는 산사와 오미자와 매실을 진하게 달여 먹게 했다. 중국에서 만든 산사과자도 많이 먹도록 했다.

치약은 내가 천초로 만든 잇몸 치료용 치약을 썼다. 이 치약은 잇몸뿐만 아니라 입속 치료, 혓바닥이 아플 때도 도움이 되었다. 평소 잇몸과 이빨이 나빠 잘 씹어 먹지 못하던 부인은 이 치약을 사용한 지 두 달이 지나자 돼지갈비를 뜯어먹을 수 있을 만큼 이가 튼튼해졌다.

동의보감에는 천초, 촉초, 산초의 구분이 애매하다. 이럴 경우에는 실제로 사람들이 사용하는 것을 표준으로 삼는다. 경상도 내륙 지방인 청도, 밀양, 함양 등지에서는 제피는 열매 껍질을 쓰고 씨는 버리지만 산초는 껍질을 버리고 씨의 기름을 쓴다. 추어탕에는 제피 열매 껍질을 뿌려 먹는다.

난치병인 류머티즘을 이겨낸 부인은 역시 난치병인 간경변을 2년 만에 물리쳤다. 오랫동안 난치병 속에서 살던 부인은 '세상에 난치병은 없다'는 책을 구상하고 있다.

고흥-벌교
보약을 진짜 먹어야 할 사람들

율포 해수욕장을 지나 대서면 바닷가로 갔다. 율포 해수욕장에는 현대식 건물들이 많았는데 대서면 장기리를 지나자 예전 모습이 그대로 남은 어촌 마을이 나왔다. 바닷가에 사는 할머니의 집을 찾아갔다.

일하면서 아픈 게 낫다는 70대 할머니

올해 76세인 할머니는 얼마 전에 감을 따려고 나무에 올라갔다가 떨어지는 바람에 허리를 다쳤다. 할머니는 15년 전에 노후 생활을 위해 이 집을 장만했는데 마당이 이백 평쯤 되고 방 세 칸에 슬레이트 지붕을 얹은 흙집이다. 마당에는 십여 그루의 감나무가 있다. 이 집을 구입할 때만 해도 감나무에서 스무 접쯤 따서 내다 팔면 일 년은 먹고 사는 게 충분했는데 지금은 감나무가 흔해서 감이 고구마보다 싸다고 했다. 그래서 사람들이 감을 잘 따지 않지만 할머니는 돈이 나무에서 그냥 썩어 버

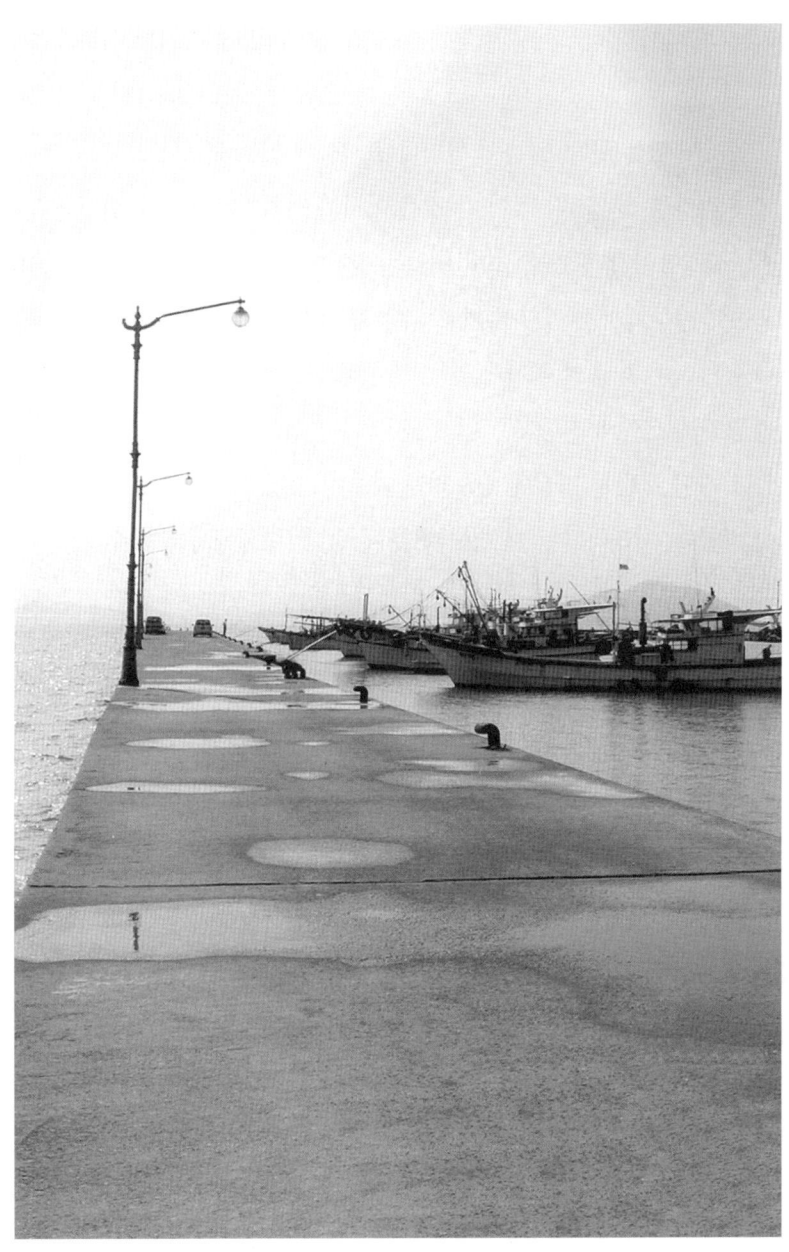
현대적 시설이 많은 율포 포구의 방파제.

리는 게 아까워 나무에 올랐다가 미끄러지는 바람에 허리를 심하게 다친 것이다.

외지에 있는 아들, 딸들이 할머니를 서울에 있는 큰 병원으로 모셨는데 허리가 부러지거나 금이 간 것은 아니고 엉치뼈가 충격을 받아 생긴 좌골신경통이라고 했다. 70대 노인은 평지에서 넘어져도 좌골신경통이 오는데 나무에서 떨어지면 뼈에 금이 가거나 부러지는 수가 많다. 그러나 할머니는 평생 뼈 빠지게 일을 해서 뼈가 젊은 사람들처럼 튼튼했다. 한 달간 병실에서 진통제를 먹고 물리치료를 했다. 평생 누워 보지 않고 일만 하던 사람이 병실에 있으려니 가슴이 답답하고 열불이 나서 죽을 것 같았다. 이러다가는 큰 병이 생길 듯 했다. 병원에서는 더 있어야 한다고 했지만 누워 있는 것보다는 집에서 일하면서 아픈 게 훨씬 더 낫다는 생각으로 집에 돌아온 것이다.

할머니는 보성군에서 이곳으로 열여섯 살에 시집을 와서 열여덟 살부터 거의 해마다 자식을 낳았다. 열한 명쯤 낳았는데 다섯이 죽고 여섯을 길렀다. 서른 살 무렵 남편이 이웃집 여인과 눈이 맞아 집을 나가는 바람에 할머니의 임신은 멈춰 섰다.

집에는 술 먹는 것 외에는 아무 일도 안 하는 시아버지와 몸이 아파 하루 종일 자리에 누워 사는 시어머니, 그리고 열한 살이 채 안 된 아이 여섯, 뱃속의 아이까지 모두 아홉 명이 있었다. 이들이 서른 살의 젊은 여인이 보살펴야 할 대상이었다. 이때부터 여인은 논일, 밭일, 갯일 따위를 하느라 일 년 열두 달 쉬는 날이 없었다. 간혹 날씨가 나빠 집에서 쉬면 언짢은 생각에 가슴이 뛰고 머리가 아파 견딜 수가 없었다. 파김치가 되도록 일을 하고 정신없이 쓰러져 자는 생활이 계속됐다. 속상할 틈을 주지 않고 소 열 마리보다 더 많은 일을 했다. 몇 년이 지나자 시아버지는 중풍으로 자리에 누웠고 시어머니는 돌아가셨다. 여인은 여러 해 동안 시아버지의 대소변을 받아 내며 칠남매를 키웠다.

내가 할머니의 허리를 보살피고 있는데 마을 사람들이 꾸역꾸역 몰려들었다. 대부분 일흔이 넘은 노인들이었다. 모두 팔, 다리, 어깨, 허리가 아팠다. 지압 따위로 이들을 치료한 후 할머니가 정성껏 차려 준 저녁상을 받았다. 반찬으로 장어구이, 병어회, 멸치조림이 나왔는데 그중에서도 멸치 맛은 일품이었다. 할머니의 말씀에 따르면 멸치는 싱겁고 고소한 게 상품이다. 한번에 제대로 말려야 한다. 사람들은 처음 말릴 때 날씨가 나빠 제대로 말리지 못하면 소금을 뿌리고 다시 삶아 다음날 말리고 다음날 또 날씨가 나빠 다 말리지 못하면 다시 소금을 뿌리고 삶아 말리는데 이렇게 되면 고소한 맛은 다 없어지고 짜기만 한 멸치가 된다는 것이다.

진짜로 쌍화탕 들어야 하는 사람들

오랜만에 군불을 지핀 따뜻한 온돌방에서 잤다. 새벽부터 마을 사람들이 몰려왔다. 제일 먼저 배가 고프면 허리가 아프다는 60대의 남자를 살폈다. 그는 밥을 배불리 먹으면 기분도 좋고 아픈 데가 없는데 소화가 되어 배가 꺼지면 허리가 아프기 시작하여 정신이 없었다. 어릴 때부터 쉬지 않고 일을 해서 환갑이 지나자 '진津'이 빠져 버린 것이다.

이 마을은 예전에 바닷가 마을이었다. 그래서 사람들은 겨울철에도 뻘밭에 나가 일을 했다. 일 년 열두 달 하루도 쉬는 날이 없었다. 태풍이

나 해일이 몰려와 바다가 난리법석을 치면 바다 일을 멈추고 밭일을 했다. 그만큼 탈진이 된 상태였다.

며칠 후, 나는 이 환자에게 쌍화탕雙和湯을 지어 보냈다. 이 처방은 일은 많이 하고 잘 먹지 못해 심신이 피곤하고 기운이 없는 사람에게 딱 맞는 처방이다. 사물탕四物湯에 황기건중탕黃芪健中湯을 합방한 것으로 백작약 10그램, 숙지황, 황기, 당귀, 천궁 각 4그램, 계피, 감초 각 3그램인데 주약主藥인 백작약은 자연산인 산작약으로 써야 제대로 효과가 있다.

피로하면 간이 상하고 간이 상하면 근육이 약해진다. 그래서 산속에서 무술을 수련하던 무림의 고수들이 즐겨 먹던 한약이 주로 이 쌍화탕이었다. 근육이 튼튼해야 무술을 잘할 수 있는데 이 처방이 거기에 가장 적합했다. 무림의 고수들은 단전을 강화시키는 연단약을 먹기도 했지만 그런 약은 대부분 중금속 화합물이라 부작용이 컸다. 지금 미국의 유명한 운동선수들이 스테로이드를 써서 말썽을 일으키는 것과 비슷하다. 일반인들 중에는 부부관계를 심하게 했거나 심하게 하고 싶은 사람들이 이 쌍화탕을 먹었다. 궁중에서 임금이 먹던 것은 궁중쌍화탕이라 하는데 쌍화탕을 두 배로 넣고 오미자五味子, 구기자枸杞子, 차전자車前子, 토사자兎絲子, 사상자蛇床子를 추가로 넣은 것이다. 실로 오랜만에 보약을 먹어야 하는 환자를 만난 셈이었다. 대부분의 도시 사람들은 영양 과잉과 노동 부족에서 오는 병이라 이 남자처럼 영양 부족과 과잉 노동으로 생기는 병을 보기란 하늘의 별따기다.

중간에 30대 중반 된 스님의 무릎을 살폈다. 스님은 해인사에서 행자 생활을 할 때 국군 특수부대 훈련보다 강한 수행을 했다. 하루에 삼천배를 두 번씩 하고 뒷산인 가야산을 오르내렸다. 일반인들은 삼천배를 한

번 하는데 열 시간 걸리고 비교적 경험이 많은 사람들은 여섯 시간쯤 걸리는데 행자들은 세 시간 반에 끝내야 했다. 백팔배는 3분 만에 끝마쳐야 한다. 자연히 무릎이 땅바닥에 쉴 새 없이 부딪치는 소리가 난다. 그리고 틈만 나면 용맹정진을 했다. 용맹정진이란 일주일 동안 눕지도 않고 자지도 않고 먹지도 않으면서 결가부좌를 하고 앉아 참선 삼매경에 들어가는 것을 말한다.

스님은 이렇게 삼천배, 백팔배, 용맹정진을 자주 하는 바람에 머리는 맑아졌으나 무릎과 허리를 상하고 말았다. 어릴 때부터 지게 지고 산에 가서 땔감을 만들고 하루 종일 걷고 일하던 옛사람들은 이러한 행자 생활을 해도 별 어려움이 없었지만 차만 타고 다니는 현대인들에게는 무리였던 것이다. 행자 생활을 마친 스님은 선방에서 참선 수행을 한 후 국내와 티베트, 인도, 네팔 등지로 다니며 무리하게 수행을 계속했기에 무릎이 아팠던 것이다.

화전민 마을 13년의 소중한 체험

사람들이 꾸역꾸역 몰려왔다. 전부 무릎, 허리가 아팠다. 강원도 화전 마을 시절이 생각났다. 그곳에서도 이곳처럼 꼬박 13년 동안 새벽마다 몰려오는 환자를 치료했다. 주로 지압과 한약으로 치료했다. 그동안 나는 걷기에 지장을 줄까 봐 여행지에서 치료하는 일은 모두 피했다. 해안선 걷기를 시작한 지 거의 일 년 만에 처음으로 이 마을 사람들을 치료한 것이다.

돈 없이 걸어 다니는 여행은 여행이 아니라 수행이다. 도가의 명문인

화산파華山派에서는 그 문하생들에게 3년간 반드시 표주漂周를 시킨다. 표주란 돈 없이 세상을 돌아다니는 것을 말한다. 조용헌이 지은 『담화談畵』를 보면 표주에 대한 이야기가 자세히 나와 있다.

표주를 시키는 이유는 세 가지이다. 첫째는 혼자 자립할 수 있는 자생력을 키우기 위함이고, 둘째는 세간의 밑바닥 인심을 알도록 하기 위함이고, 셋째는 자기를 낮추는 마음, 즉 굴기하심屈己下心을 연마하기 위해서다. 돈 없이 여기저기 다니면서 먹고 자고 하려면 다른 사람을 감동시킬 수 있는 주특기가 있어야 한다. 가장 필요한 기술이 의술이다. 그래서 표주에 나설 때는 보따리에 몇 가지 한약재와 침을 가지고 다닌다. 아픈 사람을 고쳐 줄 때가 가장 효과가 크다. 그 다음에는 만세력萬歲曆을 가지고 다닌다. 궁합이나 택일, 작명뿐 아니라 사람의 인생이 앞으로 어떻게 전개될 것인가를 상담해 주기 위해서다. 이 세상에 자기 운명에 무관심한 사람은 없는 법이다. 그 다음에는 설문해자說文解字같은 어휘사전을 지니고 다닌다. 사랑채에서 주인집 아들의 훈장 노릇도 해야만 하는 상황도 발생하기 때문에 표주에 나서는 도사들은 인체의 구조에도 통달해야 하고 주역과 같은 사주에 능하며 고금경전과 문장에 해박해야만 생존할 수 있다. 이 세 가지 능력을 갖추고 있으면 어떤 산골 오지에 떨어뜨려 놓더라도 절대 굶어 죽는 일이 없다. 어떤 상대를 만나더라도 한 코에 걸리게 되어 있다.

내가 13년 동안 화전민 마을에서 얻은 체험은 아주 소중하다. 아기 받는 것 이외에는 맨손으로 모든 병과 부딪쳐 본 이 경험으로 나는 전쟁이

터져도, 지구 어느 곳에 가더라도 겁나지 않는 사람이 되었다. 4천 미터가 넘는 히말라야 마을에서 다리 삔 사람, 머리 아픈 사람, 급체로 고생하는 사람들을 맨손으로 치료하면서 화전민 마을의 체험이 다시 한 번 떠올랐다.

해안선 7천 킬로미터를 걸어 보면 지구 한 바퀴인 4만 91킬로미터가 별로 길어 보이지 않는다. 이렇게 일곱 번을 걸으면 지구 한 바퀴가 된다. 난치병, 불치병도 걸어가는 사람 앞에서는 왜소해진다.

돌산도
명당이 따로 없고 보약이 따로 없다

180원짜리 엽서의 효과

밤늦게 여수 돌산도 끝에 있는 향일암에 도착했다. 돌산도는 우리나라에서 제주도, 거제도, 진도, 강화도, 남해섬 다음으로 큰 섬이다. 저녁을 먹고 근처의 임포항을 걷고 있는데 신영식 화백의 부인한테서 전화가 왔다. 중병 환자가 있는 집에서 연락이 오면 반가움보다 걱정이 앞선다. '혹시 문제가 생기지 않았나?' 하는 생각으로 가슴에 찬바람이 들어온다.

"남편이 전보다 음식을 한 숟가락쯤 더 먹는데 땀을 많이 흘려요."

전신암과 말라리아를 앓고 있는 남편이 음식을 전보다 한 숟가락 더 먹는다는 이야기였다. 그들에게 한 숟가락의 음식은 살 수 있다는 희망이자 꿈이다. 마침 돌산 갓김치 축제가 열리고 있어서 갓김치를 신 화백에게 엽서와 함께 보냈다. 엽서에는 다음과 같이 적었다.

"시인 한하운은 하느님도 용서할 수 없다는 한센병에 걸렸네. 그는 여러 차례 자살을 생각했지. 그러나 하나밖에 없는 죽음, 한번밖에 할 수 없는 자살을 아끼기로 하고 무작정 국토를 걸었어. 몇 년간 전국을 쉬지 않고 다녔지. 그는 고통과 절망 속에서도 아름다운 시를 남겼어. 그리고 한센병을 이겨 내고 더 좋은 시를 만들 수 있었지. 신 화백도 이 시인처럼 어려움을 이겨 내고 더 아름다운 만화를 그리리라 보네. 많은 어린이들과 소년들, 그리고 어른들이 신 화백이 툭툭 자리를 털고 일어나 더 좋은 작품을 만들라고 힘을 보내고 있네."

신 화백은 매주 내가 보낸 엽서를 머리맡에 늘어놓았다. 그리고 새 엽서가 오는 것을 기다렸다. 그는 주위 사람들에게 엽서를 100장쯤 받으면 병이 없어질 거라고 말했다. 엽서 100장을 보내려면 2년이 더 걸린다. 2

향일암에서 바라본 임포항. 거북이 머리 모양이다.

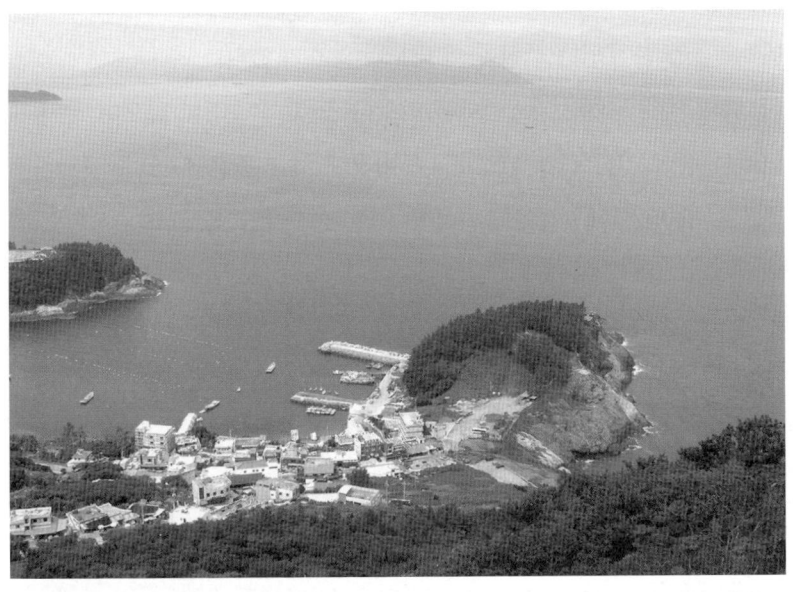

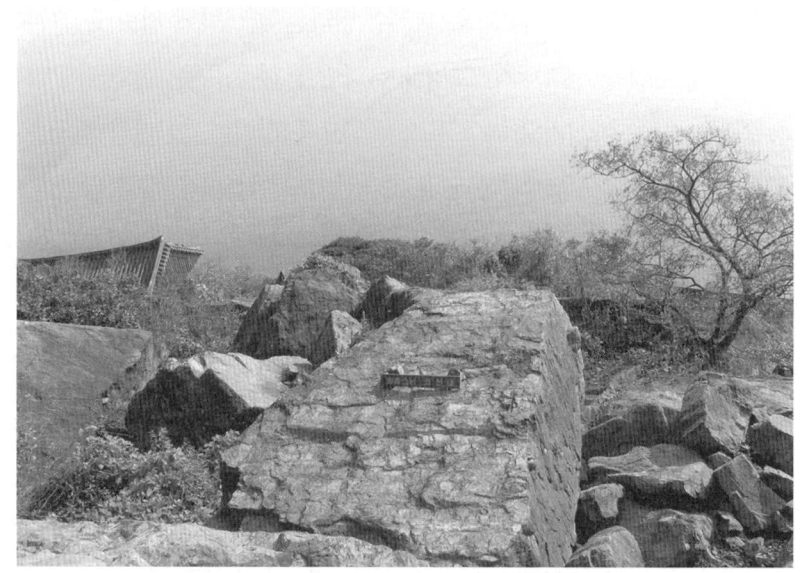

원효 스님이 바다를 바라보고 참선을 했다는 향일암의 좌선대.

년 이상을 살면 그는 완쾌될 것이다. 내가 보내는 180원짜리 엽서가 그에게는 1억 원이 넘는 산삼 한 뿌리보다 약효가 컸다.

다음날 이른 새벽, 향일암에 올라갔다. 앞바다에 섬이 없으니 시원하면서도 뭔가 비어 있는 듯 했다. 능엄경에 폭포 같은 물소리를 들으며 수행을 하면 집중이 제일 잘된다고 했다. 이곳에는 파도 소리를 들으며 수행하는 스님들이 많이 있었다. 나도 바위에 앉아 일출을 바라보고 파도 소리를 들으며 출장식 호흡을 했다. 명당은 역시 달랐다. 호흡이 여느 때보다 수월하게 되었다. 이런 명당 터에서 날마다 참선을 하면서 살면 얼마나 행복할까 하는 생각이 들었다. 방태산 백세터 생활이 그리웠다. 전기 없고 전화 없고 신문도 없는 곳, 물, 땔감, 쌀만으로 충분히 행복할 수 있는 그곳이 그리웠다.

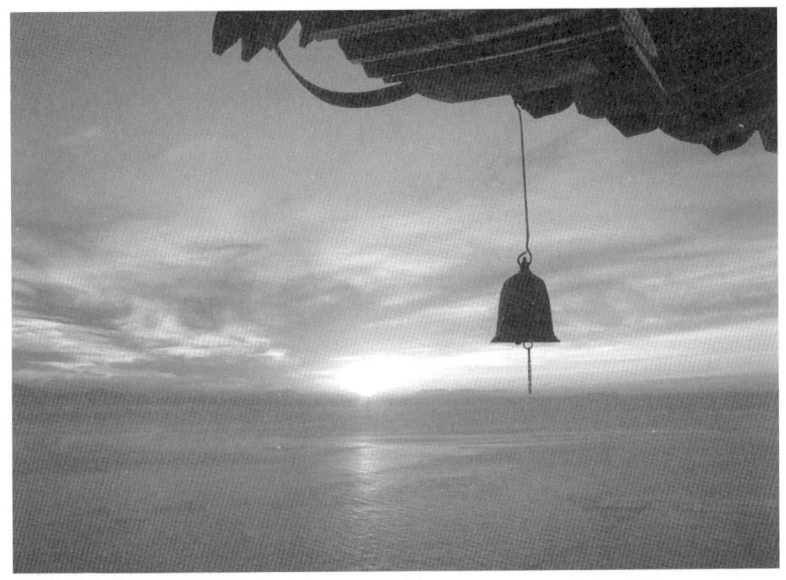

향일암에서 맞이한 일출.

명당은 마음속에 있다

풍수의 대가인 최창조가 지은 『도시풍수』에는 최고의 명당 터가 나온다. 그 명당은 어느 곳일까. 지리산 천황봉인가, 백두산 장군봉인가.

'기찻길 옆 오막살이 아기아기 잘도 잔다'로 시작되는 노래가 있다. 기찻길 옆은 최악의 주택지이고 게다가 집은 다 쓰러져 가는 판잣집이다. 그러나 아기는 시끄러운 기차 소리를 자장가처럼 들으며 편안하게 자고 있다. 이 아기에게는 이 오두막집이 세상에서 제일 좋은 명당이다. 기찻길 옆 오막살이에 사는 사람들은 아이들을 많이 만든다. 좁은 단칸방에 많은 식구가 함께 살면 부부관계를 갖기 어렵다. 하루 종일 힘든 일을 한 부부는 일찍 잠이 든다. 새벽 두 시경 요란한 소리를 내며 기차가 지나간다. 기차 소리에 부부는 잠이 깨지만 아이들은 깊은 잠에 들어 아무리 큰 소리가 나도 깨지 않는다. 잠에서 깬 부부는 마음 놓고 사랑을 한다. 이러다 보면 아이가 매년 들어선다. 아기가 잠을 잘 자고 아이를 많이 만드는 곳, 그곳이 명당이다.

수십 년간 전국은 물론 전 세계의 명당 터를 다 둘러보고 수십 권의 불후의 명저를 쓴 최창조는 아기가 잠을 잘 자는 기찻길 옆 오막살이를 최고의 명당 터로 쳤다.

명당은 내 마음속에 있다. 불가에서는 '수처작주 입처개진隨處作主 立處皆眞'이라고 했다. 머무르는 곳마다 주인공이 되라, 서 있는 그곳이 진리의 자리라는 뜻이다. 다시 돌아오지 않는 과거나 미래의 허상 세계를 찾지 말고 실제 세계의 명당인 지금 내딛고 있는 자리의 주인이 되라는 말이다.

사람들은 환갑이 넘으면 인생의 전성기가 언제였는지 따져 본다. 전성기란 무엇인가. 돈이 많은 때인가, 지위가 높은 때인가, 아니면 인기가 많은 때인가? 현명한 사람은 매일 매일을 인생의 전성기라 여기며 산다. 과거나 미래는 다 허깨비다. 오늘 하루를 건강하고 즐겁게 사는 것, 그것이 인생의 전성기다. 향일암에서 파도 소리를 들으며 일출을 바라보고 참선을 하다가 쓸데없는 생각이 떠오른 게 부끄러워 자리에서 일어났다. 향일암에서 내려와 방죽포 해수욕장 쪽으로 걸었다.

옆구리가 심하게 아프면

돌산대교 한가운데 서서 여수시를 바라보니 여수의 아름다움이 한

눈에 들어왔다. 빛날 려麗, 물 수水. 여수는 빛나는 물이 일렁이는 곳이다. 최근의 한 연구에 따르면 여수는 일 년 평균 일조량이 우리나라에서 가장 풍부한 지역으로 나와 있다. 날씨 좋고 햇빛이 많으니 이 지역의 바닷물이 빛날 수밖에 없다. 그래서 우리 선조들은 '여수麗水'라는 이름을 지었다.

여수에 있는 토굴에서 여러 해째 수행을 하던 스님이 찾아온 적이 있었다. 어렸을 때부터 결핵, 위하수, 디스크로 고생을 하다가 스무 살 때 출가한 스님은 전국을 돌아다니면서 만행萬行을 하자 위하수나 디스크를 전혀 모르고 건강한 몸으로 수십 년을 살았다.

환갑이 다 되어 새로운 수행을 시작했다. 산속 토굴에서 수행을 한 지 5년이 지나자 오른쪽 옆구리가 심하게 아프고 기운이 없고 하루 종일 피곤했다. 70킬로그램이나 되던 체중이 55킬로그램이 되면서 기력이 없어졌다. 한약방에서 인삼, 녹용이 든 보약을 지어 먹었지만 소용없었다. 인삼을 먹으면 머리가 아프고 더 피로하고 녹차를 먹으면 배가 아프고 한기를 느꼈다. 스님을 따르는 신도 중에 체질 감정에 일가견이 있는 사람이 스님에게 태양인이라면서 포도와 다래, 메밀을 권했다. 그런데 태양인 식품을 먹으면 몸이 더 차갑게 되고 설사를 했다. 스님의 외모는 동의수세보원을 쓴 이제마 선생과 비슷했다. 마치 이제마 선생의 자손인 듯 했다.

옆구리가 심하게 아픈 것은 간이 약해진 탓이다. 나는 생맥산과 분심기음分心氣飮을 처방한 후 걷기를 권하고 복령수제비를 먹으라고 했다. 복령수제비는 복령가루에 우리밀 분말과 찹쌀가루를 섞어 만든 수제비다. 이 음식을 먹고 출장식 호흡을 하며 천천히 걸어다닌 스님은 6개월쯤 지나자 다시 건강을 찾았다. 분심기음은 소엽 5그램, 감초 2.8그램, 반하, 지각 각 2.4그램, 청피, 진피, 목통, 대목피, 상기생, 목통, 적복령, 빈랑, 봉출, 맥문동, 길경, 계피, 향부자, 곽향 각 2그램에 등심을 한주먹 넣은 것으로 기가 막혀 옆구리가 아플 때 잘 듣는다.

   스님의 병을 고친 것은 공기 좋고, 물 좋고, 산 좋고, 바다 좋은 명당 터도 아니고 좋은 음식과 좋은 병원, 좋은 한약도 아니었다. 출장식 행선과 단순한 음식이 스님을 살린 것이다.

방태산 화타 선생의 신토불이 건강철학

누우면 죽고 걸으면 산다 3

2009년 4월 15일 제1쇄 발행
2021년 12월 15일 제7쇄 발행
지은이 | 김영길
펴낸이 | 김성호
펴낸곳 | 도서출판 사람과 사람
등록 | 1991. 5. 29 제1-1224
주소 | 03965 서울 마포구 월드컵로 32길 52-7(101호)
전화 | (02) 335-3905 | 팩스 335-3919
ⓒ 김영길, 2009 Printed in Korea
이 책의 무단 전재 및 복제를 금합니다.

ISBN 978-89-85541-91-6 03510
　　　978-89-85541-77-3 (세트)